L'HISTOIRE ABERRANTE
DE L'ALIMENTATION

Titre original :
Animal, Vegetable, Junk.
A History of Food, from Sustainable to Suicidal.
Éditeur original :
Houghton Mifflin Harcourt Publishing Company

ISBN 978-2-330-18556-5

MARK BITTMAN

L'HISTOIRE ABERRANTE DE L'ALIMENTATION

10 000 ANS D'IMPACTS SUR LA SANTÉ ET L'ENVIRONNEMENT

Traduit de l'anglais (États-Unis)
par Véronique Gourdon

ACTES SUD

INTRODUCTION

L'alimentation affecte tout. Non seulement elle est nécessaire à la vie, mais sa qualité peut nous changer, pour le meilleur ou pour le pire. Pourtant, au cours de l'histoire moderne, l'agriculture et la production de notre plus important moyen de subsistance ont été bouleversées. De plus en plus d'êtres humains se nourrissent d'aliments industriels qui n'ont plus grand-chose en commun avec les produits à partir desquels ils ont été conçus. Les terres employées pour leur production ont été dégradées et les humains exploités de façon impitoyable. Cela fait partie des nombreuses erreurs du passé qui perdurent encore aujourd'hui.

Bien avant *Homo sapiens*, l'alimentation a opéré de profonds changements évolutifs. Jusqu'à il y a environ 540 millions d'années, les animaux broutaient aveuglément matières végétales ou animaux morts, souvent sans même se déplacer (pensez à la façon dont une huître filtre les nutriments de l'eau qui l'entoure et la traverse). Cette ère a vu l'apparition des premiers animaux que nous pourrions reconnaître aujourd'hui, tels que des vers, des poissons et des crabes. Avec le développement de pattes, de nageoires et d'yeux, les animaux ont commencé à réellement interagir les uns avec les autres.

Ils ont notamment amélioré leur capacité à se tuer et à se manger les uns les autres, ainsi qu'à se défendre contre les prédateurs cherchant à les exterminer et les dévorer. Dès lors et jusqu'à récemment, trouver de la nourriture et éviter de *devenir* de la nourriture est devenu la principale préoccupation de tout animal.

Tout le monde n'en a peut-être pas conscience, mais les plantes créent de la biomasse qui est ensuite consommée par les animaux. Les végétaux transforment la lumière du soleil, l'air, l'eau et la terre en d'autres choses, notamment de la nourriture. Dépendants, et parfois même parasites, les animaux ne font rien de tout cela : nous ne pouvons créer de la biomasse qu'en aidant et en encourageant le travail des plantes

– ou au minimum en évitant de l'entraver ou de le réduire à néant. Pourtant, nous sommes si lamentables à cet égard que nous sommes devenus les créatures les plus puissantes de l'histoire. Nous pourrions même détruire la majeure partie du monde.

Ce pouvoir a commencé à se développer il y a environ dix mille ans, lorsque les humains se sont mis à cultiver des plantes et à élever des animaux. Avec le développement de l'agriculture – l'association de deux mots latins signifiant "champ" et "culture" – sont apparues diverses sociétés, et l'invention de couteaux, de haches, de canoés, de roues, comme de tant d'autres choses, a eu des effets profonds sur la marche de l'histoire. Les êtres humains ont bâti des industries – et des civilisations entières – sur leur capacité à soumettre la terre et ses fruits à leur volonté. La terre est devenue le socle de la richesse.

Mais l'agriculture avait un côté obscur : elle a généré de nombreux conflits relatifs à la propriété foncière, à l'utilisation de l'eau et à l'extraction des ressources. Cela a entraîné l'exploitation et l'injustice, l'esclavage et la guerre. Et, paradoxalement, elle a même engendré la maladie et la famine.

Autrement dit, au cours de l'histoire de l'humanité, l'agriculture a agi en toute impunité. Les siècles passant, elle est devenue de plus en plus efficace à ce jeu de dupes, jusqu'à incarner l'impérialisme et le génocide.

Jusqu'à récemment, pratiquement tous les êtres humains participaient à la production de leurs aliments. Il est probable que vous, cher lecteur, n'ayez aucun lien quotidien avec la terre – et que vous considériez la nourriture comme acquise. Elle se présente simplement dans votre magasin ou votre restaurant, souvent prête à être consommée. Très peu d'entre nous assistent aux étapes nécessaires à la production, à la transformation, au transport et à la préparation de cette nourriture.

Manger nécessite d'abord de la terre, de l'eau, de l'énergie, de nombreuses ressources et beaucoup de travail. Le but ultime, nous dit-on, est de "nourrir les 7 milliards d'individus[1]". Pourtant, dans la majorité des pays du monde, la mainmise de l'industrie agricole sur la production alimentaire échoue à assurer le minimum de calories nécessaires à une part importante de l'humanité. Sans compter que de nombreux produits transformés parmi les plus récents rendent malades des milliards d'individus.

Dans le dictionnaire, la définition du mot "aliment" correspond la plupart du temps à "une substance qui permet de se nourrir". Et jusqu'à

1. Désormais 8 milliards d'individus au moment de la traduction de ces lignes. *(N.d.T.)*

il y a un siècle, nous avions deux types d'aliments : les végétaux et les animaux. Mais à mesure que l'agriculture et la transformation des aliments sont devenues des industries, elles ont créé un troisième type d'"aliment", plus proche du poison – "une substance pouvant entraîner la maladie ou la mort". Ces substances comestibles transformées, que l'on peine à reconnaître comme des produits de la terre, sont qualifiées de "malbouffe[1]".

La malbouffe s'est introduite partout dans notre alimentation, créant une crise majeure de santé publique qui diminue l'espérance de vie de près de la moitié des humains. Et cela dépasse largement le seul cadre du problème alimentaire. L'agriculture industrialisée qui a engendré cette malbouffe – une agriculture qui, avec ses industries dérivées, se concentre sur la maximisation du rendement des cultures les plus rentables – a davantage porté atteinte à la Terre que l'exploitation minière, l'urbanisation et même l'extraction de combustibles fossiles. Elle demeure malgré tout non seulement sous-réglementée, mais également subventionnée par les gouvernements de la plupart des pays.

Pendant des décennies, les Occidentaux ont été persuadés d'avoir le régime alimentaire le plus sain et le plus sûr au monde. Nous ne nous inquiétions pas de ses effets sur la santé, l'environnement, les ressources, la vie des animaux ou même sur les travailleurs dont il dépend. Nous ne nous préoccupions pas non plus de sa capacité à perdurer – autrement dit, de sa durabilité. Nous avons été encouragés, et même contraints, à ignorer les coûts de l'agriculture industrielle, mais aussi les alternatives plus saines, non destructrices de l'environnement.

Cependant, si des terroristes volaient ou empoisonnaient une grande partie de nos terres, de notre eau et de nos autres ressources naturelles, s'ils sous-alimentaient jusqu'à un quart de la population et semaient la maladie chez la moitié d'entre nous… S'ils menaçaient notre capacité à nous nourrir dans un avenir proche, s'ils nous trompaient, nous mentaient et empoisonnaient nos enfants, torturaient nos animaux et exploitaient sans pitié bon nombre de nos concitoyens, nous considérerions cela comme une menace à la sécurité nationale et réagirions en conséquence.

Et pourtant, c'est bien ce que font l'agriculture contemporaine, l'industrie agroalimentaire et le marketing, avec le soutien des gouvernements et sans aucune sanction.

1. *Junkfood*, littéralement "aliment-poubelle".

Cela doit cesser. Pour relever ces défis humains et environnementaux, nous devons nous demander : à quoi devrait ressembler un système alimentaire juste ?

Je pense que nous pouvons répondre à cette question (et je tente ici de le faire) – et même s'il ne sera pas facile d'y parvenir, c'est absolument crucial – car rien n'est plus important que la nourriture. On ne peut pas imaginer transformer notre alimentation toxique sans réformer en même temps la propriété foncière et la législation du travail. On ne peut parler d'agriculture sans parler d'environnement, d'énergie propre et de ressources en eau. On ne peut parler du bien-être animal sans évoquer le bien-être des travailleurs du secteur alimentaire. Et on ne peut parler de ces travailleurs sans aborder les questions de l'inégalité des revenus, du racisme et de l'immigration.

En fait, on ne peut avoir de conversation sérieuse sur l'alimentation sans aborder la question des droits de l'homme, du changement climatique et de la justice. Non seulement l'alimentation affecte tout, mais elle représente tout.

Mon objectif est de vous montrer comment nous en sommes arrivés là, de décrire les menaces que notre alimentation et notre agriculture font peser sur nos existences et – sans doute plus important encore – d'esquisser les pistes d'une voie nouvelle. Il est incontestable que l'industrie alimentaire comme l'industrie du pétrole ne sont pas durables, ne serait-ce que parce que l'énergie et la matière sont limitées, et que l'extraction de ressources restreintes est précaire. Tout comme pour la crise du climat – à laquelle la production alimentaire contribue pour une large part –, il est encore temps de revenir à la raison et de changer le cours des choses, dans le sens du progrès. Ce n'est pas un pari gagné d'avance, mais c'est possible.

L'état des lieux commence par la compréhension des origines, de l'évolution et de l'influence de l'alimentation. Ce livre tente d'apporter des éléments de réflexion et d'imaginer un avenir meilleur. Il s'agit d'un récit chronologique qui mêle analyses scientifiques, historiques et sociétales. (Il reflète aussi parfois mon expérience personnelle.)

Beaucoup de ceux qui me liront ne me connaissent que comme auteur de livres de cuisine et, après en avoir produit une trentaine, je peux le comprendre. Mais j'ai également été journaliste dans de nombreux domaines pendant quarante ans. J'ai régulièrement écrit des articles non culinaires pour le *New York Times* et d'autres journaux pendant dix ans ; j'y ai même tenu une chronique hebdomadaire.

L'Histoire aberrante de l'alimentation est mon livre le plus sérieux ; il est né de mes compétences particulières et uniques. Il est ambitieux, mais aussi d'une importance capitale, et je me devais de l'écrire. J'espère qu'il changera votre façon d'envisager l'alimentation, et tout ce qui la touche de près ou de loin.

Mark Bittman
Philipstown, New York, septembre 2020

PREMIÈRE PARTIE

LA NAISSANCE DE L'AGRICULTURE

1.

LA BOUCLE DE RÉTROACTION ALIMENTATION-CERVEAU

Il faut manger. La survie étant l'impératif de base pour tous les êtres vivants, il n'est pas surprenant que la quête de nourriture ait façonné l'histoire de l'humanité, dès son origine. La capacité de notre cerveau à apprendre et à évoluer, à dessein, nous a facilité la tâche au fil du temps.

La plupart des animaux ont un régime alimentaire stable, consommant la même chose ou presque tout au long de leur vie, pendant un nombre infini de générations. Mais pour notre espèce, ce n'est pas le cas. Il y a 4 millions d'années, nos ancêtres se sont distingués des chimpanzés et autres grands singes. Leurs descendants – les premiers Hominiens – ont commencé à marcher en position verticale. Cela leur a permis de parcourir un territoire plus vaste, de mieux observer le terrain et de devenir des chasseurs chevronnés.

Leur régime alimentaire est devenu flexible et opportuniste ; ils mangeaient ce que la nature leur offrait en fonction du climat, de la saison et de la géographie. Ce régime à géométrie variable leur a apporté une alimentation bien plus nutritive que celui, relativement stable, des grands singes arboricoles. Les premiers humains ont ainsi pu bénéficier de davantage de nutriments. Par conséquent, la taille de leur cerveau, déjà considérable, a augmenté. Le cortex cérébral, siège de la pensée "supérieure", s'est retrouvé disproportionné.

Ces gros cerveaux très énergivores nécessitaient un apport incessant de carburant pour démarrer au quart de tour. Ils ne représentaient que 2 % du poids corporel, mais consommaient jusqu'à un quart de l'énergie disponible, au détriment des muscles. Ces cerveaux durent trouver un moyen de compenser la diminution de la force corporelle. En comparaison, les grands singes, qui avaient un plus petit cerveau, étaient bien plus forts que nous, les humains.

Avec le temps, nos pouces se sont assouplis (tous les primates ont des pouces opposables, mais les nôtres sont plus récents et plus adroits).

Cela nous a dotés d'une meilleure préhension, mieux adaptée à la création et à l'utilisation d'outils. Ils nous ont également permis de dénicher et de consommer des aliments auxquels nous n'avions jusque-là pas accès.

En quête de nouveaux aliments, de nouvelles manières de les débusquer, de les attraper, de les cueillir et de les préparer, les premiers humains sont devenus plus intelligents. Grâce à leur cerveau "nouvelle génération", ils ont pu se procurer davantage de nourriture, de meilleure qualité, ce qui a de nouveau développé leur cerveau. Cette boucle de rétroaction positive a fonctionné à plein régime pendant des millions d'années. Ainsi fut créé *Homo sapiens*.

De nombreux autres changements sont progressivement apparus au cours de ces millions d'années, certains subtils, d'autres plus tragiques. Ils ont affecté la longueur et la position des os, le développement des articulations, la gestation et l'accouchement. Pour s'adapter à une nouvelle forme de mâchoire, le menton est apparu.

En tant que *sapiens*, nous possédons une structure faciale sensiblement différente de celle de nos ancêtres disparus, qui avaient besoin d'immenses molaires et de mâchoires très musclées pour mastiquer des plantes ligneuses. Un animal qui mange des feuilles crues doit les mâcher longtemps pour les rendre digestes – pensez à la rumination des vaches. Cet animal a aussi besoin d'un long tube digestif pour extraire les nutriments (les vaches ont quatre estomacs), surtout si ce feuillage est sa principale ou sa seule source de protéines. Comparés à ceux des herbivores, nos molaires, mâchoires et tubes digestifs sont beaucoup plus petits, pour s'adapter à un régime alimentaire comportant de la viande.

Nos ancêtres – comme *Homo erectus*, qui a précédé l'homme de Neandertal et le *sapiens* – ont toujours eu un régime alimentaire omnivore, mangeant tout ce qu'ils parvenaient à cueillir ou à attraper : fruits, feuilles, noix et animaux, y compris des insectes, oiseaux, mollusques, crustacés, tortues, escargots, petits mammifères tels que les lapins, et des poissons. La plupart de ces aliments étaient consommés crus, même si certains étaient cuits au feu de bois, sans doute déclenché par la foudre.

Ils étaient également charognards. Lorsqu'un lion ou un autre prédateur tuait une proie, les humains dépeçaient les restes, une fois l'animal repu.

Nos ancêtres n'étaient pas très effrayants, et ils n'étaient même pas au sommet de la chaîne alimentaire. Les vastes prairies d'Afrique recelaient de nouvelles sources d'alimentation, mais aussi de nouveaux dangers. Les *Homo erectus* étaient vulnérables lorsqu'ils mangeaient : ils n'étaient pas aussi rapides que les corbeaux s'envolant à tire-d'ailes de l'écureuil mort sur la route avant que votre voiture ne les écrase, et encore moins de taille à affronter les grands félins carnivores.

Mais comme ils ne cultivaient pas leurs aliments, ils n'avaient d'autre choix que d'être des chasseurs-cueilleurs et des charognards pour rivaliser avec les autres espèces. À un moment donné, ils ont commencé à protéger et à favoriser la croissance des tubercules tels que les ignames et les pommes de terre mais, pour l'essentiel, ils trouvaient leur nourriture, ou pas, et ce quels que soient les risques.

Alternant entre l'abondance et la famine, ils faisaient un festin à chaque fois qu'ils tombaient sur un buisson couvert de fruits ou sur les restes d'un animal. Ils mangeaient autant qu'ils le pouvaient, dès qu'ils le pouvaient et tant qu'ils n'étaient pas menacés.

Progressivement, nos ancêtres ont évolué pour pister des proies plus rapides, les pourchasser sur de longues distances, les tuer en les précipitant du haut d'une falaise ou en les poursuivant jusqu'à épuisement avant de les assommer. Étant peu aptes à conserver de grosses proies, ils se gavaient de nourriture directement sur place, prenant ce qu'ils pouvaient transporter pour le manger jusqu'à ce qu'il n'y en ait plus.

C'est un facteur important pour expliquer la suralimentation contemporaine. Nous sommes programmés pour manger ce que nous pouvons, dès que nous le pouvons. Nous n'avons aucune aptitude particulière pour contrer cette tendance à l'excès. La suralimentation n'était pas un problème tant que nous avions un mode de vie actif et que la malbouffe n'existait pas. Nous pourrions encore évoluer pour sentir lorsque la coupe est pleine mais, pour notre plus grand malheur, aussi bien collectif qu'individuel, cela ne s'est pas encore produit.

Chasses et récoltes sont bien plus efficaces en groupe, les besoins alimentaires des humains ont donc favorisé un comportement social et une communication sophistiquée. Les climats s'adoucissant ont rendu de vastes territoires plus hospitaliers, et nos ancêtres ont ainsi pu parcourir de plus grandes distances, même en dehors de l'Afrique.

La quête de nourriture a conduit à la fabrication d'outils. Si d'autres animaux, comme les primates, les crustacés et même les insectes *utilisent* des outils, seuls les grands singes ont appris à les fabriquer. Et seuls les humains sont passés maîtres dans l'art d'inventer des outils. En commençant par des pierres destinées à briser les os, ils ont passé

1 million d'années, peut-être plus, à créer des outils. Il y a environ quatre cent mille ans, cette compétence est devenue plus sophistiquée. Nos ancêtres ont commencé à fabriquer des lances, puis des flèches et des fléchettes, découpant et sculptant des outils pour transformer les peaux, le bois et l'os, puis ils ont conçu des aiguilles.

Les outils étaient une chose, les techniques en étaient une autre. L'une de ces techniques, qui précède *Homo sapiens* et ses outils, a façonné la civilisation humaine plus qu'aucune autre. Il s'agit de la cuisson.

De nombreux animaux profitent d'une nourriture cuite à la flamme. Le feu rend certains aliments consommables et de nombreux animaux se nourrissent d'aliments cuits accidentellement lors de feux de brousse déclenchés par des éclairs. Certains, tels que les faucons de feu australiens, cherchent à dessein les incendies et les répandent, transportant des branches enflammées d'un lieu à un autre pour débusquer leurs proies[1].

Mais seuls les humains ont domestiqué le feu. Nous avons appris à l'allumer et à le contrôler, ce qui nous a permis de cuire nos aliments à volonté, une découverte que Darwin a classée comme la seconde étape fondamentale de notre développement – après le langage.

Il est impossible de surestimer l'importance de la cuisson. Elle a rendu disponibles un nombre incalculable de nouveaux aliments immangeables crus et a ainsi augmenté le nombre de nutriments. Qu'il s'agisse de racines, de tubercules, de morceaux de viande – pour de nombreuses viandes crues, les nutriments ne sont disponibles qu'après une très longue mastication nécessaire à leur décomposition –, ou même de la plupart des légumineuses et des céréales, la cuisson a permis l'introduction de nombreux aliments devenus essentiels à la vie humaine.

En plus de diminuer le temps que les humains passent à mâcher, la cuisson réduit le temps passé à chercher de la nourriture. Peu après avoir commencé à faire cuire leurs aliments, les humains ont gagné en longévité et en santé, d'une façon jamais égalée avant ni depuis. Même si l'espérance de vie de ces populations humaines peut sembler assez

---

1. Trois espèces de rapaces sont connues pour développer ce comportement : le milan noir *Milvus migrans*, le milan siffleur *Haliastur sphenurus* et le faucon brun *Falco berigora. (N.d.T.)*

faible en raison d'un taux élevé de mortalité infantile et maternelle, nous avons de bonnes raisons de penser que les chasseurs-cueilleurs étaient robustes et qu'ils vieillissaient en bonne santé.

Cette période de pleine santé – après que notre espèce a appris à cuire sa nourriture, mais avant que nous devenions des fermiers sédentaires – dura environ 1 million d'années. C'est environ deux cents fois plus long que le temps de l'histoire écrite.

La date exacte des premières cuissons fait l'objet d'un débat très vif. L'anthropologue et primatologue Richard Wrangham a avancé dans son livre *Catching Fire*, publié en 2009, que nos ancêtres auraient commencé à contrôler le feu et à cuire leur nourriture de façon délibérée il y a environ 1,8 million d'années, soit à peu près 1 million d'années avant l'estimation de la plupart de ses collègues. Richard Wrangham affirme que c'est la cuisson qui nous a rendus humains et qui a effectivement entraîné l'émergence d'*Homo sapiens*.

Quel que soit le moment où elle est apparue, la cuisson a révélé une quantité d'ingrédients qui n'étaient pas disponibles jusque-là. Nous avons continué à vivre sans régime alimentaire précis (pas même celui que nous appelons aujourd'hui "paléo[1]"), nous contentant de ce qui se présentait, là où nous vivions. Certains humains avaient une alimentation riche en graisses et en protéines, quand d'autres faisaient la part belle aux glucides.

Pendant des centaines de milliers d'années, nous avons survécu en consommant presque toutes les combinaisons imaginables de viandes, poissons, légumes, céréales, fruits, noix et graines. La plupart du temps, nous prospérions. Et, à mesure que le régime alimentaire des humains a évolué, notre organisation sociale s'est transformée.

Contrôler le feu a considérablement augmenté nos opportunités, tant en termes de nourriture que de lieu de vie. Les périodes de disette étaient plus faciles à affronter, les humains pouvant se tourner vers la chasse et la cuisson des animaux lorsque les végétaux venaient à manquer. Une alimentation plus diversifiée nous fournissait l'énergie nécessaire pour chercher plus loin d'autres sources de nourriture, et nous sommes devenus experts en ce domaine.

---

1. Le régime paléo nous encourage à manger comme nos ancêtres chasseurs-cueilleurs. Il comprend la consommation de poissons, de légumes, de viande maigre, d'œufs et de noix et exclut les produits laitiers, les céréales, les aliments transformés, le café, l'alcool, le sucre et le sel. *(N.d.T.)*

La cuisson a contribué à créer une communauté. La plupart de ces primates chasseurs-cueilleurs œuvraient en groupe. Mais elle a également permis de nouvelles formes de collaboration, de la répartition des tâches au partage des ressources, jusqu'à la formation de groupes coopératifs.

Il est important de bien comprendre que les "faits" relatifs à nos premiers ancêtres humains sont essentiellement des déductions et des interprétations fondées sur des preuves indirectes et influencées par les préjugés actuels. Pendant longtemps, nous avons "su" que les chasseurs de sexe masculin pourvoyaient aux besoins alimentaires des humains tandis que les femmes veillaient sur le feu et les nourrissons. Et nous étions incités à rechercher des preuves venant corroborer ces croyances, en dépit des incongruités nous faisant croire que les hommes protégeaient leur foyer en même temps qu'ils partaient chasser.

Lorsque le savoir académique est devenu moins patriarcal, l'idée selon laquelle les hommes chassaient tandis que les femmes cueillaient a été remise en question. Les recherches actuelles montrent que les femmes avaient des occupations bien plus variées que ce qui était décrit dans la littérature plus ancienne. Il est probable que chaque personne valide prenait part à la recherche de nourriture et que la spécificité des tâches était secondaire. Cela permettait l'émergence d'une société égalitaire au sein de laquelle la contribution de chacun était cruciale. Les individus travaillaient main dans la main, formant des groupes d'individus spécialisés dans différentes tâches. Les rôles fondés sur le genre étaient moins déterminés que nous avons été amenés à le croire jusqu'à une période récente. D'après un article de Colin Scanes paru en 2018[1] : "Le présupposé de rôles de genre déterminés est remis en question par les Agta, un peuple de chasseurs-cueilleurs des Philippines où les femmes sont responsables de la moitié du gibier tué."

Il est fort probable que les femmes rapportaient *davantage* de calories que les hommes, même si ceux-ci chassaient de plus gros animaux. C'est purement spéculatif mais, comme l'écrit Linda Owen dans

1. Colin G. Scanes, "Challenged by the Agta", "Hunter-Gatherers", *in* Colin G. Scanes et Samia R. Toukhsati (éd.), *Animals and Human Society*, Academic Press, 2018, p. 65-82.

Distorting the Past[1], “si les femmes de l’âge de glace ramassaient des plantes, des œufs d’oiseaux, des coquillages et des insectes comestibles ; et si elles chassaient ou prenaient au piège du petit gibier et participaient à la chasse au gros gibier” – comme le faisaient les femmes du Nord – “elles contribuaient très vraisemblablement à 70 % des calories consommées”. Linda Owen avance que nous avons attribué un certain travail aux hommes et que nous l’avons considéré comme plus important car nous observions le passé à travers le prisme de l’Amérique patriarcale de l’après-guerre, au lieu de voir les rôles de genre pour ce qu’ils étaient.

Parmi les spécialités féminines, on peut citer la vannerie. Les paniers étaient nécessaires pour transporter les provisions récoltées. Les compétences permettant de tresser des paniers ont engendré la fabrication de filets, qui ont eux-mêmes entraîné des techniques de pêche et de chasse plus sophistiquées. Cela change tout, car même s’il faut 200 lapins pour égaler un bison en calories nettes (un calcul approximatif attribue 7 000 calories dans un lapin et 1 400 000 au bison), si on attrape 201 lapins pour chaque bison, il est préférable de chasser les lapins.

Il n’y aura jamais de consensus à ce sujet, mais de nombreux anthropologues, sinon la plupart, pensent désormais que la coopération et l’égalité étaient la norme parmi les individus, les groupes familiaux, les clans et autres bandes. Ils estiment que le système était parfaitement viable. Il y a certainement eu des périodes de pénurie et des régions qui sont devenues arides, mais grâce à leur régime alimentaire varié et à leurs capacités à se déplacer en quête de nourriture, la malnutrition était l’exception pour les premiers humains.

À l’âge préagricole, les groupes parcouraient de nouveaux territoires, incertains de trouver leur pitance et de ce qu’ils pourraient rencontrer. Ils étaient isolés, très certainement effrayés et n’avaient guère d’autre choix que de rester soudés. La propriété privée n’existait pas, et encore moins celle du sol, étant donné que leurs campements changeaient tout le temps. Le pouvoir s’obtenait probablement grâce à la générosité, la négociation et la force.

En somme, tout le monde avait besoin de nourriture – c’était la première source de motivation – et il était de l’intérêt de chacun de la partager.

1. Linda R. Owen, *Distorting the Past : Gender and Division of Labor in the European Upper Paleolitic*, Kerns Verlag, novembre 2005. Non traduit en français.

L'égalité, la coopération et la générosité étaient plus avantageuses que le conflit car elles augmentaient les liens sociaux et stimulaient la créativité. Les rares "excédents" n'étaient probablement que de petites provisions dans la mesure où les déplacements rendaient les méthodes de stockage – telles que l'enfouissement à long terme par exemple – inopportunes dans le meilleur des cas. L'accumulation de provisions a pu être considérée comme égoïste et l'égoïsme était souvent tourné en ridicule ; il était parfois même une cause d'expulsion. Cela ne signifie pas qu'il n'y avait aucun conflit, ni qu'il n'existait pas de hiérarchie ou de "chef de clan". Mais, la plupart du temps, il n'y avait pas de catégories d'individus qui dominaient de façon permanente. Le pouvoir se gagnait par ses capacités à diriger et par le respect que l'on inspirait, il n'était pas hérité.

Les chasseurs-cueilleurs mangeaient ce que leur offrait leur environnement, tant que celui-ci ne les empoisonnait pas. Ils agissaient selon la stratégie optimale de recherche de nourriture, une théorie complexe (et controversée) qui détermine, de façon rationnelle, que l'on consomme les aliments qui apportent le maximum de calories pour une moindre dépense d'énergie, au gré des territoires et des saisons.

Plus un animal est omnivore, plus il a de chances de trouver de la nourriture dans une variété de situations. Et peu de mammifères ont été aussi omnivores que les humains.

Forts de cette flexibilité alimentaire supérieure, les humains modernes – c'est-à-dire les *Homo sapiens* – se sont disséminés à travers l'Asie et l'Europe. Cela a commencé il y a environ soixante-dix mille ans, à l'époque des Néanderthaliens. Depuis trente mille ans, les humains sont presque partout sur ces continents, ainsi qu'en Afrique bien entendu.

Nous avons parcouru de longues distances, toujours en quête de nourriture, et le plus souvent nous en avons trouvé, y compris de "nouveaux" aliments tels que le phoque, le blé, le riz et le bison. Nos capacités de conservation se sont améliorées : certains ont congelé de la viande, d'autres ont enterré des tubercules, des noix et des bulbes pour les consommer hors saison. Juste avant l'âge préagricole survenu à la fin de la dernière période glaciaire – de 100000 av. J.-C. à 10000 av. J.-C. environ –, certains de nos ancêtres faisaient du pain à partir de blé moulu. D'autres mangeaient du riz. Certains chassaient des mammifères, des lapins jusqu'aux mammouths, puis séchaient, fumaient ou congelaient les aliments. Des villages de pêcheurs commencèrent à apparaître il y a au moins vingt mille ans, et peut-être même il y a cinquante mille ans.

À en juger par l'accroissement de la population et sa dispersion territoriale, cette manière de vivre fut plutôt une réussite. Tout comme la coopération, tant au sein des groupes qu'entre eux. Ce faisant, la compétition entre les humains et les autres primates a diminué, en raison de l'effet conjugué de notre propre domination et de leur extinction. À cet égard, la domination humaine n'est pas nouvelle : nous avons toujours été en compétition avec les autres espèces pour des ressources limitées et nous avons chassé ces espèces jusqu'à leur extinction.

Ce fut une époque bénie pour les humains, qui étaient sur le point de réaliser le plus grand changement – et, selon certains, le plus désastreux – de l'histoire des espèces, un changement qui, en définitive, allait affecter non seulement chaque être humain, mais également la planète.

Nul besoin d'être un génie pour remarquer que certaines plantes produisent des graines, que ces graines tombent et qu'elles créent parfois de nouvelles variétés de la même espèce. Il n'était pas non plus nécessaire d'être particulièrement brillant ou courageux pour déplacer ces graines dans un lieu plus propice. Et il n'a pas fallu beaucoup d'expérience ou de compétences pour comprendre comment cultiver ces plantes, du moins de façon sommaire.

Faire pousser des végétaux là où on le souhaitait et encourager ou contraindre des animaux à rester dans les parages pour pouvoir les engraisser – et même les élever ou les traire – a dû sembler plus pratique que de courir dans tous les sens en quête de nourriture. Même si planter des graines et domestiquer des animaux ont nécessité de nombreux tâtonnements – ces expérimentations se sont probablement déroulées sur des centaines et des milliers d'années –, la cueillette et la chasse étaient toujours une solution de repli en cas de problème.

C'est ainsi que l'agriculture a été inventée. Cela n'a absolument pas été soudain, ni l'œuvre d'une seule personne ou d'un groupe et cela ne s'est pas produit en un seul lieu. L'agriculture s'est développée de façon progressive et spontanée ; de façon individuelle dans un premier temps, puis de manière collaborative. Cela s'est produit dans le monde entier et sur de nombreuses générations. Les humains ne vivaient pas très longtemps – ils n'atteignaient l'âge de soixante-dix ans que dans les meilleures conditions ; ils apprenaient lentement et oubliaient facilement.

À l'échelle humaine, ce fut un long processus. Il n'y a pas eu un groupe d'individus qui aurait soudain décidé de se fixer quelque part, de former un village et de planter en prévision des récoltes de l'automne suivant ou encore de féconder des animaux en vue des naissances du printemps prochain. À ses débuts, l'agriculture variait d'un lieu à l'autre et s'est développée sur des millénaires.

Mille ans est un concept assez facile à imaginer, mais il est plus difficile de se représenter 40 générations d'humains alors que la plupart d'entre nous ne peuvent retracer l'histoire de leur propre famille que sur 3 ou 4 générations. Nous avons du mal à comprendre ce que signifie un changement graduel. Ainsi, je suis peut-être tatillon, mais qualifier le début de l'agriculture de "révolution" semble inexact. Cela suggère une invention unique à un moment précis, et il ne semble pas que les choses se soient passées ainsi. Il est plus juste d'envisager le développement de l'agriculture humaine comme une évolution.

Quel que soit le qualificatif qu'on lui attribue, les débuts de l'agriculture n'ont pas été marqués par de simples techniques telles que la plantation et le stockage des semences ou encore l'apprivoisement et l'élevage d'animaux, des activités qui, en soi, n'ont en rien changé la vie quotidienne et qui existaient peut-être dans certains endroits depuis des millénaires. L'innovation humaine appelée "agriculture" est surtout marquée par l'émergence de sociétés où les gens coopéraient pour planifier l'avenir, planter et stocker des semences, apprivoiser et élever des animaux pour leur lait, leur viande ou leurs œufs et *protéger leur capacité à le faire*.

Conserver les graines et les planter n'était pas compliqué, mais des conflits ont surgi car les récoltes appartenaient aux cultivateurs : les paysans. Ils étaient les propriétaires des récoltes produites à partir de leur travail et ces plants ne pouvaient être cueillis par qui que ce soit d'autre. Il en était de même pour les animaux : une fois domestiqués (ce qui peut parfois se résumer à la simple gestion d'un troupeau dans une vallée isolée semi-close), ils n'étaient plus une proie pour les chasseurs. Planifier et travailler signifiait posséder le produit de ces efforts.

De toute cette organisation sont nées des règles concernant la propriété, et enfreindre ces règles avait des conséquences – du moins tant que votre groupe pouvait les faire respecter. Dans le cas contraire, votre groupe risquait tout simplement de ne pas survivre.

Lorsque des règles sont appliquées de façon très régulière, elles deviennent des lois. À mesure que l'agriculture s'est développée et qu'elle a pris de l'ampleur, il en a été de même pour ces lois ; ce fut une période de changement profond.

Dans son livre *Man Makes Himself*[1], l'archéologue Vere Gordon Childe avançait que la révolution agricole, tout comme la révolution urbaine qui en a résulté (il entendait par là l'émergence des classes et des gouvernements), "a affecté tous les aspects de la vie humaine".

Les historiens ont affiné ces concepts depuis l'époque de Childe, mais les idées fondatrices demeurent : entre le moment où nous sommes descendus des arbres et l'ère de l'exploration, de la colonisation, de la science et du capitalisme, aucune série d'événements n'a eu d'influence plus importante sur les débuts de la civilisation humaine que l'essor de l'agriculture.

Les archéologues ont déterminé avec une quasi-certitude que la première région à pratiquer des plantations organisées fut le Croissant fertile – le "berceau de la civilisation" – délimité à l'ouest par le Nil, à l'est par le Tigre et l'Euphrate, et qui s'étend jusqu'au golfe Persique. Cette région est parfois appelée Méditerranée orientale, et d'autres fois l'Asie du Sud-Ouest (même si l'Égypte se trouve en Afrique), ou Moyen-Orient, ou encore Proche-Orient.

Dans le Croissant fertile, le blé (ou plus exactement son ancêtre, le petit épeautre, et de nombreuses autres variétés) poussait naturellement et facilement. Là où la terre était perturbée et fertilisée par le feu ou les animaux, le blé poussait encore mieux – suffisamment pour attirer les colons.

Ce fut sans doute là que le blé fut cultivé pour la première fois de façon organisée, il y a plus de dix mille ans, comme pour revendiquer "ceci est *notre* blé". À partir de 7000 av. J.-C. – ce qui a laissé beaucoup de temps pour apprendre par tâtonnements –, l'orge et d'autres céréales furent cultivées à leur tour, ainsi que des légumineuses telles que les lentilles et les pois chiches.

Les gens ont commencé à propager les fruits, en particulier les olives, et à élever les animaux de façon plus systématique, il s'agissait de bovins, porcs, moutons, chèvres et chiens. À mesure que les années et les siècles passaient, de plus en plus de gens ont trouvé qu'il était plus intéressant de se concentrer sur ces tâches et de passer moins de temps à chercher de la nourriture.

---

1. Que l'on pourrait traduire par *L'homme se crée. (N.d.T.)*

Nous ne connaissons pas l'ordre des événements : est-ce que de plus gros cerveaux, une plus grande mobilité, de meilleurs outils et de plus grandes qualités de chasseurs-cueilleurs sont à l'origine de l'accroissement de la population, poussant nos ancêtres à se fixer quelque part et à cultiver le blé et le riz car ils avaient besoin de plus de calories que ce que pouvaient leur apporter la chasse et la cueillette ? Il est également possible qu'ils aient été incités à se sédentariser car ils ont cru en une vie meilleure, estimant pouvoir contrôler leur nourriture grâce aux plantations et à l'élevage.

Il n'existe aucune trace écrite de cette période de l'histoire, et par conséquent aucune réponse claire. La vérité se situe probablement entre les deux et, encore une fois, elle a été incroyablement progressive. L'âge de glace s'est terminé vers 10000 av. J.-C. et, grâce au changement climatique favorable qui s'est ensuivi (dont nous bénéficions toujours), les humains ont pu sillonner des territoires bien plus vastes. La planète a alors pu assurer la subsistance de davantage de gens et il est devenu plus facile de cultiver des aliments, en particulier les céréales si nourrissantes.

L'agriculture s'est développée, souvent au détriment des terres utilisées par les chasseurs-cueilleurs. Ceux-ci ont subsisté – surtout dans les Amériques, où ils prédominaient jusqu'à l'arrivée des Européens – et l'élevage nomade a continué de régner dans les régions semi-arides d'Asie et d'Afrique où l'agriculture était difficile, voire impossible. Des événements similaires se sont produits dans la vallée de l'Indus, en Inde, et dans la vallée du fleuve Jaune, en Chine. Vers 5000 av. J.-C., l'agriculture s'est déployée en Grande-Bretagne, en Amérique centrale, dans les Andes et ailleurs. À partir de 2000 av. J.-C., l'agriculture s'est répandue un peu partout et est devenue assez sophistiquée, puis, à partir de notre ère, elle a été la norme.

Les peuples agricoles sédentaires ont pris la relève à peu près partout et les idées et les techniques ont commencé à se propager et à être partagées. Les gens chassaient toujours, par nécessité ou dans un but récréatif. Mais la domestication est devenue la norme et son intérêt évident. Là encore, on peut facilement imaginer l'avantage qu'il y avait à produire son propre lait, ses œufs et sa viande et, en théorie du moins, à contrôler ce que l'on mangeait.

Il est probable que les débuts de l'agriculture aient pris deux formes. Il y avait l'élevage nomade, dans lequel des groupes se déplaçaient avec des troupeaux (chameaux, moutons, chèvres, cochons, rennes, chevaux) en quête de pâturages et d'une variété de nourriture. Et il y avait l'horticulture itinérante, où des forêts et des prairies étaient défrichées par le feu avant d'être replantées. Avant l'invention de la charrue, il s'agissait du moyen le plus simple de créer de nouvelles terres arables. Cela permettait également de créer de nouvelles prairies pour les animaux, mieux exposées au soleil, propices à la culture d'une plus grande variété de plantes comestibles. Les gens font encore l'un et l'autre à l'heure actuelle. De petites populations isolées pratiquent encore ces méthodes traditionnelles, tandis que des éleveurs de bétail incendient d'immenses étendues d'Amazonie pour pratiquer la culture fourragère.

Les animaux sont devenus de plus en plus importants, et l'Eurasie possédait un avantage naturel sur les autres régions, car presque tous les plus grands animaux pouvant être domestiqués – ceux qui pouvaient être mis au travail ou mangés – étaient autochtones. Cela a commencé par les chiens, domestiqués depuis l'époque où ils étaient encore des loups, il y a sans doute trente mille ans, puis cela s'est poursuivi avec les moutons, les chèvres, les cochons et, par la suite, les bovins. Dès lors, les animaux ont été partie intégrante de la plupart des villages, fournissant du lait, du fumier et de la peau (utile pour les vêtements, les bateaux, les récipients et les outils), aidant de plus en plus au transport et au travail.

Les animaux domestiques étaient souvent trop précieux pour être mangés. En effet, la quantité de viande consommée par personne a sans doute diminué avec l'apparition de l'agriculture car les animaux sauvages se faisaient rares, du moins à proximité des villages. (En réalité, on peut affirmer sans risque d'erreur que la consommation de viande a été très fluctuante tout au long de l'histoire et à travers le monde et que, à de très rares exceptions, on n'en mangeait jusqu'à récemment que de façon occasionnelle.)

Une autre conséquence de la transition entre cueillette et agriculture est l'agrandissement des familles. Les chasseurs-cueilleurs devaient porter leurs enfants jusqu'à ce qu'ils sachent marcher, ce qui était un handicap pour la recherche de nourriture. Les cultivateurs, en revanche, accueillaient davantage d'enfants, qui pouvaient ensuite travailler la terre, leur donnant ainsi une valeur supérieure au coût pour les nourrir.

Par conséquent, la population s'est assez rapidement accrue, se multipliant par dix environ. À la fin de la dernière période glaciaire, la population mondiale, selon la plupart des estimations, avoisinait les 5 millions d'individus. Il est impossible de connaître le chiffre exact, mais les experts s'accordent à penser qu'il n'était pas inférieur à 1 million ni supérieur à 10 millions. En moins de cinq mille ans, grâce à l'installation de fermes et de villages sur la plupart des continents, on estime qu'il y avait au moins 50 millions d'individus sur la Terre, mais il est possible qu'il y en ait déjà eu plus de 100 millions.

Cet accroissement de la population a entraîné des modifications des paysages et des écosystèmes. On créait et dévorait en même temps de la biomasse de façon totalement inédite et fulgurante, on engendrait de nouvelles variétés de plantes et d'animaux plus adaptées à nos besoins, tout en provoquant l'extinction de milliers d'autres.

Dès le début, il y a eu différentes manières de pratiquer l'agriculture, principalement fondées sur le type de sol et sa disponibilité. On pouvait faire paître les animaux ou les rassembler en troupeaux itinérants. Ils étaient utilisés soit pour leur lait, soit pour leur viande. Il était également possible d'envisager toutes sortes de cultures. Les stratégies employées variaient souvent en fonction de la disponibilité de l'eau (Y en avait-il assez ? Devait-on la faire venir d'un autre lieu ? Pouvait-on l'utiliser pour créer de l'énergie ?), du soleil (Pas assez ou trop ?), de la main-d'œuvre (Travailliez-vous comme une bête de somme ou possédiez-vous un bœuf ?) et de la technologie (Comment ameublissait-on la terre ? Comment l'enrichissait-on ?).

Au fil du temps, les gens ont compris comment entretenir les sols, gérer le bétail et utiliser le fumier pour fertiliser les cultures qui, avec un peu de chance, nourriraient à la fois les humains et les animaux. Ils ont appris à sélectionner les semences, acheminer l'eau et la stocker, cultiver les champs, lutter contre les mauvaises herbes, entreposer les céréales et conserver les autres aliments. Tout cela ainsi que les aliments et les outils de base ont été développés à des rythmes différents selon les endroits.

Si le sol était fertile, on l'ensemençait. Sinon, on en faisait une pâture. Avant la charrue, il n'y avait que le bâton fouisseur – qui est exactement tel que vous l'imaginez. C'est pourquoi, dans de nombreuses régions, la façon la plus rapide de défricher une terre était de la brûler. Ce qui était cultivé était avant tout déterminé par ce qui *pouvait* l'être, c'est-à-dire ce qui convenait à la région.

Dès 2000 av. J.-C., nous avions compris comment courber le bois, inventé la roue et appris à faire des feux assez forts pour façonner le métal. Puis, nous avons créé les charrues, les canaux, les briques, de meilleurs bateaux, des vêtements conçus à partir de laine ou de lin. Des poteries plus résistantes à la chaleur ont amélioré nos compétences culinaires de façon vertigineuse.

En plus des principales céréales – blé, orge, maïs, riz, millet, amarante et sorgho –, cette période explosive a vu naître la bière et le vin ; les tortillas et le pain au levain, le miel d'abeille ; le lait, le beurre, les yaourts et le fromage à base de lait de vache, de brebis et de chèvre ; les bêtes de somme telles que les bœufs (généralement des taureaux castrés), les chevaux, les ânes et les mulets ; et de nombreux autres animaux domestiqués, dont les chiens, les lapins et autres rongeurs, les lamas, les chevaux, les chameaux, les cerfs et les volailles.

Les fruits et légumes cultivés tenaient également une place importante, y compris les légumes verts ; les alliacées telles que les oignons ou l'ail ; les courges ; les légumineuses – dont les cacahuètes ; les graines de sésame, de tournesol et autres ; le raisin, les melons, les bananes, les dattes, les figues, les tomates, les avocats, les poivrons, les papayes, les pastèques, les agrumes, le sucre de canne, les bulbes de lys et d'iris, les ignames et autres tubercules, et sans doute bien d'autres dont nous n'avons pas connaissance.

Les Chinois consommaient des nouilles deux mille ans avant la naissance du Christ ; les Aztèques buvaient du cacao avant l'ère chrétienne. Les Incas se nourrissaient de pommes de terre. Les olives, et en particulier l'huile d'olive, étaient prisées tout autour de la Méditerranée, tandis que les peuples des autres régions faisaient de l'huile de carthame, tournesol, sésame, noix de coco, avocat et ricin. De nombreux aliments de cette époque sont restés en vogue : le *tamal*[1], les tubercules au vinaigre, le yaourt sucré, la viande salée et fumée, et sans doute le poulet frit, ou du moins le lapin frit.

Certaines choses n'ont guère changé. Le riz, le maïs et le blé figuraient parmi les aliments de base et ils représentent toujours les deux tiers environ de l'apport calorique des humains. L'ensemble de ces céréales étaient cultivées dans leur région d'origine et ont très largement déterminé l'avenir de ces régions et de leurs peuples.

Mais, alors même que l'agriculture était à l'origine de nombreuses civilisations, façonnant les sociétés, elle nous engageait sur la voie d'un changement irréversible.

Il y a cinq mille ans, la civilisation – les gouvernements, les villes, l'archivage, l'écriture, la culture – s'était établie sur tous les continents

1. Papillote amérindienne cuite à la vapeur, enveloppée dans des spathes de maïs. *(N.d.T.)*

habitables. Les progrès de l'entretien des sols, l'amélioration du stockage et la sophistication de l'élevage animal ont permis d'augmenter la production et la population humaine comme jamais jusque-là dans l'histoire.

Même si cette évolution a été progressive, elle s'est produite assez rapidement à l'échelle de l'humanité. Après deux cent mille ans de chasse et de cueillette, la plupart des individus se sont sédentarisés en quelques milliers d'années. Cela s'est produit très récemment : nous ne cultivons que depuis moins de 5 % de notre existence en tant qu'espèce.

Avec l'extension des terres cultivées, davantage de nourriture fut produite, permettant de faire vivre davantage de gens. Et plus la population humaine croît, plus il faut de terres cultivées pour la nourrir. Si, dans un premier temps, l'agriculture était destinée à faciliter la vie des individus, la pratique s'est rapidement transformée en une course pour produire *suffisamment* de nourriture pour vivre.

En réalité, la vie n'était pas beaucoup plus facile. L'exploitation agricole est laborieuse, et sans aucune garantie de résultat. Il y eut d'ailleurs des conséquences inattendues. Et elles furent nombreuses.

Il est incontestable que la révolution agricole du Néolithique a eu une importance inestimable dans notre histoire. Mais que ce changement ait été pour le meilleur ou pour le pire… nous en sommes nettement moins sûrs. Certains scientifiques – le plus célèbre d'entre eux étant Jared Diamond, l'auteur de *De l'inégalité parmi les sociétés* – affirment que c'était "la pire erreur de l'histoire de l'humanité".

Son essai paru en 1987 commence ainsi : "L'adoption de l'agriculture, supposément notre pas le plus décisif vers une vie meilleure, fut par certains aspects une catastrophe dont nous ne nous sommes jamais remis." De même, Yuval Noah Harari, l'auteur de *Sapiens. Une brève histoire de l'humanité*, qualifie la révolution agricole de "plus grande escroquerie de l'histoire". Ce type de point de vue est désormais assez courant, s'il n'est pas devenu la norme.

Il est vrai que l'agriculture a rendu la vie possible pour des milliards d'humains, et pour certains d'entre eux, cette vie a été agréable. Mais elle a également entraîné un nouveau type de société, qui a engendré l'injustice, la pauvreté, la maladie, l'esclavage et la guerre.

Cela en valait-il la peine ? À vous de me le dire. Ce que l'on ne peut mettre en doute, c'est que le développement de l'agriculture a eu des conséquences inestimables.

D'une part, les régimes alimentaires sont devenus monotones. L'alimentation des peuples préagricoles était peut-être imprévisible, voire aléatoire, mais elle était souvent *extrêmement* variée. Les paysans, en revanche, se concentraient sur quelques cultures seulement, généralement des céréales, et ils dépendaient souvent de quelques-unes d'entre elles – parfois d'une seule. Par conséquent, les gens mouraient de faim lorsque les récoltes étaient mauvaises, ce qui était courant. Ils souffraient aussi régulièrement de malnutrition, ce qui se produit lorsque l'on mange du riz, du maïs ou du millet à chaque repas, sans l'agrémenter de divers aliments apportant d'autres nutriments.

Cette malnutrition les rendait vulnérables à la maladie, ce qui est devenu plus courant à mesure que les villages ont été plus densément peuplés et que (dans certaines régions, en particulier en Europe) les gens ont commencé à vivre avec leurs animaux.

Il est établi que des tuyauteries en plomb avec de l'eau courante existaient en Mésopotamie dès 4000 av. J.-C. Mais l'omniprésence de déchets, de déjections humaines et d'animaux errants, tels que les rats, propageait des maladies. De plus, davantage d'enfants signifiait moins de lait maternel pour chacun d'eux, ce qui était probablement synonyme d'un système immunitaire plus faible.

La vie est non seulement devenue pénible et brutale, mais également plus courte. Il existe maintenant des preuves que la durée de vie moyenne a *diminué* d'environ sept ans après le développement de l'agriculture, tout comme la taille des gens, qui est passée, chez les hommes, de 1,80 à 1,62 mètre. Les caries dentaires ont elles aussi augmenté. Cette tendance s'est confirmée dans la durée et les Romains vivaient en moyenne dix ans de moins que les Mésopotamiens.

Les paysans devaient également travailler plus dur que les chasseurs-cueilleurs. S'ils s'attendaient à être récompensés par une alimentation garantie, du temps libre et une vie meilleure, ce n'est certainement pas ainsi que les choses se sont passées. Ils ont plutôt été confrontés à une course incessante pour ameublir la terre, planter, irriguer, désherber, récolter, battre les céréales, stocker, s'occuper des animaux, etc. – le labeur en général éreintant qui constituait le quotidien de presque tous les humains jusqu'au XVIIIe siècle.

La civilisation a également créé l'inégalité et la distinction de classe est devenue une caractéristique déterminante. Il y avait certainement des individus autoritaires avant l'agriculture (aucune famille n'y échappe), et même des situations de pouvoir, en général monopolisées par des hommes. Mais il n'y avait aucune société où certains vivaient dans une large mesure du travail des autres. Après l'avènement de l'agriculture, on a vu apparaître les excédents, l'inégalité et les élites. Les preuves archéologiques indiquent même que cette nouvelle noblesse était de plus grande taille et en meilleure santé que la plèbe. Dans le même temps, des rôles de genre se sont mis en place, entraînant l'oppression des femmes.

En réalité, l'agriculture n'a pas été tendre avec la majorité de la population. Au cours des dix mille années qui viennent de s'écouler, l'essentiel de l'humanité a travaillé dur comme agriculteur ou ouvrier. En défrichant les terres, prenant soin des cultures, portant l'eau et, ensuite, en creusant dans les mines, travaillant dans les usines et tenant des fusils, elle a participé à la marche de l'histoire. Rares sont ceux qui ont eu une vie facile.

Mais les conséquences de ce qui devait ressembler à de simples changements étaient impossibles à prévoir. Nos ancêtres ne pouvaient davantage anticiper la multiplication des maladies infectieuses ou des armées qu'ils ne pouvaient prédire le réchauffement climatique – une autre conséquence involontaire qui découle, en grande partie, de l'agriculture. Sans nul doute, chacun essayait seulement de faire ce qui lui semblait le plus sensé, et il est peu probable que ces toutes premières décisions, prises au cours de centaines et même de milliers d'années, auraient pu être différentes. La conservation des semences et l'élevage des animaux paraissaient promettre davantage de sécurité et une vie meilleure. Essayer de trouver le meilleur moyen de se nourrir et de survivre est inscrit dans nos gènes. Comme toutes les choses qui ne fonctionnent pas comme nous l'aurions espéré, cela semblait être une bonne idée sur le moment.

Et même si les premiers agriculteurs avaient pris conscience du problème, après quelques générations, il était trop tard pour revenir en arrière. Les compétences des chasseurs-cueilleurs étaient perdues, le paysage était modifié de façon définitive et, plus important, la planète avait connu une explosion démographique. À partir de là, seule l'agriculture pouvait produire assez de nourriture pour l'ensemble de l'humanité. Si cela a eu comme résultats la faim, la malnutrition, une classe dirigeante, l'inégalité, les appareils politiques, la pauvreté, la guerre, la maladie, la destruction de l'environnement, etc., c'était néanmoins un mal nécessaire. Ce n'est que maintenant que nous commençons à voir les conséquences et à nous y heurter.

2.

SOL ET CIVILISATION

L'agriculture est une éternelle expérimentation. Annuelle ou saisonnière, elle est en constante amélioration aux yeux de ceux qui la pratiquent ou de ceux qui les gouvernent. Ses principales composantes sont le soleil, l'eau, la terre et le travail. Le soleil, l'une des rares ressources que l'on puisse considérer comme infinie, n'est pas contrôlé par l'humain, même de façon marginale. En revanche, l'eau et la terre sont des ressources finies précieuses, qui doivent être gérées de façon responsable. Cette tâche incombe à l'agriculteur. Les choix faits par l'humanité en matière de gestion de la terre et de l'eau et sa mise en œuvre – qui a travaillé la terre, comment et pour qui – ont largement déterminé le destin de la société civilisée. Naturellement, certains choix étaient préférables à d'autres.

La civilisation est née de l'agriculture, et il n'y a jamais eu de pratique agricole florissante sans approvisionnement en eau adéquat. Si on possède une source d'eau potable et qu'on ne la pollue et ne la tarit pas plus vite que la nature la reconstitue, il est probable qu'elle restera viable. À ce titre, deux questions primordiales se posent : qui a accès à cette eau ? Et comment pouvons-nous l'acheminer au mieux et en faire le meilleur usage possible ? On mène des guerres pour répondre à la première question et la seconde détermine le succès ou l'échec de l'agriculture.

Le sol est un sujet plus complexe. Prenez l'exemple d'une terre glaise sablonneuse et graveleuse, craquelée, érodée, lessivée et balayée par les vents. Mélangez-la à de la matière organique : les déchets et les carcasses de microbes, de mammouths et de tous les animaux intermédiaires ; les feuilles et le bois en décomposition des arbres, les arbustes et autres plantes ; toutes sortes de détritus de l'air et de l'eau ; et enfin les excréments des créatures vivantes. Tout cela constitue le sol. Les minéraux présents dans la terre changent au contact de l'eau, créant d'autres composés chimiques. La terre est aérée par les plantes, les animaux, les champignons, les bactéries et le temps qu'il fait, un processus nécessaire à la survie des formes de vie qu'elle abrite – environ 1 milliard de créatures par cuillérée à café. La synergie entre ces différentes composantes confère à la terre ses caractéristiques spécifiques. Un sol sain dans une partie du monde est différent d'un sol sain dans une autre région.

En fait, la terre est une chose vivante qui évolue et se développe. Elle nous apporte ses bienfaits et, en retour, elle a besoin d'entretien. Sans entretien, l'utilisation des sols les détruit. La santé de la société dépend également de cet entretien qui, en définitive, est du ressort de l'agriculteur, le régisseur de la terre. Le conservateur Walter Clay Lowdermilk l'a parfaitement exprimé dans ses écrits en 1938 : "[Le] partenariat entre la terre et le cultivateur est la fondation de notre structure sociale complexe." Entre un bon agriculteur et une bonne terre, il doit y avoir une bonne relation. C'est un euphémisme : la terre et ceux qui la travaillent sont le fondement d'une société prospère. La richesse prend sa source dans la nature et cette richesse doit être protégée, autant que dépensée.

Un sol sain sert de garde-manger pour les plantes, qui puisent dans les nutriments qu'il recèle. Ces nutriments doivent être reconstitués, ou chaque récolte successive sera plus maigre que les précédentes. Tout comme il y a des garde-mangers vides et des garde-mangers pleins, il y a également des sols "pauvres" et des sols "riches".

Le renouvellement de la terre peut être simple, même automatique. En mourant, tous les végétaux et les animaux (et les créatures vivantes telles que les bactéries) laissent les nutriments et la matière organique qu'ils ont absorbés ou créés au cours de leur croissance. Certains végétaux reconstituent même leurs nutriments tandis qu'ils sont encore en vie. Mais si le sol est exposé à l'érosion et privé de matière organique, il produira moins d'année en année.

Certains systèmes agricoles parviennent mieux à entretenir un sol sain que d'autres. Ayant pris conscience de cela, parmi les premiers cultivateurs, beaucoup ont établi des mesures protectrices destinées à prévenir l'érosion, comme le terrassement des terrains en pente avec des murs de pierre et la plantation d'espèces vivaces à racines profondes. Ils ont rapidement trouvé des moyens de reconstituer les sols ou les ont laissés se régénérer par eux-mêmes.

D'autres sont restés ignorants et ont rapidement été confrontés à des récoltes mauvaises, ou moins abondantes, la faim, l'obligation d'émigrer et même l'échec de sociétés entières. Walter Clay Lowdermilk a qualifié ce processus d'"agriculture suicidaire", une expression sévère, mais juste. La dégradation des sols n'a peut-être pas directement détruit ces premières civilisations, écrit David Montgomery dans *Dirt*[1], "mais elle a laissé les sociétés de plus en plus vulnérables à des voisins hostiles, aux bouleversements sociopolitiques internes, aux hivers rigoureux et aux sécheresses".

Cela peut sembler dramatique, vu combien nous sommes éloignés de nos sources alimentaires, mais la survie des civilisations dépend de la force et de la résilience de leur système alimentaire – qui résultent d'un sol sain.

Il existe principalement quatre méthodes pour qu'un champ puisse être cultivé de façon répétée et que ses nutriments continuent de se reconstituer : la mise en jachère, les cultures de couverture, la rotation des cultures et la fertilisation. Toutes ont été employées, seules ou conjointement et parfois de façon accidentelle, depuis le début de l'agriculture.

Comme tout ce qui vit, la terre a besoin d'azote. C'est l'un des trois nutriments essentiels aux végétaux, avec le phosphore et le potassium. Mais même si l'air terrestre est riche en azote – ce gaz y règne en majorité –, l'azote atmosphérique est presque inerte, ce qui signifie qu'il ne peut être absorbé par les plantes.

Pour que la terre puisse tirer profit de l'azote, ce gaz doit être converti en un autre composé, comme l'ammoniac, à base d'azote et d'hydrogène. Lorsque les végétaux et les animaux meurent et que leur masse repose sur ou dans la terre, les bactéries convertissent l'azote qui se trouve dans leurs cellules en ammoniac. De plus, certains organismes peuvent "modifier" l'azote atmosphérique, le rendant utilisable par les végétaux. (Les éclairs créent également une forme d'azote disponible, qui pénètre dans les sols avec la pluie, mais cette source est moins significative.)

Presque tous les types d'agriculture utilisent l'azote bien plus vite qu'il ne peut être reconstitué et les cultures successives ont un moins bon rendement si on n'ajoute pas d'azote d'une façon ou d'une autre. Pour reprendre l'analogie du garde-manger, c'est comme si on cuisinait chaque jour sans jamais aller faire de courses.

1. David R. Montgomery, *Dirt : The Erosion of Civilizations*, University of California Press, 2007.

Si on n'exploite pas la terre, elle se reconstitue avec le temps. On dit qu'elle est laissée en "jachère" : après une récolte, l'agriculteur peut simplement ne rien replanter. En l'absence de culture à nourrir, le taux d'azote du sol est restauré par la matière organique. Au bout d'une année – mais de préférence plusieurs –, la parcelle peut de nouveau être cultivée avec succès. La notion biblique selon laquelle on planterait pendant six ans avant de laisser la terre au repos pendant une année (un genre de sabbat de l'agriculture) n'est pas un système viable. En réalité, pour que la jachère soit la plus efficace possible, la terre devrait rester en sommeil pendant plus longtemps qu'elle n'a été cultivée.

La jachère peut être simple, mais elle n'est pas toujours aisée. Elle représente un défi qui est à la fois majeur et évident : elle met un terme à l'exploitation de la terre. Si on trouve une nouvelle terre pour la remplacer ou si les besoins ne sont pas très importants, cela n'a pas d'incidence. Soit on travaille la nouvelle terre, soit on attend quelques années. Il y a deux mille ans, les cultivateurs pouvaient revendiquer un grand nombre de nouvelles terres. À présent, cela n'est plus réellement le cas. En réalité, une vacance d'une année s'est avérée peu réalisable pour la plupart des cultivateurs de tous les temps.

La meilleure approche étant une association des deux. Les agriculteurs possédant suffisamment de terres pourraient simplement cultiver un champ tandis qu'un ou plusieurs autres sont en jachère, en pratiquant un roulement. Il s'agit d'une excellente option lorsqu'elle est possible.

Cependant, il existe des alternatives à la jachère. Certains végétaux sont porteurs de microbes qui *ajoutent* de l'azote assimilable à la terre. Ce sont presque essentiellement des légumineuses, comme les haricots et les lentilles (mais également la luzerne, le trèfle et quelques autres), et ils sont parfois appelés "engrais verts". Leurs racines hébergent des microbes comme les cyanobactéries (et autres), qui absorbent l'azote de l'air et le fixent dans la terre, le rendant disponible pour les plantes.

Lorsque ces plantes ne sont pas destinées à être récoltées, elles sont généralement qualifiées de "plantes de couverture". Les cultures de couverture tapissent le sol et préviennent l'érosion. Celles-ci peuvent être plantées aux côtés d'une culture principale ou seules, lorsque le sol serait autrement en jachère.

Lorsque les cultures fixatrices d'azote sont plantées *à la place* d'une culture principale ou normale, c'est une forme de rotation des cultures. On peut exercer cette rotation avec n'importe quelle combinaison de cultures, bien entendu, mais ce n'est qu'en utilisant une culture fixatrice d'azote que l'on réalimente la terre en azote. La pratique consistant à alterner le maïs et le soja, qui est un excellent fixateur de l'azote, est une forme courante de rotation des cultures.

La rotation des cultures et les cultures de couverture ne devraient pas être considérées comme des sacrifices. Pas plus que la mise en jachère. Enrichir le sol est aussi important que de produire la récolte suivante, même s'il est parfois difficile de voir les choses ainsi, dans la mesure où, à court terme, un champ en jachère ne produit aucune récolte. On peut faire pousser des cultures fixatrices d'azote que l'on n'a aucune intention de consommer ou de vendre. On peut même les utiliser pour nourrir les animaux, rendant ainsi cet engrais vert à la terre. On peut également cultiver des plantes fixatrices d'azote pour les récolter et les vendre – ce qui n'est pas aussi bénéfique à la terre que la première option, mais c'est tout de même mieux que rien.

Une autre stratégie de régénération des sols consiste à faire pousser des végétaux que les animaux aiment manger (et mieux encore s'ils sont fixateurs d'azote) et de lâcher les ruminants dans ces champs – des vaches et des moutons, par exemple – où ils peuvent s'alimenter en continu. Les déjections de ces animaux apportent de l'azote, du phosphore, du potassium et d'autres nutriments à la terre, la fertilisant pour les plantations futures.

Les premières méthodes de fertilisation étaient involontaires : des animaux ou des humains ont "ajouté" leurs déjections à la terre, par simple commodité. Ces déchets ont apporté de l'azote et une foule d'autres nutriments, ainsi que de la matière organique. Les cultivateurs n'ont pas tardé à découvrir qu'en mélangeant et en entretenant le compost – le mélange involontaire de déjections animales, de déchets végétaux, d'organismes vivants tels que les bactéries, de vers de terre et de presque tout ce qui se décompose rapidement – ils pouvaient l'ajouter à la terre, ce qui constituait un cocktail encore plus puissant que le simple engrais vert.

Avec l'ajout d'une matière organique adéquate, quelle qu'en soit la source – engrais vert, compost, ou recyclage provenant de la mise en jachère –, l'agriculture pourrait en théorie prospérer indéfiniment.

Mais à mesure que la population s'est accrue, la terre a été soumise à une plus forte pression en termes de productivité et de rendement. Il est devenu plus difficile de la mettre en jachère et la rotation des cultures a trop souvent été sacrifiée sur l'autel de "l'efficacité". Et avec davantage de terre à fertiliser, les déjections animales et autres matières organiques sont devenues plus difficiles à se procurer.

Tel est donc le paradoxe : à mesure que l'agriculture s'est développée et que la population s'est accrue, on en a demandé plus à la terre. Plus on lui en a demandé, plus la santé de la terre a été sacrifiée. Et plus la productivité a décliné. Jusqu'au XXe siècle, les seules solutions possibles furent de redécouvrir l'agriculture durable, de se contenter de "l'agriculture suicidaire" à laquelle Lowdermilk faisait référence ou de trouver de nouvelles terres. Idéalement, ces nouvelles terres n'étaient revendiquées par personne, mais au fil du temps, ce fut de moins en moins le cas.

> Lorsque tu travailles dans les champs avec la charrue semoir, garde les yeux sur l'homme en charge des semences. Les graines doivent être plantées à cinq centimètres de profondeur. Tu devrais mettre un *gij* de graine par *ninda.* Si la graine d'orge n'est pas disposée au fond du sillon, change l'écartement des griffes de ta charrue.

Ces mots sont tirés d'un document écrit en sumérien sur une tablette d'argile vers 1500 av. J.-C. et, si opaques qu'ils puissent sembler, on comprend où leur auteur veut en venir. "Les consignes de l'agriculteur" est la lettre d'un père à son fils pour lui donner des conseils sur les différents outils, le dressage des animaux, les attelages, les digues et les canaux, les réparations, le labourage, les plantations, les techniques de vannage, etc. Il s'agit du premier texte de l'histoire qui met en valeur l'importance de l'agriculture.

Sumer, qui était une région située à l'extrême Sud de la Mésopotamie antique (qui correspond à peu près au Sud de l'Irak actuel), est généralement considérée comme l'une des premières civilisations évoluées, avec l'Inde, l'Égypte et la Chine. Elle s'est développée vers 5000 av. J.-C. Puis, vers 3000 av. J.-C., les villes ont fleuri dans toute la région et, dans les mille ans qui ont suivi, les Sumériens ont créé un système de comptabilisation du temps et l'écriture. Ce texte nous apporte le premier témoignage élaboré et contemporain sur la vie quotidienne.

Grâce à ce compte rendu, nous disposons de nombreuses informations sur l'alimentation et l'agriculture des Sumériens. Les gens consommaient une diversité de céréales, le plus souvent sous la forme de gâteaux d'orge (l'orge n'est pas aussi nourrissante que le blé, mais elle est plus facile à faire pousser), de fruits et de légumes (les traces écrites mentionnent plus d'une centaine de variétés). Ils faisaient de la bière, du vin, du pain, des huiles, du yaourt, du fromage, etc. Ils pratiquaient l'élevage des animaux et en comprenaient tous les aspects ; ils savaient comment tirer profit de tout ce que peut apporter un animal, y compris le fertilisant.

La qualité naturelle des sols de Mésopotamie était enviable. Mais pour que l'agriculture soit florissante sous un climat aussi aride, les marécages des plaines bordant le Tigre et l'Euphrate devaient être adaptés à l'irrigation. Ces difficultés ont demandé une certaine organisation et une coopération au sein des principaux villages. Par la suite, le travail a été organisé par l'État, qui a employé et asservi des milliers d'individus pour construire et entretenir un impressionnant réseau de réservoirs et de canaux. Ce furent les projets de travaux publics les plus importants réalisés jusqu'à ce jour, garantissant l'approvisionnement en eau pendant la saison sèche, même dans les villages éloignés des fleuves.

Rares furent les ouvriers travaillant pour ces projets qui cultivaient leurs propres aliments, ce qui signifiait que les agriculteurs devaient produire un surplus pour pouvoir nourrir l'ensemble de la société. Pour l'essentiel, ce surplus était "donné" à l'État – ou, plus probablement, saisi par celui-ci.

En raison de ces divisions, les classes sociales sont devenues inévitables.

Selon les experts, c'est l'ampleur d'une société qui entraîne la stratification, et l'égalitarisme au sein des groupes sociaux commence à se fissurer lorsque le nombre d'individus atteint cinq cents. À ce stade, des chefs et une élite dirigeante émergent. Et à mesure que les villages sont devenus des villes et que les villes se sont transformées en métropoles, la notion universelle de contact personnel – la sensation que tout le monde se connaissait – a été perdue. Les contacts entre villages sont également devenus courants, tout comme la coopération et les conflits.

Que l'élitisme soit inévitable est sans doute discutable, mais d'un point de vue historique, il est présent depuis longtemps, et il est né à une période où le commandement était essentiel. *Quelqu'un* devait assumer la responsabilité de la gestion des problèmes municipaux tels que l'irrigation, le traitement des déchets, la construction de clôtures et le besoin de fours collectifs et de temples. Et *quelqu'un* devait orchestrer les relations intervillages, les transactions et les droits de pâture. Il était impossible de régler tout cela à un niveau individuel ou par un consentement mutuel et universel. Les projets étaient trop importants et il y avait tout simplement trop de monde.

Il en a résulté la fondation de la propriété privée, des gouvernements, des lois et règlements… et de l'inégalité. Les villes se sont développées autour des projets portuaires et d'irrigation, puis elles ont commencé à dominer les campagnes avoisinantes et, dans une certaine mesure, leur population. Le surplus signifiait que ceux qui n'étaient pas ou plus cultivateurs pouvaient gagner leur vie, en tant qu'artisans, administrateurs, chefs religieux ou embrasser ce que nous appelons maintenant des professions libérales : scribes, comptables, commerçants, médecins, hommes de loi, etc. La majorité moins chanceuse était bien sûr composée d'ouvriers ou d'esclaves.

Il est intéressant de noter que l'esclavage n'est devenu lucratif que lorsque les humains se sont organisés en sociétés sédentaires. Il était peu sensé d'envoyer d'autres humains dans la nature pour cueillir des aliments pour soi. Ces individus devaient en premier lieu se nourrir et, une fois en pleine nature, ils n'avaient guère d'obligation de revenir.

Mais avec les débuts de l'agriculture, de la sédentarité et du travail non communautaire, il est devenu souhaitable de faire travailler les autres pour son propre compte. Si vous étiez assez riche et/ou puissant, vous pouviez simplement amener les autres à la servitude par la persuasion ou par la force, avec peu de conséquences. Initialement, les esclaves étaient les captifs des territoires conquis ou des armées. Mais une fois que la société a établi une population esclave, celle-ci a été achetée, vendue, et elle s'est reproduite ; chaque enfant né d'un esclave était esclave à son tour. À chaque siècle qui passait, l'esclavage est devenu une pratique plus courante, jusqu'à ce que, dans certains endroits, elle devienne la forme dominante de main-d'œuvre.

La région de Sumer faisait partie de ces lieux. C'était une société entièrement fondée sur les rapports de classe, avec des esclaves – il s'agissait le plus souvent de prisonniers de guerre, ou qui l'étaient devenus à la suite d'une dette ou d'un crime –, ainsi que des prêtres-rois (la religion jouait un rôle central) et des dynasties. Pendant au moins mille ans, elle a été prospère et a pris une ampleur sans précédent. Elle est arrivée au stade où plusieurs villes ont atteint jusqu'à 50 000 habitants.

Mais les guerres avec les territoires voisins ont interrompu d'importants projets de travaux publics, y compris d'entretien. Les plaines inondables étaient totalement irriguées, mais pour éviter l'accumulation de sel dans le sol, provenant des nappes phréatiques, la terre avait besoin d'un temps de repos. À mesure que la population augmentait de façon spectaculaire, ce repos est devenu impossible et la salinisation a forcé Sumer à abandonner la culture du blé, qui était alors sa source de nourriture la plus stable et la plus nutritive. En mille ans, les canaux se sont remplis de vase, les cultures ont dépéri, la nourriture s'est raréfiée et la population a diminué. La terre ne pouvant plus subvenir aux besoins de la population initiale, les villes ont simplement cessé d'être pourvoyeuses de travail. Tout comme Sumer est devenue célèbre pour avoir été l'une des premières civilisations avancées, elle est désormais connue comme le premier exemple de l'échec d'une société.

L'Égypte fut plus florissante sur le long terme. Dès 3000 av. J.-C., plusieurs villes composées de milliers d'habitants avaient été construites le long du Nil, et elles se sont unies pour leur bénéfice mutuel. Le fleuve apportait un approvisionnement fiable en eau et, grâce à sa crue annuelle, il enrichissait le sol. Une fois que l'irrigation et le drainage ont été maîtrisés, un surplus de nourriture était assuré presque à chaque saison, ce que l'on ne peut dire de beaucoup de lieux.

Il a fallu mille ans ou plus pour fonder un État égyptien assez fort pour contrôler le surplus et financer des projets de travaux publics de grande ampleur. Mais une fois consolidée, l'Égypte est devenue une nation d'une stabilité inégalée lorsqu'on la compare aux standards de n'importe quelle autre époque. Même si la plupart des gens cultivaient la terre, ils étaient peu nombreux à contrôler leur production, qui allait directement aux propriétaires terriens ou à l'État.

C'est l'excédent de production puis les impôts qui ont d'abord soutenu les projets de canaux de l'Égypte et ses immenses armées, ainsi que ses pyramides – qui ont figuré parmi les premiers travaux publics de grande envergure, dont le but principal était de glorifier la classe dirigeante.

D'autres cultures ont employé leurs surplus agricoles différemment. La première citerne d'eau publique et le premier système d'assainissement ont été construits dans les villes de Mohenjo-daro et de Harappa, situées sur les bords de l'Indus, dans le Pakistan actuel. La culture néolithique de Hongshan, du Nord-Est de la Chine, construisait des temples souterrains et fabriquait des objets de jade. Plus tard, les Mésoaméricains ont construit des pyramides et d'autres édifices presque aussi impressionnants que ceux d'Égypte, et les Chinois ont bâti la Grande Muraille.

Comme en Égypte, les régions de Chine dans lesquelles l'agriculture était la plus évoluée produisaient un excédent : les paysans, qui pratiquaient des cultures en rang, utilisaient le semoir (qui est venu bien plus tard) et la charrue, qui a sans doute été inventée de façon indépendante à peu près à la même époque en Égypte. Toutes ces techniques, avec la maîtrise des eaux, ont permis aux Chinois d'aménager et d'entretenir d'immenses bandes de terres agricoles de premier choix. Ils ont même été les premiers à créer le système symbiotique "riz, poisson, canard", où les animaux fertilisent les rizières et mangent les insectes nuisibles tout en broutant les matières végétales.

Le riz en soi a changé la donne, car il produit bien plus de calories par surface de terre que le blé et la plupart des autres céréales. Comme le riz et les autres végétaux nourrissaient la majorité de la population, les animaux étaient principalement réservés au labeur et parfois à la production de produits laitiers.

Ce système dépendant des végétaux était plus stable que la culture de plantes destinées aux animaux ; c'était également préférable au fait de compter sur la viande pour nourrir les populations. Et cela s'est avéré déterminant pour une grande partie de ce qui s'est passé au cours du millénaire qui a suivi. Ceux qui ont adopté la culture du riz avaient tendance à être végétariens ou presque, et ils sont devenus une population bien plus importante que ceux qui cultivaient le blé et élevaient les animaux principalement pour leur viande.

Dans l'ensemble, comme le décrit Franklin Hiram King dans *Farmers of Forty Centuries*[1], l'Asie a développé une "agriculture durable" qui était "forte, patiente, persévérante et réfléchie". Ces germes de l'agriculture durable ont été plantés en Asie il y a plus de trois mille ans et ils étaient encore appliqués il y a peu.

Ce type d'agriculture est également devenu plus sophistiqué et plus performant au fil des siècles, grâce à une meilleure irrigation, et à des aménagements en terrasses et d'autres techniques plus élaborées, ainsi qu'à une plus grande distribution de variétés de riz (vietnamiennes à l'origine). Celles-ci étaient résistantes à la sécheresse et à maturation rapide, ce qui permettait deux à trois récoltes par an dans certaines régions. Deux à trois fois plus de nourriture était ainsi produite chaque

---

1. Que l'on pourrait traduire par *Fermiers depuis quarante siècles*. Non traduit en français. *(N.d.T.)*

année. (Certaines régions de Chine et d'Inde dépendaient également du millet, qui est tout aussi productif, durable et nourrissant.)

Les nouveaux systèmes d'irrigation, les améliorations constantes des cultures ayant déjà un haut rendement, l'innovation dans la fabrication des outils (certains grâce aux premières productions de bronze et même aux productions de fer à haute température) et les moulins à eau ont fait de l'Asie la région agricole la plus productive au monde jusqu'à une période tardive de l'ère chrétienne – en fait, jusqu'à l'arrivée des Européens.

Même si elle a eu lieu un peu plus tard, l'agriculture moderne et durable s'est également développée dans les Amériques, et cet héritage est encore visible.

Certaines régions des Amériques, et notamment le Nord-Ouest du Pacifique, connaissaient une telle abondance naturelle que des sociétés complexes se sont entièrement développées sans aucune agriculture. Les habitants sont restés des chasseurs-cueilleurs et la densité démographique a atteint de tels sommets que la stratification sociale s'est développée.

Mais dans la partie le plus densément peuplée de l'hémisphère, la Mésoamérique – qui inclut le Sud du Mexique, l'Amérique centrale et le Nord de l'Amérique du Sud actuels –, un nouveau type d'agriculture est né. La Mésoamérique n'était pas aussi fertile que la vallée du Nil et que certains des premiers centres de la civilisation ou des prairies, qui produisaient naturellement des céréales telles que le blé, créant une sorte de quasi-monoculture.

Dans les Amériques, la forêt tropicale humide apportait un autre type de structure, avec une variété de plantes occupant différentes niches écologiques dans la canopée. Les cultivateurs ont imité cette structure, en défrichant certaines parties de la forêt pour planter des denrées comestibles. Certains ont appelé leurs fermes "milpa" – ce qui, dans la langue aztèque, signifie "champ" – et se sont appuyés sur l'agriculture sur brûlis, avec une mise en culture sur quatre à cinq années consécutives, suivie d'une mise en jachère de quinze ans ou plus, le temps que les sols se régénèrent.

Comme d'autres régions du monde, les Amériques bénéficiaient d'une dizaine de plantes endémiques, que nous considérons désormais comme allant de soi. Deux d'entre elles ont changé le cours de l'histoire. Tandis que les peuples des Andes créaient des milliers de variétés de pommes de terre, vers 5000 av. J.-C., les Mayas ont commencé la culture sélective d'une petite tige appelée "téosinte", pour la transformer en une plante très nutritive, facile à cultiver et à récolter.

Cette plante était le maïs, et après un travail de sélection, elle est devenue extrêmement productive. En définitive, dans des conditions favorables, on pouvait même produire du maïs deux fois par an sur la même terre.

C'est presque la culture idéale, mais c'est loin d'être l'aliment idéal, car le maïs doit subir une transformation pour maximiser ses qualités nutritionnelles. Ce processus de transformation a été créé entre 2000 et 1000 av. J.-C., lorsque le maïs a commencé à être traité avec des cendres ou de la chaux éteinte (une solution de chaux vive et d'eau, qui produit de l'hydroxyde de calcium). Bien plus tard, des analyses ont montré que le produit de la nixtamalisation (les grains de maïs trempés et cuits dans la chaux éteinte) possède davantage de niacine biodisponible et un meilleur mélange d'acides aminés, qui sont les éléments constitutifs des protéines.

Vous avez mangé cette forme de maïs dans des tortillas ou des *tamales* (notez la similitude entre *tamal* et "nixtamalisation") et vous vous êtes peut-être demandé pourquoi leur goût est plus intense et agréable que celui des produits à base de maïs simple. C'est l'effet de la nixtamalisation.

Mais même le maïs ayant subi cette transformation n'apporte pas assez de protéines à lui seul. Alors, la milpa est devenue un mode de culture célèbre. Également appelée "les Trois Sœurs", elle associe la courge et le haricot grimpant au maïs. Elle fut si prolifique qu'elle s'est propagée au nord comme au sud, et qu'elle reste une pratique essentielle à l'heure actuelle.

Pour ceux qui associent l'agriculture à des champs de céréales dorées, la milpa ne paie pas de mine. En fait, la première fois que j'en ai vu une, je me suis demandé où était la ferme, car je me tenais au beau milieu de ce qui ressemblait à une forêt. Mais j'étais entouré de plants très productifs. Et c'est un point commun partagé par de nombreuses méthodes agricoles qui ont continué de nourrir la majeure partie de la population mondiale. Elles ne sont pas aussi impressionnantes que l'agriculture industrielle, mais elles sont moins perturbatrices et destructrices, et conçues pour être durables.

Dans la milpa, le maïs est planté en premier, suivi par les haricots et les courges. Le maïs permet aux haricots grimpants de pousser librement, mais sans tuteur – les tiges de maïs jouant ce rôle. Les microorganismes vivant sur les racines des haricots fixent l'azote, qui restaure une partie des nutriments de la terre. Et les grandes feuilles de la courge, dont les graines sont une source de protéines majeure, procurent de l'ombre, atténuant ainsi la température de la terre et aidant à conserver son hydratation.

La technique est simple, mais la qualifier de "primitive" équivaut à considérer l'utilisation d'une vache pour son lait, sa viande et sa peau comme "primitive". Il s'agit d'une pratique ancestrale, mais elle fonctionne toujours, ainsi le terme "ancienne" semble donc plus approprié. Laisser la terre au repos, lui permettant ainsi de se régénérer, est un système durable parfait, en harmonie interne (les Trois Sœurs cohabitent très bien) et externe, apportant nourriture à ceux qui la cultivent, tout en coexistant avec la forêt environnante.

La milpa a nourri de grandes civilisations pendant des milliers d'années, à une époque où la Mésoamérique était aussi densément peuplée et évoluée que l'Eurasie, en agriculture comme en architecture, en mathématiques et en astronomie. En fait, c'est l'une des seules civilisations, avec l'Égypte, la Chine et Sumer, à avoir inventé l'écriture. Les Mésoaméricains ont suffisamment prospéré pour lancer des travaux publics de la même envergure que ceux d'Égypte, y compris des pyramides, dont beaucoup ont subsisté.

Mais pour les Mayas et les autres sociétés mésoaméricaines, à mesure que la population a augmenté, les terres tropicales très minces ont cédé. Sans animaux domestiques pour leur apporter de l'engrais, les fermiers ont dû se résoudre à cultiver des terres plus érodables. Et, selon David Montgomery, "l'érosion des sols a culminé peu avant le délitement de la civilisation maya, vers 900 apr. J.-C., lorsque les excédents alimentaires qui soutenaient la hiérarchie sociale ont disparu". La chronique de fossiles montre un déclin de la population dû à l'augmentation de la mortalité infantile, qui semble consécutive à la pénurie alimentaire. (La majeure partie des archives historiques ont été détruites lors de l'invasion espagnole et du génocide qui a suivi.)

En s'effondrant, la civilisation maya a suivi le modèle établi par les Sumériens et les sociétés agricoles ultérieures. Dans le monde entier, à travers les âges, des populations de plus en plus importantes ont demandé à la terre d'être plus productive. Lorsque cela n'était pas possible, comme souvent, il a fallu trouver de nouvelles terres. Cela signifiait en général mobiliser des armées, qui à leur tour avaient besoin d'être nourries. Et ce schéma s'est poursuivi, avec des outils et des techniques innovants, et la capacité à conquérir autrui qui s'est développée plus rapidement que la faculté de cultiver des valeurs partagées.

À partir de 4000 av. J.-C. environ, l'étain et le cuivre étaient extraits de leur minerai pour réaliser des alliages destinés à produire du bronze, un matériau malléable qui permettait de fabriquer de meilleurs outils, des armes, des ornements, des lampes et des ustensiles de cuisine. Avec les métaux qui ont été créés par la suite, tels que le fer et l'acier, le bronze a progressivement modifié l'agriculture, la guerre, la cuisson des aliments, et plus encore.

Comme il n'était pas aisé de se procurer certains de ces métaux – l'étain, par exemple, est particulièrement difficile à trouver –, le troc s'est développé. Et ce troc ne concernait pas seulement les métaux mais aussi le sel, le bois, les pierres précieuses et le brai (ou goudron, employé pour les torches et pour imperméabiliser les vaisseaux qui naviguaient en mer et transportaient des liquides). Et, par la suite, le vin, les épices et les textiles ont à leur tour encouragé la construction des routes, des roues, des attelages pour les animaux et des bateaux à voiles ou à rames.

L'exploitation de la terre – l'extraction minière, le défrichement, le bêchage, les plantations, les récoltes, et ainsi de suite – est devenue de plus en plus productive. La croissance démographique était encore lente comparée au rythme actuel. (Il a fallu environ mille ans pour que la population de la planète double, passant de 50 à 100 millions, et sans doute mille ans supplémentaires pour atteindre près de 300 millions, à l'époque du Christ.) Cela signifiait que le besoin de nourriture augmentait lui aussi. De nouvelles terres ont été mises en exploitation, dès que cela était possible, soit en colonisant de nouveaux territoires, soit par la déforestation. "L'érosion a décuplé", écrivit Montgomery.

Parmi les inventions les plus importantes de cette ère, il y eut la charrue. Ses origines précises sont incertaines, mais elle existait certainement bien avant l'ère chrétienne et elle est sans doute née en Chine, avant d'être employée dans la région de Sumer et en Égypte. Grâce à sa capacité à creuser de longs sillons droits, la charrue a encouragé la monoculture, la plantation d'une seule culture sur des zones étendues. Son essor a eu une telle importance que le grand historien Fernand Braudel a demandé : "Devrait-on qualifier l'arrivée de la charrue de révolution ?"

Son raisonnement, et celui de quelques autres, est le suivant : jusqu'à ce moment-là, les femmes cueilleuses avaient une relation plus étroite avec la générosité de la terre et de la mer que les hommes chasseurs. Elles fournissaient sans doute aussi davantage de calories, car il y a fort à parier que les femmes furent les premières à récolter des semences et à faire des plantations. Elles furent aussi probablement les premières chasseuses de petit gibier et, si elles n'ont pas été les premières à élever des animaux, elles ont joué un rôle important dans leur domestication. Elles ont peut-être également créé les premiers outils agricoles et les premières techniques de plantation. De plus, des preuves indiquent que, dans certaines régions, surtout aux Amériques, les femmes furent les premières à contrôler l'utilisation des sols.

Il y a certainement eu une division du travail entre hommes et femmes, mais jusqu'à la création de la charrue, celle-ci n'était pas définie par la domination ou l'asservissement. D'après un grand nombre d'universitaires ayant écrit au cours des cinquante dernières années, il semble probable que les rôles aient basculé vers le patriarcat au moment où la charrue et d'autres équipements lourds nécessitant une forte musculature ont été introduits dans l'agriculture.

Manier une charrue signifie entraîner une lame dans la terre. Il s'agit d'un travail difficile, même avec l'aide d'un animal de trait. L'économiste Ester Boserup fut l'une des premières à avancer que l'évolution des techniques agraires découlait principalement de la croissance démographique. Dans les années 1960 et 1970, ses recherches ont montré que la force de la partie supérieure du corps de la plupart des hommes leur conférait la puissance nécessaire pour manier une charrue, ce qui est devenu un réel avantage. Le labour a également facilité les plantations, diminué le désherbage, des travaux qui, jusque-là, incombaient principalement aux femmes. Peu à peu, les hommes ont passé davantage de temps à l'extérieur et les femmes à l'intérieur.

À mesure que les hommes ont pris le contrôle, les idéologies ont changé. "La Révolution néolithique a placé les sociétés sur la voie sur laquelle les normes et les croyances patriarcales ont été adoptées", écrit Casper Worm Hansen dans "Modern Gender Roles and Agricultural History[1]", l'un des travaux les plus récents sur le sujet.

1. Que l'on pourrait traduire par "Rôles de genre modernes et histoire de l'agriculture". *(N.d.T.)*

Ces nouvelles normes d'inégalité ont accompagné une construction mentale où les genres sont de plus en plus codifiés. Traditionnellement, ils étaient considérés comme "partie intégrante de la nature humaine", "prédéterminés" ou "innés", et c'est encore souvent le cas. Bien sûr, il n'en est rien, il s'agit plutôt de la conséquence d'un changement de grande ampleur, transcendant la politique, la philosophie et la religion. Cette notion est devenue omniprésente dans un monde où régnait la loi de l'offre et de la demande.

Rien de tout cela ne peut être réellement irréfutable, mais c'est néanmoins convaincant. Quoi qu'il en soit, dans toutes les cultures où la force physique est devenue primordiale, la division du travail que l'on connaît bien a émergé : les hommes travaillaient dans les champs tandis que les femmes restaient à l'intérieur. Ensuite, le travail des hommes a pris une importance disproportionnée d'un point de vue économique, et nous en voyons encore les effets aujourd'hui.

Nous considérons les rives du versant sud de la Méditerranée, en particulier en France, Italie et Grèce, comme idylliques. Nous les associons aux montagnes escarpées, aux magnifiques plages et aux vagues qui s'écrasent sur les rochers, au soleil éclatant et à l'alimentation simple arrosée d'un filet d'huile d'olive et d'herbes, accompagnée d'un vin charpenté. C'est l'un des berceaux de l'alimentation saine et, comme Hésiode, un contemporain d'Homère, l'a clairement établi en 700 av. J.-C., et cela dure depuis trois mille ans :

> Repose-toi à l'ombre des rochers, bois du vin de Biblos, choisis pour ton repas des gâteaux de fromage, et le lait des chèvres qui ne nourrissent plus, la chair d'une génisse qui n'a pas encore été mère et ne broute que les feuilles des bois, ou la chair des chevreaux nouveau-nés. Savoure un vin noir et demeure assis sous l'ombrage…

Pourtant, certaines parties de "la Méditerranée" ont eu besoin de plus de nourriture que la terre ne pouvait en produire. Si vous êtes comme l'Égypte qui, grâce au Nil, est un lieu de fertilité et d'abondance, vous pouvez être plus ou moins autosuffisant.

Mais pour ce qui est de la Grèce ou de l'Italie, leurs terres n'ont jamais été faciles à cultiver. Leurs montagnes plongent à pic dans la mer, rendant souvent le transport en bateau presque indispensable, même si la côte rocheuse est difficile à naviguer. Les terrains en pente laissent peu de place aux sols plats propices aux cultures, et ceux-ci sont souvent inondés – la couche arable étant emportée au gré de l'eau qui se déverse des montagnes pendant les pluies printanières et la fonte des neiges. Ces torrents sont en général peu utiles du point de vue de l'irrigation car les plantations du printemps sont fragiles. Et la saison des pluies suivante, en général au milieu de l'automne, peut être trop tardive ; les cultures ayant déjà été récoltées ou étant asséchées – et perdues. Entre les périodes de pluie, la saison est chaude et sèche et c'est le moment où les cultivateurs sont dans les champs. Hésiode, le premier historien fiable de l'agriculture grecque, recommandait aux fermiers de travailler nus : "Sois toujours nu quand tu sèmes, nu quand tu laboures et nu quand tu moissonnes."

Les bonnes années pouvaient apporter un surplus aux agriculteurs, mais personne ne pouvait s'attendre uniquement à de bonnes années. Et les mauvaises années, qui étaient fréquentes, apportaient des récoltes décevantes, un revenu réduit et parfois la famine. Alors qu'il y eut des périodes où il y avait suffisamment d'orge et même de blé, plus difficile à cultiver, à d'autres époques la farine était faite à partir de glands.

La terre n'était simplement pas assez productive pour nourrir des populations urbaines de plus en plus importantes. Au risque de paraître simpliste, cette pression pour répondre à un besoin croissant de nourriture est sans doute le fondement de l'impérialisme et de la colonisation. Pour engendrer un excédent et de la richesse dans cette région, il a fallu créer un empire, qui s'est étendu aux terres avoisinantes, où les cultures étaient plus fiables et productives.

Ainsi, vers 600 av. J.-C., les Grecs ont d'abord colonisé les zones proches, puis plus lointaines. Ils allèrent jusqu'à la mer Noire à l'est, l'Égypte au sud et la Catalogne à plus de 1 000 kilomètres à l'ouest, des endroits où l'orge, le blé, les olives et le raisin poussaient mieux et où les chèvres et les moutons pouvaient brouter des pâturages plus verts. Par conséquent, les cultures marchandes se sont développées, et il y eut davantage de surplus à mesure que les bateaux rapportaient des céréales, du raisin, des olives et du vin bon marché.

Avec la presque sainte trinité du blé, des olives et du raisin qui s'est établie dans l'ensemble de la Méditerranée et en Europe occidentale, les Romains ont eux aussi revendiqué des cultures dans une zone se mesurant en millions de miles carrés. Ils ont également importé – et planté à grande échelle – des fruits et légumes exotiques du Proche-Orient et d'Extrême-Orient : abricots, cerises, pêches, coings, amandes, noix, châtaignes et bien plus encore.

La productivité romaine s'est également bâtie grâce à l'existence d'une "propriété" particulière : les esclaves. Ils servaient dans des conditions intolérables et souvent fatales, forcés de travailler en étant enchaînés et de jouer le rôle de gladiateurs. Il est possible qu'aucun esclave de l'histoire précolombienne n'ait été traité plus mal qu'à Rome, et ce n'est sans doute pas une coïncidence si Rome figure parmi les civilisations les plus riches de l'histoire. La main-d'œuvre "gratuite" y est certainement pour quelque chose.

Comme partout ailleurs, la majorité des individus sous domination romaine étaient des fermiers, et pour l'essentiel, les autres participaient au transport, au troc, à l'achat et à la vente de nourriture. Tant que l'empire a perduré, presque tout le monde a mangé du pain chaque jour, fait à base de blé importé d'Afrique du Nord. Mais cette terre riche fut elle aussi victime de la prédiction de Walter Clay Lowdermilk, la terre ayant été exploitée jusqu'à l'échec de l'agriculture. La déforestation, le surpâturage et l'absence de mise en jachère ont entraîné une baisse de la production et même la désertification. Pour en avoir la preuve, il suffit d'observer le désert égyptien.

La chute de l'Empire romain est généralement présentée comme un échec militaire, celui des guerres civiles qui n'en finissent pas et des attaques de barbares. Cependant, le rôle joué par la nourriture est moins connu. La chute de Rome était en partie la conséquence de pénuries alimentaires, car les sols des terres lointaines consacrées à la monoculture "permanente" du blé étaient appauvris. Et les terres situées sur le territoire donnaient la priorité aux produits exportés tels que les olives et le raisin. Jusqu'à la chute, les techniques agricoles rivalisaient avec celles de Chine. Mais il allait se passer mille ans avant que n'importe quelle partie de l'Europe puisse retrouver ce niveau de productivité.

3.

LA MONDIALISATION DE L'AGRICULTURE

Le Moyen Âge – qui s'étend de la fin du Vᵉ siècle à la fin du XVᵉ siècle – est souvent appelé "l'âge des ténèbres". C'est une expression trompeuse, car la civilisation était toujours florissante en Orient. Mais en ce qui concerne l'Europe en proie aux maladies, cette formule n'était pas totalement inexacte. La lecture et l'écriture du grec et du latin avaient presque disparu, et la science inventée par ces civilisations avait été oubliée.

À partir de 1300, presque la moitié de la population mondiale vivait en Chine et en Inde. Cependant, la majorité des innovations de l'époque gréco-romaine – agricoles, scientifiques, mathématiques et industrielles – avaient été inventées en Asie. Les Chinois ont conçu le papier, la poudre et le compas. Leurs bateaux avaient navigué jusqu'en Afrique du Sud (un voyage bien plus long que celui qui fut entrepris par les Espagnols pour atteindre les Caraïbes), tandis que la Chine exportait des épices et de la soie en Europe depuis plusieurs siècles. Pendant ce temps, en Occident, le monde islamique progressait si vite dans le domaine de l'agriculture que certains historiens ont qualifié cette période de "révolution agricole musulmane" (ou arabe).

À force d'expérimentations, d'archivage de données, d'études et d'innovations, la Chine fit des progrès constants en agriculture. Certaines cultures étaient plantées loin de leur région d'origine : les cannes à sucre provenaient d'Inde et les agrumes de Chine. Le millet et le riz étaient abondamment cultivés et les fermiers créaient de nouvelles variétés de semences, dont beaucoup étaient plus productives et résistantes à la sécheresse, aux maladies et aux insectes nuisibles. Des calendriers précis permirent une meilleure planification, la rotation des cultures fut améliorée et les techniques d'irrigation progressèrent, ou du moins furent redécouvertes.

Le niveau auquel les musulmans ont élevé l'agriculture fait encore l'objet de débats parmi les historiens : certains le trouvent révolutionnaire et d'autres estiment qu'il s'agit d'une simple récupération, affirmant que les nations musulmanes ont simplement redécouvert des techniques maîtrisées par les Romains et perdues après leur chute. Il est vrai que les musulmans ont commencé cette période de développement en réparant le système romain d'approvisionnement en eau qui avait été laissé à l'abandon pendant plusieurs siècles, avant de l'améliorer. Ce qui semble incontestable, c'est que ces progrès, qui incluaient une foule de nouvelles cultures, sont parvenus jusqu'en Europe *via* la conquête musulmane de la péninsule Ibérique et, par la suite, avec les croisades.

Le commerce entre la Chine, l'Inde et l'Asie occidentale était devenu courant et les routes commerciales entre la Méditerranée et l'Asie orientale permettaient un échange de biens, de cultures et, de plus en plus, de découvertes scientifiques, qui avaient peu évolué en Europe depuis Aristote et Ptolémée.

Dans le reste du monde, les choses ne restèrent pas non plus au point mort. Dans l'hémisphère occidental, on construisait également des barrages, des aqueducs et des canaux (dont certains existent toujours aujourd'hui). La propriété terrienne, la fabrication d'outils, la tenue des registres, les expérimentations méthodiques, l'entretien permanent des sols et l'hybridation des cultures, comme des animaux, étaient très répandus.

Il y eut moins de progrès en Europe, où le féodalisme donnait la priorité aux besoins et désirs des seigneurs, au détriment de la survie des serfs et des paysans, créant ainsi une disparité extrême au niveau de la nourriture et de l'agriculture. Avec l'augmentation de la population, les cultures plus primitives ont rendu la faim inévitable et la famine était courante. Fernand Braudel, dans son texte *Les Structures du quotidien*, qui est à la fois agréable à lire et respecté du monde universitaire (une association plutôt rare), estime que la France, "un pays privilégié… a connu 10 famines générales au cours du xe siècle et 26 au xie siècle". Soit une tous les quatre ans.

"N'importe quel mode de calcul montre une histoire triste, écrit-il. Des siècles durant, la famine revient avec une telle insistance qu'elle s'incorpore au régime biologique des hommes, elle est une structure de leur vie quotidienne." À des intervalles terriblement courts, des populations entières ont souffert de carences en vitamines, de maladies, qui les ont souvent conduits à la mort.

Des chroniques des souffrances du Moyen Âge tardif décrivent des régimes alimentaires incluant tout et n'importe quoi, des plantes sauvages à la boue, l'herbe et, occasionnellement, d'autres êtres humains. Dans *Before the Industrial Revolution*[1], l'auteur Carlo M. Cipolla écrit que la plupart des citadins européens dépensaient presque la totalité de leur budget pour la seule alimentation. Même "l'achat d'un vêtement ou d'un tissu destiné à la confection d'un vêtement restait un luxe que les gens du peuple ne pouvaient se permettre que quelques fois dans leur vie", écrivait-il.

Beaucoup de ces problèmes provenaient du retard de systèmes sociaux et agricoles. Comme Raj Patel et Jason W. Moore l'écrivent dans *Comment notre monde est devenu cheap. Une histoire inquiète de l'humanité* : "Une transition [du féodalisme] vers différentes façons de travailler la terre, offrant aux paysans plus d'autonomie et plus de pouvoir de décision sur les cultures, aurait permis à l'Europe médiévale de nourrir jusqu'à trois fois plus d'individus."

Cette transition n'a pas eu lieu. Pourtant, en dépit des pénuries alimentaires endémiques et de leurs terribles conséquences, l'Europe occidentale n'allait pas tarder à apparaître comme une superpuissance mondiale. Son ascension vers la domination du monde allait façonner à tout jamais l'existence humaine et sa relation à la nourriture.

La population européenne, qui avait décliné et s'élevait à environ 30 millions d'individus, avait de nouveau atteint le seuil de 60 millions d'habitants dès le XIe siècle, soit presque l'équivalent de ce qu'elle était à l'apogée de Rome.

Il y avait du changement dans l'air. Le climat s'était réchauffé, le contact entre les centres urbains devenait plus courant. De plus en plus, l'argent remplaçait les biens comme moyen d'échange et les marchands recherchaient de nouveaux marchés. L'Europe apparaissait comme une puissance mondiale de premier plan.

Les croisades des XIIe et XIIIe siècles représentèrent un tournant, et même si on aborde rarement l'effet qu'elles ont eu sur l'alimentation, cette relation ne peut être ignorée. Les croisés étaient des pillards, des fanatiques religieux, des spiritualistes, des idéalistes, des romantiques et des pécheurs cherchant la rédemption. Il s'agissait de nomades sans emploi, d'aristocrates, de fermiers ayant fait faillite et de militaristes, d'amateurs de sensations fortes, de seconds fils déshérités, d'impérialistes

---

1. Que l'on peut traduire par *Avant la révolution industrielle*. Non traduit en français. *(N.d.T.)*

et d'individus avides de pouvoir, de violeurs et de meurtriers, de brigands, d'antisémites et d'anti-islamistes.

Leur point commun était l'opportunisme. Pour de nombreux croisés, la "récompense" pour leurs services était la mort et (en théorie) le salut. Mais d'autres sont devenus des marchands d'épices, de sucre et de "nouveaux" aliments tels que le riz, le café, les fruits, et d'autres produits, ainsi que des tissus, des outils et des objets d'artisanat. Ces nouveaux articles marquèrent la fondation du monde de l'exploration, du commerce, de la colonisation et de l'exploitation qui était sur le point d'exploser.

Mais la diffusion des richesses fut ralentie par la peste, qui arriva en Sicile en 1347 sur des navires venus d'Orient – la conséquence directe de l'essor du commerce international ayant succédé aux croisades. La peste noire a tué au moins 20 millions d'individus, créé une rupture au sein de la population européenne, ouvrant ainsi la voie du changement.

Après que la population européenne a été réduite d'environ un tiers (de moitié, selon certains universitaires), la nourriture était relativement abondante. Mais la noblesse survivante, dont les revenus dépendaient d'une immense population paysanne (et, bien sûr, de la main-d'œuvre), s'est soudainement retrouvée à court d'argent.

Comme il y avait moins de paysans pour payer loyers et impôts, les propriétaires se sont tournés vers le commerce pour assurer leur principale source de revenus. Cela a créé une pression accrue pour optimiser le rendement des terres et avoir un maximum de récoltes à échanger. Si nourrir les gens qui travaillent la terre fut jamais une priorité, celle-ci avait presque disparu et la classe dirigeante avait accéléré le processus visant à clôturer les champs, rendant les terres communales privées.

L'enclosure a mis un terme aux arrangements féodaux traditionnels, qui garantissaient aux paysans de pouvoir rester sur leur terre, quel que soit son rendement, leur permettant presque toujours de disposer d'une superficie pour leur propre usage.

Avec la fermeture des terrains communaux, leur moyen de subsistance est devenu dépendant du profit généré par leurs cultures ou, de plus en plus, par leur troupeau. De toute façon, la valeur de ce qu'ils produisaient était souvent déterminée par un marché éloigné et des conditions toujours changeantes. Les propriétaires terriens prospéraient sans doute, mais la nouvelle économie où tout se monnayait n'était pas en faveur de la plupart des paysans ou de ceux qui cherchaient à se nourrir. Quant à ceux qui n'étaient pas en mesure de produire leur propre alimentation, ils risquaient toujours de mourir de faim.

Les animaux, qui apportaient viande, laine, lait, fourrure, suif, labeur, engrais et plus encore, devinrent une importante source de richesse. Par conséquent, les pâturages sont devenus un investissement plus fiable que les terres arables. En Angleterre, "des villages entiers ont été décimés pour libérer des prairies où les troupeaux pouvaient paître", écrit l'historien du milieu du XXe siècle Slicher van Bath.

Mais les animaux servaient à nourrir les riches, et non les paysans qui les élevaient. Ainsi, ces derniers avaient de moins en moins de possibilités de cultiver leur propre nourriture. Cela allait avoir des conséquences désastreuses pendant des siècles.

À mesure que les terres étaient transformées en pâturages, les sols autrefois utilisés pour les cultures devenaient non seulement plus rares, mais également plus pauvres et moins fertiles. La monoculture constante, en particulier de blé, indique Fernand Braudel, "consume la terre et la force à un repos régulier". Pourtant, elle n'était pas mise en jachère ni enrichie, ce qui était plus ou moins la garantie que, chaque année, la récolte serait moins bonne que la précédente.

Les paysans perdaient de la terre au profit d'animaux qu'ils ne pouvaient manger et travaillaient un sol de moins en moins productif. Pourtant, ils étaient de plus en plus nombreux. Comment étaient-ils supposés survivre ?

Sans aucune solution en vue, l'Europe a commencé à porter son regard au-delà de ses frontières.

À partir du XIVe siècle et surtout du XVe siècle, la richesse et le capital sont apparus en un sens plus moderne, faisant augmenter la pression pour prospérer et emprunter, donnant lieu à une énorme compétition pour monopoliser les routes commerciales. La guerre et la conquête sont devenues monnaie courante tandis que les monarchies étaient contraintes d'élargir leurs horizons, en quête de nouvelles sources de financement – tout d'abord sous la forme d'or, de bijoux, de textiles (en particulier la soie) et de porcelaine. Mais de tous ces articles de luxe, le plus déterminant s'est avéré être quelque chose que nous considérons désormais comme acquis : les épices.

Les riches Européens étaient obsédés par les épices. Le poivre, la muscade, la cannelle, les clous de girofle et le sucre – qui était à l'origine considéré comme une sorte d'épice, et même comme un remède – donnaient un goût différent et parfois extraordinaire aux aliments. Les épices étaient également employées dans les remèdes parfumés et dans de nombreux parfums, qui étaient importants pour masquer les odeurs omniprésentes de détritus et de mort.

La plupart de ces denrées arrivaient en Europe par la route de la Soie, qui s'étendait jusqu'à la Chine, l'Asie du Sud-Est et même l'Indonésie. Même si elle portait le nom de route, une grande partie de celle-ci était maritime et sa partie la plus lointaine était inconnue de presque tous les Européens ; le commerce étant le domaine des intermédiaires d'Afrique du Nord et du Moyen-Orient. Cela était frustrant pour les hommes d'affaires européens et maintenait des prix élevés.

En 1453, lorsque Constantinople tomba aux mains des Ottomans, qui fermèrent toutes les routes commerciales, excepté celle qui reliait Alexandrie à Venise, les marchandises devinrent si chères que même l'aristocratie n'avait plus les moyens de les acheter. Si l'on voulait des produits exotiques d'Asie, il fallait créer de nouvelles routes commerciales.

Il s'agissait d'une opportunité, que saisirent des monarques tels que Ferdinand d'Aragon et Isabelle de Castille, dont le mariage a rendu l'Espagne assez unifiée pour pouvoir expulser les Maures du Sud de la péninsule Ibérique. Pour ce couple de monarques, la richesse et la gloire étaient des priorités. Désireux de trouver leur propre route pour le commerce des épices – et cherchant manifestement l'expansion du christianisme, même si ce n'était pas uniquement une logique opportuniste –, Ferdinand d'Aragon et Isabelle de Castille étaient prêts à financer l'exploration.

Et l'exploration était exactement l'objectif annoncé aux monarques par le Génois Christophe Colomb pour les convaincre de financer son voyage, dont le but était l'Inde, mais dont l'aboutissement serait bientôt appelé les Amériques. S'il n'avait pas "découvert" l'Amérique, un autre Européen l'aurait fait à plus ou moins brève échéance. Le nom aurait été différent, mais cela n'aurait sans doute pas changé grand-chose.

Quelques années plus tard, le Portugais Vasco de Gama réussit là où Christophe Colomb avait échoué : en passant par le cap de Bonne-Espérance, il fit le premier voyage connu d'Europe en Inde, directement par la mer. En débarquant à Calicut (dans le Kerala), ses hommes s'écrièrent : "Pour le Christ et les épices." Le colonialisme, l'impérialisme, le capitalisme et le reste ont commencé à cet instant précis.

Tandis que Christophe Colomb n'a sans doute pas rempli ses promesses, ses successeurs l'ont fait en exploitant la terre et son peuple. Par conséquent, deux "produits" qui étaient étroitement liés – le sucre et les esclaves – ont devancé tous les autres dans la course pour satisfaire la quête de richesse de l'Europe.

La première preuve de l'existence de la canne à sucre date d'environ dix mille ans, en Nouvelle-Guinée. La canne à sucre arriva en Asie deux mille ans plus tard, et on pense que le processus consistant à la transformer pour en faire du sucre raffiné trouverait son origine en Inde, avant l'époque du Christ. Les Européens ont découvert la production de sucre au Moyen-Orient et en Afrique du Nord pendant les croisades.

Le sucre et l'esclavage furent peut-être liés dès le XIVᵉ siècle, d'après J. H. Galloway qui écrit dans *The Sugar Cane Industry : An Historical Geography from Its Origins to 1914*[1] que la main-d'œuvre en Crète et à Chypre, deux des premières îles européennes à produire du sucre, "était devenue une denrée rare en raison des ravages de la guerre et de la peste ; pour répondre à cette pénurie, on a eu de plus en plus recours au travail des esclaves".

La canne à sucre doit être coupée lorsqu'elle est mûre et immédiatement transformée, pour éviter qu'elle pourrisse. La transformation était donc toujours locale. Il s'agit d'un travail compliqué, rébarbatif et, de l'avis général, très pénible, commençant par la récolte et la mouture, suivi d'une série de techniques d'évaporation et de cristallisation.

Il faut une main-d'œuvre parfaitement coordonnée (et beaucoup d'eau – plus de mille litres par livre de sucre). Cela explique pourquoi certains universitaires ont considéré le processus de fabrication du sucre comme le début de l'industrialisation.

Et comme le sucre de canne appauvrit rapidement les sols, il y avait un besoin constant de nouvelles terres. Ainsi, la production de sucre s'est progressivement déplacée vers l'ouest de la Méditerranée, en commençant par l'Espagne, puis l'île portugaise de Madère, dans l'océan Atlantique.

Madère est souvent considérée comme la première victime de la prétendue époque des grandes découvertes. Elle a subi des déforestations pour son bois (*madeira* signifie "bois" en portugais), puis on y a planté

1. Que l'on peut traduire par *L'Industrie du sucre de canne. Une géographie historique de ses origines à 1914*. Non traduit à ce jour. *(N.d.T.)*

du blé, avant qu'elle devienne, au XVe siècle, le premier producteur de sucre mondial. Les Canaries et l'île de São Tomé, une minuscule île au large de la côte africaine, inhabitée jusque-là, ont suivi le même modèle peu après.

Lorsque, marchant sur les pas de Christophe Colomb, les Espagnols et les Portugais ont découvert par hasard et conquis les Caraïbes, ils ont apporté avec eux la production de sucre et l'esclavage. Et lorsque les Européens ont importé le sucre de l'autre côté de l'Atlantique, ils ont également organisé le commerce des esclaves. Les travailleurs indigènes succombaient aux maladies et aux mauvais traitements et les Européens refusaient de les remplacer. À partir du XVIe siècle, ils kidnappaient des individus d'Afrique de l'Ouest pour faire le travail à leur place.

C'est ainsi qu'a commencé le célèbre commerce triangulaire qui a traité les êtres humains comme des machines agricoles. Les outils et les approvisionnements provenant du pays d'origine – essentiellement la Grande-Bretagne, qui, à ce stade, avait semi-colonisé le Portugal – étaient envoyés à la fois en Afrique et dans les colonies. On achetait des êtres humains, soit on en faisait commerce, soit ils étaient purement et simplement kidnappés en Afrique, puis transportés dans les colonies toujours plus nombreuses, de l'autre côté de l'Atlantique. Le sucre et la mélasse, un sous-produit de la production de sucre employé pour la fabrication du rhum, étaient transportés par bateau des Amériques jusqu'en Europe. Et le cycle s'est ainsi poursuivi.

Il est sans doute un peu exagéré de dire que le sucre était l'unique raison de l'existence de l'esclavage – le principal facteur étant l'argent lié au sucre, bien sûr. Et aucun autre produit alimentaire n'a connu un essor aussi dynamique et universel. Aucun non plus n'a suscité autant d'échanges commerciaux, y compris l'effroyable traite des êtres humains, dont l'offre et la demande étaient en aussi parfaite adéquation. Quelle que soit la quantité de sucre produite, elle était aussitôt acheminée par bateau, puis vendue.

Le café, le thé, comme le tabac – qui sont tous des produits de luxe – n'ont pas connu le même essor que le sucre au fil des siècles. En 1700, en Angleterre, la consommation annuelle par personne était d'un peu plus de 2 kilos. À partir de 1800, elle atteignait environ 10 kilos et, en 1900, presque 45 kilos. Elle est restée à ces niveaux dans le monde entier pendant des siècles – même si la consommation annuelle par personne dans certains pays (y compris les États-Unis) est supérieure à 45 kilos à l'heure actuelle –, soit près de 10 cuillérées à soupe par jour.

Les autres produits de luxe découverts par les Européens à peu près au même moment ont tous été transformés en objets de commerce, et tous ont donné un élan supplémentaire à l'impérialisme et au colonialisme. Comme l'affirmait l'anthropologue légendaire Sidney Mintz, les Anglais ont rapidement compris que "l'ensemble du processus – de l'établissement des colonies, la capture d'esclaves, l'accumulation des capitaux, la protection des voies de navigation et jusqu'à la consommation elle-même – s'était instauré sous les auspices de l'État".

Ainsi, l'empire le plus important et le plus puissant au monde était né sur le dos des esclaves noirs et marrons, ainsi que de la vente du sucre, du coton et d'une poignée de produits de luxe qui sont rapidement devenus une "nécessité" pour les Européens, dont la richesse augmentait à mesure que l'empire devenait puissant.

On ne soulignera jamais assez les conséquences de l'esclavagisme. Ce qui a commencé comme une manière brutale de produire de la nourriture pour les riches a contribué à l'établissement d'un modèle de production alimentaire mondiale qui est devenu la norme. L'alimentation n'était plus une chose que l'on cultivait devant sa porte pour nourrir sa communauté. Elle était produite très loin, par une main-d'œuvre exploitée supervisée par des étrangers, puis transportée dans des quantités autrefois inimaginables pour approvisionner d'énormes marchés. En un rien de temps, les Amériques sont devenues le centre de ce type de production alimentaire. Et les coûts pour la nature et les humains étaient encore plus faramineux que les profits.

Un échange est défini comme un troc pour une chose de valeur équivalente ou presque. Dans ce que l'on appelle généralement "l'Échange colombien" – l'une des grandes appellations les plus inappropriées de l'histoire, étant donné le génocide qui a suivi –, l'Europe a subtilisé tant de valeurs appartenant au peuple indigène des futures Amérique du Nord et Amérique du Sud qu'elle a ensuite pu régner sur la majorité du monde jusqu'à la moitié du XXe siècle. Les richesses que se sont octroyées les Européens incluaient les terres de deux continents entiers et tout ce qui se trouvait sur place, y compris des bateaux chargés d'argent et d'autres matières premières d'une valeur inestimable.

Les aliments originaires d'Amérique avaient également une très grande valeur : le maïs (à l'heure actuelle, la deuxième culture mondiale en termes de poids d'après l'Organisation des Nations unies pour l'alimentation et l'agriculture, la FAO), la pomme de terre (la cinquième culture), la patate douce (la seizième), le manioc (généralement dans les dix premières) et une foule d'autres aliments, allant de l'avocat au quinoa, en passant par une grande variété de légumineuses, dont l'arachide.

Il y avait aussi les piments – baptisés à tort poivre par Christophe Colomb qui, refusant de voir la réalité, considérait les Amérindiens comme les "Indiens" qu'il avait cherchés, tentant alors de vendre leurs cultures comme des épices exotiques. Les piments sont devenus aussi populaires dans le monde qu'ils l'avaient été en Mésoamérique, à l'exception des palais délicats des Européens du Nord.

Ces aliments ont changé la donne dans le monde entier, modifiant de façon radicale les cuisines, les priorités agricoles et les profils nutritionnels du reste de la planète, car beaucoup de ces "nouvelles" cultures poussaient sur des terres auparavant improductives.

Et qu'ont apporté les Européens à cet "échange" ? En plus du meurtre pur et simple, la variole, la rougeole, la grippe, la dysenterie, la tuberculose, la maladie du charbon, la trichinose et autres maladies, ainsi que l'esclavage, l'oppression, le vol des terres, des religions d'une violence historique et des destructions culturelles – à peu près tout ce qui peut arriver d'épouvantable à une civilisation.

Jusque-là, les peuples de ce que l'on appelle maintenant les Amériques étaient généralement bien lotis. Les aliments de base tels que ceux qui sont mentionnés ci-dessus – le maïs, la pomme de terre, le manioc, la patate douce et les légumineuses – étaient plus productifs que le blé, l'orge, l'avoine et le millet, et aussi productifs que le riz. Et ils avaient d'autres ressources : tomates, ananas, fraises et myrtilles, une grande variété de courges, melons et autres cucurbitacées, plusieurs types de noix, du chocolat (pour certains, la culture la plus importante au monde) et le tabac.

Ces aliments, ainsi qu'une terre abondante et fertile et de l'eau plus que suffisante dans la plupart des lieux, des climats plutôt favorables et une agriculture en général durable ont protégé les premiers habitants du besoin et de la famine. Ils ont également contribué à la formation de grandes cultures. Des centaines de tribus (et des milliers de "mini-tribus") ont formé des alliances et créé des sociétés et des villes à part entière, des sciences avancées, une agriculture, l'archivage des données, l'art et l'architecture, de la Terre de Feu à l'Arctique.

Rien de tout cela ne pouvait les protéger des conquistadors. En l'espace de cinquante ans, l'Espagne a contrôlé plus de la moitié du Nouveau Monde. Le commerce de marchandises à travers les deux grands océans était courant et le plus terrible génocide de l'histoire était déjà bien amorcé. Jusqu'à 100 millions d'indigènes sont morts – représentant environ 90 % de la population autochtone et 20 % de la population mondiale de l'époque –, ce qui est bien supérieur au nombre de morts causées par la peste en Europe et au moins équivalent aux grandes guerres du XXe siècle.

Les conséquences environnementales furent tout aussi dramatiques, même si elles ont peut-être été un peu plus lentes à se développer. Peu après leur arrivée en nombre, les Européens se sont lancés dans une campagne pour imposer leurs propres aliments dans ces nouvelles contrées, dédaignant les tortillas, pommes de terre, dindes, cochons d'Inde ou haricots existants : ils voulaient leur porc et du pain. Lorsqu'en 1539 Hernando de Soto acheta treize cochons à l'actuelle Floride, cela marqua le début de l'élevage. Et comme une truie peut donner naissance à vingt porcelets par an, il y eut bientôt assez de porcs pour satisfaire les envahisseurs.

Tout comme le peuple indigène n'avait aucune résistance aux bactéries et virus importés par les Européens, il n'y avait aucun prédateur naturel de ces nouveaux animaux à quatre pattes, qui continuèrent de se multiplier sans restriction. À partir du milieu du XVIIe siècle, les Européens élevaient des bovins et des porcs. La viande, le cuir, le suif (employé pour les bougies) et le lait sont donc tous devenus moins onéreux et plus courants sur le continent américain qu'en Europe.

Dans un premier temps, tous ces animaux nouvellement arrivés furent élevés en plein air. En Europe, les fermiers avaient besoin de clôtures pour éviter que leurs animaux ne s'échappent ou prévenir le braconnage. Ces problèmes n'avaient pas cours en Amérique précolombienne, où le concept de "propriété" terrienne – les actes de propriété, la transmission et l'héritage – n'existait pas. Lorsque la terre était cultivée par une personne ou un groupe, ses frontières étaient simplement connues et respectées des autres. Lorsque la terre était en jachère, elle était ouverte à tous pour la cueillette et la chasse.

Une grande partie de la terre était déjà cultivée par les indigènes, souvent gouvernée par un accord entre tribus. Mais en aucun cas la production alimentaire ne nécessitait de clôtures. Que les Européens se soient bercés d'illusions en croyant que les terres n'étaient pas utilisées n'est pas la question : s'ils l'avaient su, cela leur aurait été totalement indifférent. Ce qui importait, c'était qu'il n'y avait pratiquement aucune limite à ce qu'ils pouvaient s'attribuer. Ils ont ainsi volé les terres les plus productives pour en faire des plantations, des haciendas, des fermes ou des prés pour leurs espèces animales envahisseuses.

En définitive, les Européens ont clôturé toutes les terres qu'il était possible de posséder, les ont achetées et revendues à profit. Ils ont établi la monoculture et utilisé le surplus pour le commerce mondial ; leurs lois ont remodelé le paysage, conformément aux traditions de l'occupant s'arrogeant propriété et agriculture. Les peuples indigènes qui ont survécu, dont beaucoup avaient appartenu à des communautés agricoles pendant des siècles, furent réduits à la chasse nomade.

Il est impossible d'imaginer le tumulte qui a secoué la Terre en une si courte période. Un siècle plus tôt, presque tous les humains passaient leur vie entière à quelques kilomètres à la ronde de leur lieu de naissance. La plupart d'entre eux n'étaient jamais affectés par le moindre événement extérieur d'origine humaine. Bien sûr, il y avait des guerres, des envahisseurs, des croisés qui frappaient de façon occasionnelle la population, mais génération après génération, la majorité des gens avaient une vie quotidienne isolée et relativement stable, même s'ils étaient pauvres.

Les richesses venues du monde occidental ont rapidement changé la vie de millions d'individus et, en définitive, de tous les habitants du globe. Tandis que la population autochtone des Amériques a été presque totalement décimée, le pillage de leurs terres fertiles a entraîné une croissance démographique sans précédent dans le reste du monde.

Le coût du pain, et même le coût de la vie dans la plupart des pays d'Europe, a triplé, entraînant ce que les historiens ont appelé "la Révolution des prix" et la crise générale du XVIIe siècle. Cela a provoqué des émeutes de la faim, la pauvreté, la malnutrition, qui ont conduit aux révolutions et aux guerres des deux siècles qui ont suivi. Tout cela était interdépendant des problèmes croissants associés à la construction d'un nouveau système de production et de commerce.

Les Français, les Hollandais, les Espagnols, les Portugais et les Britanniques avaient colonisé la majorité du monde dans le but manifeste de s'octroyer de nouvelles richesses. Mais il est facile d'oublier que la terre elle-même et sa capacité à fournir la nourriture – qui faisait cruellement défaut à cette époque – étaient un motif important. Et au cours des deux siècles suivants, les puissances européennes ont réduit en esclavage les peuples indigènes, les forçant à cultiver leurs terres nouvellement conquises pour produire des produits de luxe, tels que le thé, le café et le sucre.

Elles ont ainsi empêché la croissance économique en établissant la monoculture marchande comme première industrie (et souvent la seule), principalement pour le bénéfice des Européens. Elles ont tout d'abord fait travailler les indigènes littéralement jusqu'à la mort, puis ont cherché ailleurs une main-d'œuvre gratuite, kidnappant et tenant en esclavage des millions d'Africains. Ainsi, elles ont établi une économie mondiale où les humains deviennent une marchandise, le moteur qui a permis de nourrir un continent entier. Et ces puissances ont utilisé les profits pour bâtir et consolider leurs secteurs industriel et financier chez elles et la présence de leur puissance militaire et politique à l'étranger, privant en définitive les territoires conquis de leur développement naturel ou des fruits de leur travail forcé.

Il est peu probable que les colonisateurs aient éprouvé le moindre remords envers le tort causé. Leurs méthodes étaient en effet justifiées par le type de pensée popularisée par René Descartes qui, au XVIIe siècle, a révélé une compréhension du monde divisant la terre en deux types de matière. Il y avait la matière sensible, vivante et intelligente – soit presque exclusivement l'esprit des hommes blancs instruits –, et il y avait le reste de l'existence, appelé *res extensa*, "chose étendue". Cette vision simpliste de la nature est connue comme le dualisme corps-esprit (ou cartésien) et ses répercussions sur la pensée actuelle ne doivent pas être sous-estimées.

La seconde catégorie de Descartes, la *res extensa*, incluait presque tout ce qui est du ressort de la nature : les animaux, les forêts et les pierres, ainsi que les émotions et tout ce qui est considéré comme "irrationnel". Elle incluait également la plupart des humains, qui étaient considérés comme des corps, des contenants vides pour un cerveau plus "sauvage" que "pensant". Les femmes, les hommes non instruits et les "sauvages" – tous étaient *res extensa*, une autre façon de dire "inférieurs".

Par conséquent, les femmes et les gens de couleur étaient classés dans la même catégorie que les animaux (que Descartes considérait comme des machines bruyantes), les minéraux, les montagnes, la terre, etc. – et tout cela était placé sous le règne de l'homme blanc. Présenté comme une forme de pensée scientifique, le dualisme cartésien n'était en réalité rien de plus que l'extension de la rationalisation religieuse de la suprématie du mâle blanc.

Cette façon de penser a créé un lien étroit entre le racisme, le sexisme, la destruction de la terre et la mise en esclavage de son peuple. Comme Naomi Klein l'a écrit dans *Tout peut changer*, "la double guerre du patriarcat contre le corps des femmes et contre le corps de la terre était liée à cette séparation essentielle et corrosive entre l'esprit et le corps – et entre le corps et la terre – d'où proviennent la Révolution Scientifique et la Révolution Industrielle".

Si on voulait une économie industrielle mondiale, comme c'était le souhait des classes dirigeantes, l'agriculture paysanne et le mode de vie qui l'accompagne devaient mourir, quelles que soient les conséquences. À partir du XVIIe siècle, après dix mille ans pendant lesquels presque tout le monde cultivait la terre ou dépendait des cultures locales, tout a changé. Les anciennes méthodes ont été sacrifiées pour donner naissance à un nouveau dieu – ce que l'on appelle par euphémisme l'économie de marché, ou, tel que nous le connaissons : le capitaliste effréné.

Il allait falloir des siècles pour que la science occidentale crée un courant de pensée réellement rationnel, reconnaissant que tout est lié – le corps, les mondes naturel et spirituel, le merveilleux, l'inexplicable et l'irrationnel. Ce courant de pensée, l'opposé de la dualité cartésienne, se nomme l'écologie. Toutefois, avant que ce courant de pensée puisse voir le jour, le monde allait d'abord devoir souffrir des conséquences de la relation étroite entre le capitalisme et l'alimentation.

4.

CRÉATION DE LA FAMINE

L'histoire de l'alimentation de chacun de nous est unique et elle nous définit en partie. J'ai grandi à New York, une ville d'immigrants. Je suis fils de juifs américains de première génération dont les parents sont venus de Pologne, de Roumanie et de Tchécoslovaquie, même si trois des quatre villages de mes grands-parents se trouvent désormais dans un pays différent du moment où ils l'ont quitté. Je ne me suis jamais senti autre chose qu'un “Américain”, mais on m'a sans cesse rappelé que nous étions des citoyens relativement récents. Les Américains d'origine irlandaise, dont les ancêtres sont arrivés cinquante ans avant les miens et qui étaient aussi nombreux que nous dans notre quartier de Manhattan, étaient bien mieux établis que nous.

Je ne savais presque rien de nos voisins irlandais, excepté qu'ils étaient allés dans des églises et des écoles catholiques romaines (je me souviens avoir trouvé le lien entre Rome et les Irlandais un peu déroutant), et qu'ils avaient la réputation de trop boire et de manger des pommes de terre.

Ce dernier point était familier : nous étions nous aussi des mangeurs de pommes de terre. Chaque fois que ma jeune sœur et moi n'appréciions pas la cuisine de notre mère, mon père nous rappelait aussitôt qu'il avait grandi en mangeant des pommes de terre bouillies “avec de la crème aigre, les bons jours”. On rappelait à mes amis siciliens que, dans leur pays d'origine, on mangeait souvent son pain avec un seul anchois, qui séchait suspendu à la porte. Certains des grands-parents irlandais parlaient de dîners composés “de pommes de terre et de rien d'autre” – ils désignaient l'endroit où le jambon aurait été suspendu s'il y avait eu du jambon… et continuaient de manger leurs pommes de terre. Ma famille n'était pas dépourvue d'humour, mais personne ne parlait de notre pays d'origine.

En général, nous mangions les pommes de terre en purée, parfois avec de la crème aigre, et nous avions parcouru beaucoup de chemin depuis la Grande Dépression. Pendant les années d'enfance de mes parents, elles étaient servies comme accompagnement. Nous mangions de la viande presque tous les soirs – en général du bœuf, parfois de l'agneau et occasionnellement du porc. Ma mère a cessé de préparer de la nourriture casher lorsque j'ai eu deux ans.

Comme c'étaient les années 1950 et que l'Holocauste était encore proche, presque tout ce que nous savions du passé de notre famille était tragique. Coupés de nos racines, nous avions perdu notre histoire au-delà de deux générations. Aux dires de tous, mes arrière-grands-pères étaient tailleurs et boulangers. Je savais que mes grands-parents maternels possédaient un restaurant, dans lequel ma grand-mère cuisinait. Mon grand-père était serveur. Comme beaucoup de juifs de ma génération, un très grand nombre de gens de ma famille ont péri durant l'Holocauste, et ceux qui ont réussi à partir en Amérique ont au mieux fui une vie difficile, tourmentés par la faim, la pauvreté et la persécution. Les histoires sur notre pays d'origine racontées par mes grands-parents concernaient principalement des actes de violence ou de vandalisme antisémites gratuits, devenus assez inquiétants pour qu'ils se lancent dans l'aventure de l'émigration, alors devenue plus courante.

L'histoire des Irlandais était différente. Cinquante ans avant la naissance de mes grands-parents, pendant une courte période qui débuta en 1845, environ un quart de la population de ce pays soit a émigré, soit est morte de faim. C'était la Grande Famine irlandaise (ou Famine de la pomme de terre), la pire tragédie démographique en Europe depuis la peste.

Ce n'était pas la faute de la pomme de terre – aucun aliment véritable n'est "mauvais" en soi –, mais de la dépendance des gens à celle-ci. Cette dépendance n'était que l'une des conséquences de l'Échange colombien, ainsi que du déferlement de richesses venant des Amériques qui en a découlé. Parmi les aliments les plus chers de cette liste se trouvait la pomme de terre.

Il existe des centaines de variétés de pommes de terre sauvages endémiques de la région des Andes et des milliers de cultivars ont été obtenus à partir de celles-ci. Les pommes de terre se cultivent facilement dans des conditions extrêmement variées. Elles nécessitent peu d'entretien, comme leur chair est sous terre, et elles sont par conséquent moins vulnérables à la pluie, au vent, à la chaleur, etc. De plus, elles sont incroyablement productives, fournissant davantage de calories par demi-hectare que le maïs. Elles peuvent aussi durer presque indéfiniment. Dans les Andes, les peuples Quechua et Aymara ont créé la variété *chuño*, une pomme de terre gelée puis séchée, qui est légère et peut être conservée pendant des années.

Lorsque les Espagnols ont importé la pomme de terre en Europe au milieu du XVIe siècle, la plupart des gens étaient trop aveuglés par l'arrogance et le poids des traditions pour reconnaître sa valeur, et beaucoup la considéraient comme toxique. Mais les légumes-racines n'avaient rien de nouveau et la pomme de terre n'a pas tardé à être utilisée comme fourrage pour les animaux. À la fin du XVIIIe siècle, elle était devenue un aliment de base très répandu, et on lui a attribué le mérite d'avoir non seulement mis un terme à la famine, mais aussi accru la population dans tous les pays où elle était devenue populaire.

Nulle part cela n'a été plus vrai qu'en Irlande. Dans un contexte post-féodal établi par les propriétaires fonciers des terres colonisées dans le monde entier, les meilleures terres avaient été clôturées et étaient utilisées soit pour faire paître le bétail, soit pour faire pousser du maïs ou d'autres aliments. La plupart étaient cultivées par des métayers irlandais appauvris, avant d'être acheminées par la mer d'Irlande.

Ce qu'il restait à la population autochtone était de petites parcelles de terre, parfaites pour les pommes de terre. Ainsi, à partir de 1800, l'Irlande était devenue un pays de petits propriétaires, la plupart possédant des “fermes” de moins d'un demi-hectare, qui mangeaient des pommes de terre plusieurs fois par jour. Certains estiment la consommation quotidienne par habitant à environ 5 kilos, et presque la moitié de la population ne mangeait rien d'autre.

En dépit de ce que vous pouvez avoir été porté à croire, les Irlandais ont survécu en mangeant des pommes de terre. Car, contrairement à l'opinion qui prévaut actuellement, s'il existait de superaliments (bien sûr, ce n'est pas le cas), les pommes de terre figureraient sur la liste, devant les baies, les avocats, le thé vert et beaucoup d'autres aliments présentés comme très nutritifs. En particulier lorsqu'elles sont consommées avec la peau, les pommes de terre contiennent la plupart des vitamines importantes, y compris la vitamine C (elles ont d'ailleurs mis un terme au scorbut dans de nombreux pays), des minéraux, des fibres et des protéines. Ajoutez-y un peu de lait et vous aurez un régime alimentaire complet, bien que peu attrayant.

Manger des pommes de terre peut donc être bénéfique. Ainsi, en Irlande, entre 1780 et 1840, les maladies infectieuses et la mortalité infantile ont diminué, l'espérance de vie a augmenté et la population a doublé, passant à 8 millions, principalement grâce à la pomme de terre.

Mais les cultures de pommes de terre étaient vulnérables. Comme je l'ai indiqué, la famine irlandaise des années 1840 n'était pas du fait de la pomme de terre. C'est le *Phytophthora infestans* qui est à blâmer, le microorganisme à l'origine du mildiou. La responsabilité incombe également aux Britanniques, à cause de leur exploitation abusive de cultures marchandes des terres colonisées, que les pauvres Irlandais affamés n'avaient pas les moyens d'acheter et que les Britanniques refusaient de leur donner. Et elle revient aussi à la domination de la monoculture. Non seulement beaucoup d'Irlandais ne cultivaient que des pommes de terre, mais de plus ils ne cultivaient qu'une *variété* de pommes de terre.

Les pommes de terre produisent des graines dans certaines conditions, mais certaines d'entre elles ne se reproduisent pas toujours correctement ou ne produisent pas de plants ayant les mêmes caractéristiques que les plants d'origine. Ainsi, la plupart des pommes de terre sont cultivées à partir de morceaux de pommes de terre ("l'œil" du germe) et ont des caractéristiques identiques – il s'agit, en fait, de clones. Et même si les fermiers des Andes avaient créé plus de quatre mille variétés de pommes de terre, cultivées pour pousser dans une diversité de sols, de saisons, de lieux, de climats et d'altitudes, la majorité des Irlandais ne possédait qu'un seul clone. Il s'est avéré que ce clone était sensible au mildiou et, dès que les premières attaques ont sévi, ce fut la fin.

Personne ne sait exactement combien d'Irlandais sont devenus aveugles (un symptôme de la variole, qui est une conséquence de la famine) ou ont eu une qualité de vie diminuée, sont décédés ou ont simplement émigré, le plus souvent en Amérique.

La Grande Famine irlandaise est célèbre, mais elle n'a rien d'unique. Les famines font partie de l'histoire humaine depuis ses tout débuts. Cependant, l'ironie de la situation est qu'une fois que l'agriculture a été assez avancée pour nourrir l'ensemble de la population mondiale, les famines sont devenues plus courantes et terrifiantes. C'est une conséquence directe de l'impérialisme et du colonialisme, qui réclamaient à l'agriculture non pas de la nourriture pour les peuples, mais des marchandises.

Pour paraphraser Frantz Fanon, le colonialisme signifiait que les richesses du reste du monde étaient volées pour créer une Europe puissante, belle et cultivée. Et à partir du XVIIIe siècle, non seulement les produits de luxe tels que les épices, le thé et le sucre, mais également les véritables aliments comme les céréales et la viande étaient acheminés par bateau dans le monde entier. Ils étaient souvent cultivés en un lieu pour être consommés dans un autre. Sous les régimes coloniaux, les cultures marchandes et la monoculture sont rapidement devenues la norme, l'objectif étant une productivité maximale pour un profit immédiat et maximum. La santé des sols était souvent ignorée jusqu'à ce que la taille des récoltes diminue. Et le "remède" à la diminution des récoltes était moins de mise en jachère, de rotation des cultures, de cultures de couverture et davantage de fertilisants. Le problème étant que les stocks de fertilisants étaient limités.

Compte tenu de l'incapacité de l'humanité à entretenir la santé des sols tout en maximisant la productivité, l'agriculture fut bientôt incapable de suivre le rythme de l'évolution de la croissance démographique, ce qui entraîna une ère de famine nouvelle et terrifiante. L'Anglais Thomas Robert Malthus a représenté cette vision pessimiste.

En 1978, Malthus a publié un *Essai sur le principe de population*, prédisant que le nombre d'êtres humains doublerait bientôt tous les vingt-cinq ans, mais que la production agricole ne pourrait augmenter que de façon progressive. Par conséquent, en déduisit-il, la sécurité alimentaire était impossible à atteindre sans avoir recours à des solutions drastiques. Il s'agissait de deux freins, l'un "positif", signifiant à ses yeux davantage de décès, l'autre "préventif", c'est-à-dire le contrôle des naissances, des mariages plus tardifs, l'abstinence et l'avortement.

Une lecture attentive de Malthus montre qu'il n'était pas nécessairement un prophète de malheur : son essai était une analyse pertinente et perspicace de la réalité de l'économie agricole de la fin du XVIIIe siècle. En fait, la production agricole *ne pouvait* évoluer au même rythme que la croissance démographique à ce stade, du moins pas avec les techniques alors disponibles. Et, en réalité, la famine mondiale avait été stabilisée, en grande partie grâce au contrôle des naissances.

Mais à ce jour, le discours malthusien est déformé et réduit à une piètre formule pour ceux qui soutiennent que seule l'agriculture intensive peut prévenir la famine. Dès que l'on entend quelqu'un gémir "Comment allons-nous nourrir les 10 milliards d'individus ?", on entend l'héritage de Malthus.

Cette question *semble* légitime, mais la réponse est bien plus complexe que la simple augmentation de la production. La sécurité alimentaire n'est pas simplement un problème agricole ; c'est un problème politique. La faim n'est pas un symptôme de la sous-production mais de l'inégalité, de l'abus de pouvoir et de la richesse. Même à l'époque de Malthus, cela s'est rapidement imposé comme une évidence.

En vérité, il pourrait y avoir assez de nourriture pour tous si l'agriculture donnait la priorité à l'humain et à la santé des sols. Au contraire, les deux derniers siècles ont vu des sociétés autrefois capables de s'adapter et de se nourrir décimées par la famine. Contrairement à la plupart des famines précoloniales, qui étaient la conséquence de la sous-production agricole ou d'une catastrophe environnementale, ces famines plus fréquentes étaient le résultat de l'hostilité, de la maltraitance, du racisme, de l'avidité et de la négligence des États.

Et – sans surprise – le Royaume-Uni, qui contrôlait un quart du monde au début du xxe siècle, était le plus souvent coupable, même si d'autres gouvernements, en particulier ceux de Staline et de Mao, ont été à l'origine de famines moins nombreuses mais plus catastrophiques. La première famine moderne, provoquée par une catastrophe environnementale et exacerbée par le pouvoir politique, a eu lieu en Irlande. Mais ce fut loin d'être un cas isolé.

À l'époque de la Grande Famine, l'Irlande faisait partie du Royaume-Uni, donc en théorie, il ne s'agissait pas d'une colonie. Mais son peuple catholique travaillait une terre qu'il ne pouvait posséder, produisant des cultures et élevant du bétail pour payer un loyer à un propriétaire anglais. Il avait davantage de points communs avec les peuples colonisés qu'avec les colonisateurs.

Les Irlandais n'avaient pas non plus d'argent, ni de récoltes en réserve ; ainsi, même si le catalyseur de la famine a certainement été le mildiou de la pomme de terre, le véritable fléau fut l'économie de marché, qui a acheminé la majorité des aliments cultivés en Irlande à l'étranger, l'essentiel des profits revenant aux propriétaires absents.

Perdre une récolte n'est jamais bon, mais cela devient critique lorsque le système a été tellement perverti qu'il n'y a plus aucune ressource commune en réserve et que les gens ne peuvent plus se soutenir mutuellement. Lorsqu'on ne peut plus attendre aucune aide extérieure, une récolte perdue se transforme en famine. La réponse britannique à la crise irlandaise fut guidée par les idéologies de Malthus et d'Adam Smith, ce dernier figurant parmi les fondateurs de l'économie politique moderne, célèbre pour avoir inventé l'expression "la main invisible" pour décrire le miracle du marché. Dans ses écrits sur la famine, il a soutenu que l'ingérence du gouvernement, soit en diminuant les prix des marchandises pour aider les communautés en difficulté, soit directement en leur apportant de l'aide – sous forme d'argent, de nourriture ou les deux –, ne ferait qu'aggraver les problèmes en épuisant les réserves. Mais il n'avait pas anticipé la perte de l'ensemble des récoltes en Irlande, car la pomme de terre n'était pas accessible à l'ensemble de la société européenne de l'époque, et l'échec total d'une récolte de céréales est très rare. Cela pourrait expliquer pourquoi ses affirmations semblent si cruelles au regard de la catastrophe irlandaise, mais elles étaient néanmoins détachées de leur contexte et invoquées par un gouvernement britannique peu disposé à envoyer de l'aide aux Irlandais.

Une lecture très cynique des théories de Malthus et de Smith insinue que les individus qui "méritent" de vivre trouveraient un moyen de survivre. Et la mort des suites de la famine serait un message envoyé par "Dieu" ou "les lois naturelles", indiquant que le monde n'était pas en mesure de soutenir sa population actuelle.

On a eu recours à cette façon de penser pour justifier l'avidité et la cruauté. Les lois anglaises sur les indigents (Poor Laws), adaptées pour les Irlandais "paresseux", soutenaient que ceux qui travaillaient plus d'un quart d'acre de terre (environ 0,10 hectare) étaient trop aisés pour pouvoir bénéficier d'une aide. Malgré tout, ces paysans pouvaient à peine payer leur loyer, et leur terre était de moins en moins productive. Des centaines de milliers d'Irlandais ont fini par fuir leur ferme pour rejoindre les programmes de travaux publics.

Ces programmes n'avaient rien à envier aux pires récits de Charles Dickens. Comme les Britanniques exerçaient des pressions sur les municipalités irlandaises pour les financer, les villes furent encore plus submergées par les dettes et la réduction des coûts devint une priorité absolue. Par conséquent, parmi ceux qui travaillaient pour ces programmes financés par l'État, personne ne parvenait à nourrir sa famille. Selon les critères établis par Adam Smith, même ces programmes représentaient une trop grande ingérence, susceptible d'empêcher le marché libre d'accomplir des miracles. Si cela semble familier, c'est parce que la théorie économique en vigueur a peu changé depuis cette époque.

Les travailleurs qui étaient initialement payés à la journée n'ont pas tardé à être payés à la pièce. En d'autres termes, les gens affamés étaient forcés de produire davantage pour gagner assez pour se nourrir. Cela n'est pas très différent de la nécessité de travailler pour pouvoir obtenir des bons alimentaires qui fut longtemps préconisée par les opposants au filet de sécurité sociale.

Si les Irlandais avaient été autorisés à cultiver des terres pour leur propre famille, d'autres cultures auraient remplacé la perte de récoltes de pommes de terre due au mildiou. Au lieu de cela, leur terre, leur travail et leur bétail nourrissaient les Anglais, tandis que les Irlandais passaient en pertes et profits, en tant que victimes légitimes des lois naturelles. Et cela était présenté de façon explicite, selon l'historien James Vernon : "Charles Trevelyan, nommé chevalier pour sa gestion de la famine tandis qu'il était secrétaire adjoint du Conseil du Trésor, a indiqué que le mildiou de la pomme de terre était « un coup de la Providence sage et miséricordieuse », qui avait apporté à la surpopulation irlandaise « un remède virulent mais efficace »."

Ainsi, les Irlandais affamés ont laissé leurs fermes pour travailler à la construction des routes et des ponts dans des conditions proches de l'esclavage, propices à la dysenterie et au typhus (connus sous le terme de "poisons de la famine") – les causes de mortalité les plus fréquentes de l'époque.

En fin de compte, en 1847, les programmes de travaux publics étant envahis d'Irlandais affamés, les Britanniques ont mis en place la soupe populaire pour nourrir les gens directement et gratuitement. Après toutes les souffrances, il s'est avéré que l'aide de l'État était un moyen efficace pour diminuer la mortalité et la maladie. Incroyable !

Mais le mal était fait. Environ 1 million d'individus étaient morts et 1 autre million avaient émigré. De plus, les Britanniques ne semblaient pas avoir appris de leurs erreurs. Au contraire, ils se sont servis de cette tragédie comme d'un exemple pour gérer les mauvaises récoltes dans d'autres pays qui étaient sous leur domination.

En fait, ce schéma allait se reproduire dans le monde entier. Le nombre de morts augmente à mesure que le mythe du marché libre justifie un nombre massif de victimes, en dépeignant les pauvres comme peu motivés, paresseux, stupides ou les trois, tout en ignorant les circonstances créées par les colons.

Comme la plupart des enfants de la classe moyenne des années 1950 et 1960, on m'a dit de finir mon dîner parce que "des enfants meurent de faim en Inde" (ou en Chine). Certains mouraient assurément, tout comme à quelques kilomètres ou pâtés de maisons de notre appartement.

Mais comme nous l'avons déjà vu, la famine ne se limitait pas à l'Asie. Pas plus que la richesse n'était cantonnée à l'Occident, d'un point de vue historique. En 1700, la Chine et l'Inde se partageaient un peu plus de 20 % du PIB mondial. C'était l'équivalent de la totalité du continent européen.

Cependant, en 1890, le PIB de l'Europe avait doublé, tandis que celui de la Chine et de l'Inde s'était réduit de moitié.

Avant l'établissement de l'Empire britannique en Inde, de nombreuses régions possédaient des systèmes de régulation de l'approvisionnement alimentaire complexes et efficaces, ainsi qu'un système judiciaire adapté à l'agriculture locale. Certaines régions étaient plus productives que d'autres, bien sûr, mais les populations paysannes étaient protégées. Une des normes du Bengale, qui a survécu jusqu'à ce jour, consiste à donner "de bon cœur" de la nourriture à ceux qui en ont besoin.

Jusqu'à ce que la Compagnie britannique des Indes orientales (appelée par l'historien William Dalrymple dans son livre *Anarchie* "la première grande multinationale et la première à devenir incontrôlable") ne colonise l'Empire mongol à la fin du XVIIe siècle, celui-ci était un modèle de prospérité et de richesse. Non seulement son PIB était l'un des plus élevés au monde, mais il contrôlait également un quart du marché industriel mondial, principalement en acheminant des vêtements en Europe. Sa main-d'œuvre se composait principalement d'artisans tisserands, qui avaient plus de pouvoir économique et un meilleur niveau de vie que les paysans européens et les ouvriers du secteur industriel.

Mais la Grande-Bretagne était davantage intéressée par les colonies non industrielles qui fournissaient seulement les matières premières destinées à ses propres usines. Ainsi, elle a forcé l'Inde à se désindustrialiser, imposant des taxes écrasantes aux produits manufacturés indiens pour protéger l'essor de l'industrie textile du Lancashire. En conséquence, la part de l'Inde dans le marché industriel mondial tomba à moins de 3 % dès 1880, un vol de valeur économique qui, à l'époque actuelle, s'élèverait à des milliards de dollars.

Et ce n'est pas simplement une question de chiffres. Au cours des deux millénaires qui ont précédé la colonisation anglaise, seulement 17 famines ont été enregistrées en Inde. Pendant la centaine d'années de domination britannique, il y en a eu 31. Autrement dit, l'Inde est passée d'une moyenne de moins de 1 famine par siècle à 30, soit une tous les trois ans. Le demi-siècle allant de 1850 à 1900 a vu plus de famines en Inde que pendant n'importe quelle autre période de cinquante ans de son histoire, et elles étaient deux fois plus dévastatrices que toutes les précédentes.

La catastrophe tenait de la performance et n'était pas sans rappeler l'intervention britannique en Irlande. Après avoir établi l'Empire britannique en Inde, les Britanniques ont restructuré la campagne agricole, rendant l'État *de facto* propriétaire et forçant les paysans à la culture exclusive du coton. La réponse rationnelle de ces agriculteurs fut de produire autant de coton que possible, même si son prix était bas et imprévisible.

La production a grimpé en flèche, elle fut presque multipliée par quatre entre 1791 et 1860. D'après le livre *Agricultural Systems of the World*[1] de D. B. Grigg, le pays est devenu le deuxième producteur mondial de coton brut ; il en cultivait trois fois plus que n'importe quelle région, à l'exception des États-Unis.

Cela ne présentait aucune garantie de revenus pour les cultivateurs. Les Britanniques voulaient un approvisionnement en coton stable *à leur disposition* en Inde, mais ils ne l'achetaient et ne le vendaient que lorsqu'ils pouvaient en tirer un bénéfice. Par exemple, les prix ont explosé dans la période qui a précédé la guerre civile américaine, lorsque la Grande-Bretagne a craint une interruption de l'approvisionnement américain. Mais lorsque la guerre se termina, en 1865, la Grande-Bretagne a de nouveau acheté le coton bon marché au Sud des États-Unis. Les prix se sont effondrés sur l'ensemble de la planète et des millions d'Indiens ont souffert de la faim.

Tout cela a coïncidé avec un épisode d'El Niño – Oscillation australe (ou ENSO), un phénomène qui, tous les cinq à sept ans, provoque le réchauffement inhabituel d'une zone importante de l'océan Pacifique. Celui-ci dérègle le climat mondial et entraîne soit une augmentation de la pluviométrie, soit des périodes de sécheresse au niveau de la ceinture du Pacifique, du Sud-Est de l'Afrique, d'une partie de l'Amérique et de la majorité de l'Asie du Sud, y compris le sous-continent indien.

El Niño est le type de tendance météorologique cyclique, peu prévisible mais toujours vaguement escompté, contre lequel les coutumes

1. Que l'on pourrait traduire par *Les Systèmes agricoles du monde*. Non traduit en français. *(N.d.T.)*

et les instances gouvernementales indiennes sont supposées protéger la population. Dans les années 1870, il se manifesta avec plus de violence qu'à l'accoutumée, provoquant essentiellement une sécheresse, mais ses conséquences n'auraient pas dû être aussi apocalyptiques.

Pourtant, face à la catastrophe agricole, les Britanniques ont puni leurs sujets indiens pour leur pauvreté de la même façon qu'ils l'avaient fait avec les Irlandais : en les faisant travailler pour leur nourriture. En conséquence, au cours de la période de trois ans qui a débuté en 1876, la famine a tué plus de 5 millions d'individus en Inde, et peut-être même jusqu'à 10 millions.

En Inde, le gouvernement comme les sujets savaient que le rôle de l'État en période de catastrophe devrait être d'aider ceux qui sont en difficulté. En Chine, cette tradition a commencé avec les dynasties impériales, en 221 av. J.-C. Le philosophe confucéen Mencius a écrit qu'attribuer la famine à une mauvaise récolte revenait à "tuer un homme en le transperçant, tout en disant : « Je n'y suis pour rien. C'est la faute de l'arme. »"

La dynastie Qing, qui régna sur la Chine de 1644 à 1912, considérait la prospérité des paysans comme fondamentale pour la stabilité de l'empire. En général, le nombre de paysans propriétaires était élevé et les inégalités faibles. L'État formait les paysans à l'irrigation et à l'entretien des sols et il régulait le prix du blé pour garantir que le marché ne soit pas inondé. Il achetait également le surplus, stockant les céréales pour les distribuer gratuitement pendant les périodes de pénurie – ce qui est bien plus efficace que d'attendre que la magie des mains invisibles opère.

Ce système fut presque totalement détruit par la nouvelle économie mondialisée orchestrée par le Royaume-Uni. La demande de thé chinois de la part des Britanniques était obsessionnelle. (Comme vous le savez sans doute d'expérience, la caféine est addictive.) Plus qu'un luxe, le thé était considéré par les colons comme un moteur de la productivité : il permettait de maintenir la nouvelle main-d'œuvre industrielle sous perfusion de caféine et c'était un excellent vecteur de la consommation de sucre. Et, ce qui est peut-être tout aussi important, 10 % du budget du gouvernement britannique provenait des taxes d'importation sur le thé.

Mais le déséquilibre des échanges commerciaux était incontrôlable. Les Britanniques payaient le thé avec de l'argent, et celui-ci s'épuisait rapidement. Après tout, l'argent est un métal précieux qu'il n'est pas facile de se procurer.

Il fallait agir, et la solution trouvée était aussi habile que diabolique. Les Britanniques devinrent dans l'absolu des vendeurs de drogue aux superpouvoirs, accélérant la fabrication d'opium en Inde, puis développant la demande et l'addiction en Chine. Ils ont ensuite substitué l'opium à l'argent comme monnaie d'échange pour le thé et les autres marchandises.

Lorsqu'en 1840 les Qing demandèrent aux Britanniques de respecter leurs lois commerciales et qu'ils cessent ou, du moins, diminuent leurs importations d'opium, les Britanniques ont répondu avec force et véhémence. Ils bombardèrent des villes, menant des attaques avec leur infanterie et arrachant des concessions à la Chine sur la souveraineté du commerce et le pouvoir du gouvernement. Ce furent les célèbres guerres de l'Opium, destinées à imposer à la Chine une économie de libre-échange destinée à bénéficier à l'Empire britannique.

Pour reprendre les termes de l'historien David Arnold, ces coups portés à la dynastie Qing l'ont fait basculer sur "la mauvaise pente du déclin impérial, la pauvreté, la décadence et l'addiction, à une échelle presque incompréhensible de nos jours".

En quelques décennies, les réserves de céréales sont passées à 20 % de ce qu'elles étaient avant l'intervention britannique. Dans certaines régions, elles étaient encore deux fois moins importantes. Les communautés du Nord de la Chine, qui figuraient parmi les plus solides au monde, furent victimes du phénomène El Niño des années 1870 et 1890, ainsi que des épisodes de sécheresse de ces deux décennies. Plus de 10 millions de Chinois sont morts de faim. Une fois encore, les Britanniques attribuèrent ces décès à des causes naturelles. Ils affirmèrent même que les famines pourraient avoir un impact positif si elles permettaient de convaincre le gouvernement de redoubler d'efforts pour s'adapter aux principes du marché libre et ainsi se "moderniser".

Le raisonnement britannique étant que si les Chinois avaient construit des voies ferrées dans les campagnes reculées, ils auraient pu transporter des céréales à temps pour nourrir les populations affamées. Mais elles ne furent pas construites assez rapidement. Et, pour reprendre les propos de Mike Davis dans *Génocides tropicaux*, tandis qu'"au XVIIIe siècle [le gouvernement] avait à la fois la volonté technologique et politique de transporter d'énormes quantités de céréales d'une région à l'autre et par conséquent de remédier à la faim à une plus grande échelle que n'importe quel autre régime politique dans l'histoire du monde", au XIXe siècle, le gouvernement chinois appauvri "était réduit à recevoir des aides financières sporadiques provenant de donations privées et de charité humiliante de la part de pays étrangers". Mike Davis nous offre la meilleure analyse des famines provoquées par l'association de l'écologie et de la politique et il est l'une de mes sources les plus importantes.

Des millions de gens sont morts pendant que les Britanniques buvaient du thé sucré, vendaient de l'opium, fixaient leur déficit commercial et finançaient les guerres coloniales en Afrique du Sud, en Afghanistan et en Égypte. Et cette famine a déstabilisé le gouvernement chinois pendant des décennies. Elle fut aggravée par l'impérialisme japonais à l'occidentale, qui a exposé la Chine à être sous la domination de Mao, dont la politique a entraîné une famine qui fut pire encore.

Il n'est donc pas surprenant que la colonisation ait fait exploser les structures sociales et orchestré des famines sur le continent africain. Avant l'arrivée des Européens en Afrique de l'Ouest, les agriculteurs cultivaient une douzaine de céréales vitales différentes, dont le millet, le teff, le sorgho et le fonio, ainsi que l'igname et divers légumes verts à feuilles. Il s'agissait de plantes indigènes résistantes qui supportaient les changements de température, la sécheresse et même les sols infertiles.

Par exemple, une région infertile entourant Kumasi, la deuxième ville du Ghana, s'en est bien sortie, même pendant une sécheresse qui commença au XVe siècle et dura presque deux cents ans. Les archéologues ont déterminé qu'il n'y eut aucune pénurie de nourriture ou changement d'alimentation pendant cette période. L'association des récoltes indigènes et d'une économie régionale solide composée d'artisans vendant du fer, de la poterie et des vêtements a créé une société solide avec une sécurité alimentaire satisfaisante, qui a continué à prospérer malgré plusieurs générations de conditions météorologiques difficiles.

Cependant, les Européens, à commencer par les Portugais au milieu du XVe siècle, ont détruit ces réseaux régionaux en faveur du commerce mondial. Les impérialistes ont apporté de lourdes taxes et une préférence pour l'exploitation minière, le développement urbain et la monoculture – il s'agissait ici du cacao et du café. Comme en Chine et en Inde, ces produits de luxe ont commencé à supplanter les cultures indigènes vitales, que les envahisseurs catégorisaient comme de la "nourriture pour le bétail".

Cela eut de lourdes conséquences sur la santé humaine. L'alimentation s'est détériorée et il est devenu de plus en plus difficile de faire des réserves de nourriture pour les situations d'urgence. L'environnement a également souffert. Les terres arables ont commencé à se réduire et le désert s'est étendu. En conséquence, une société qui était en meilleure santé et moins en proie à la famine que l'Europe avant l'invasion a commencé à souffrir de faim chronique.

Ce n'était pas le seul exemple : les Français ont imposé la culture de l'arachide au Sénégal, rendant les paysans de plus en plus dépendants des importations de riz, leur aliment de base traditionnel. Le plus souvent, le riz provenait de l'Indochine française, un arrangement commode et profitable pour la France. Tandis que le prix du riz augmentait, les Sénégalais ont été contraints de cultiver de plus en plus d'arachides, sacrifiant la qualité de leurs sols au passage.

Les Français furent également responsables de la famine au Niger en 1931, et au Gabon entre 1924 et 1926. Comme d'habitude, ils ont attribué la crise à ceux qui mouraient de faim. David Arnold relate que "les autorités françaises, comme à l'accoutumée, ont blâmé « la paresse », « l'apathie » et « le fatalisme » des Africains".

Les colonisateurs et les envahisseurs ont entretenu l'idée d'un continent africain inexploré, d'une terre en friche remplie de gens affamés, non civilisés, tout comme ils ont promu l'idée que les Américains indigènes étaient des chasseurs sauvages et des nomades. Dans le monde entier, comme l'a écrit Evaggelos Vallianatos, "la violence de l'ancien système colonial ne cesse de refaire surface au beau milieu du sombre tableau de la malnutrition et de la faim".

Les Britanniques ont également exploité les colonies américaines, qui étaient bien sûr la raison principale de la guerre d'indépendance des États-Unis. Mais contrairement à l'Inde, l'Amérique du Nord laissait la porte ouverte à une sorte de colonialisme interne. Dans le sillage du génocide de son peuple indigène, il y avait des terres presque illimitées et un marché florissant. De l'époque coloniale jusque bien après la guerre de Sécession, différentes possibilités s'offraient aux Américains de souche et aux immigrants pour acheter de la terre facilement – à condition qu'ils soient des hommes blancs.

L'une d'elles consistait à créer une compagnie d'affrètement, telle que la Plymouth Company ou la Virginia Company. Cela était inhabituel, mais les premiers actionnaires de l'une d'elles se voyaient attribuer une terre dont ils étaient les propriétaires ou qu'ils pouvaient vendre.

Puis, il y avait le "système *headright*", créé en Virginie et adopté par la suite par quelques autres colonies, et essentiellement limité au XVIIe siècle. Ce système accordait environ 20 hectares de terre, et parfois davantage, pour chaque personne dont on payait le voyage en Amérique – y compris soi-même, les membres de sa famille, ses serviteurs liés par contrat ou même ses travailleurs esclaves. Ainsi, si l'on avait les moyens d'importer disons soixante esclaves, serviteurs, membres de sa famille ou n'importe quelle combinaison des trois, on pouvait augmenter sa propriété d'au moins 1 200 hectares.

On pouvait également recevoir l'octroi direct de terrains par le roi, le village ou l'église. Par la suite, il était plus courant d'acheter des terres à bas prix ou on pouvait simplement s'installer sur une terre "inoccupée" et en revendiquer le titre de propriété.

Une fois que l'État avait revendiqué la propriété d'une partie de terrain – sans tenir compte du fait qu'il soit encore habité par des indigènes –, des hommes blancs, les seuls citoyens reconnus par le gouvernement, pouvaient s'installer et obtenir à la fois un titre de propriété et la protection du gouvernement.

Les Américains autochtones ne considéraient pas que la terre fût un droit inaliénable ni une propriété susceptible d'être vendue. Pourtant, ceux qui mettaient les terres en jachère et travaillaient une nouvelle terre tous les ans ou tous les deux ans se sont soudain retrouvés dans l'impossibilité de cultiver. Les fermiers indigènes ont vu leurs terres "légalement" volées et considérées comme une matière première, dont la principale raison d'être n'était pas de faire pousser une variété de cultures pour nourrir ses habitants mais plutôt de produire des récoltes spécifiques ou d'élever une ou deux races d'animaux dans un but marchand.

D'une certaine façon, un groupe d'individus qui comprenait la nature et son mode de fonctionnement a été éliminé par un autre groupe, qui croyait que la nature et ceux qui y vivaient ne méritaient pas d'être pris en considération. (Il en allait de même pour les animaux : il y avait à l'origine 30 millions de bisons dans la région des Grandes Plaines ; en 1889, il n'en restait plus qu'un millier. De même, il y eut littéralement des milliards de pigeons voyageurs tués par balle, attrapés au filet et même gazés, puis mis dans des tonneaux. En 1914, il n'en restait plus un seul.)

Au XVIIIe siècle, les Européens considéraient que tout ce qui était situé à l'ouest des Appalaches était une "frontière", ce qui a fini par signifier "le lieu le plus à l'ouest qui n'était pas encore contrôlé par des Blancs". Même avant que la Constitution américaine ne soit finalisée, le Congrès s'arrogeait des terres par décret, à commencer par l'ordonnance du Nord-Ouest. En tant que "première garantie de la liberté de contrat" du pays, l'ordonnance déterminait que l'ensemble des terres n'ayant aucun propriétaire précédent (le peuple indigène n'a aucune propriété, selon la définition de l'envahisseur) était désormais sous le contrôle du gouvernement fédéral, et qu'elles pouvaient être librement achetées et revendues.

Les nouveaux arrivés étaient devenus des voleurs de terres mandatés par le gouvernement fédéral et, ce faisant, les terres semblaient s'étendre sans cesse. Il est difficile d'imaginer la vitesse à laquelle la terre, qu'elle soit vendue, donnée ou volée, était amassée et transformée.

Le phénomène fut facilité par un certain nombre d'événements internationaux. En 1789, les gens de couleur de la colonie française de Saint-Domingue (Haïti actuel) ont commencé à lutter contre la domination coloniale et l'esclavage. C'était l'année de la Révolution française, qui succédait au triomphe de la guerre d'indépendance américaine, plus d'une décennie plus tôt. Les droits de l'homme étaient partout au cœur des débats et des luttes actives se mettaient en place.

En dépit des efforts de Napoléon et d'autres, Haïti fut la première nation des Caraïbes à abolir l'esclavage et devint, en 1804, la seconde république mondiale indépendante du Nouveau Monde. Cela aurait pu être une raison de se réjouir, mais des gouvernements mieux établis – y compris celui des États-Unis – ont traité Haïti à peu près comme ils ont traité l'Union soviétique plus d'un siècle plus tard : avec une hostilité affichée.

Refroidis par la perte d'Haïti et craignant que le même sort n'advienne à leurs colonies d'Amérique du Nord, les Français consentirent à vendre ces dernières aux États-Unis voisins. Cette cession fut ensuite connue sous le nom de "vente de la Louisiane". Pour un prix de 15 millions de dollars, il a doublé la superficie des États-Unis.

Les colons d'Amérique du Nord étaient principalement mus par la quête de terres et l'avidité. Comme ils parvenaient à gagner des terres gratuitement, ils n'ont guère tardé à avoir des vues sur des terres plus riches, plus fertiles et moins rocailleuses, que nous appelons maintenant le Midwest et le Heartland. Ces régions occidentales ont tout d'abord été explorées et exploitées par des chasseurs, des trappeurs, des commerçants et des fermiers isolés, tous prêts à s'aventurer de l'autre côté de la frontière pour chercher fortune.

Pour ces nouveaux venus et ceux qui ont suivi, les vastes étendues de terres fertiles, ensoleillées et bien irriguées représentaient un attrait irrésistible. Et, plus incroyable encore, le gouvernement souhaitait qu'ils les possèdent.

Que ces pèlerins aient fui les persécutions religieuses ou qu'ils l'aient prétendu, les concessions de terres qu'ils ont reçues de la Couronne (et ensuite par la République) n'ont jamais signifié être la garantie de la liberté ni le début d'une vie heureuse. Elles étaient supposées permettre aux colons blancs de revendiquer des terres et de les exploiter comme leur propriété privée. En tant qu'exercice de création de richesse destinée aux privilégiés, cela relevait du génie.

Ainsi, bien avant qu'Horace Greeley, le rédacteur en chef du *New York Tribune*, ne dise "À l'ouest, jeune homme !" (enfin, lui ou un autre, dans la mesure où la citation lui est antérieure), les Européens – en premier lieu les habitants des pays du Nord, essentiellement d'Écosse, d'Irlande, d'Allemagne et de Scandinavie, mais ensuite les pays du Sud également – ont commencé à s'installer dans le Midwest. Ce fut le plus vaste déplacement humain volontaire d'un continent à un autre.

Tout ce qui empêchait les nouveaux venus de peupler le continent était considéré comme gênant, et la solution la plus efficace était généralement la violence. Les peuples indigènes furent assassinés, chassés ou contraints de quitter leur terre, le plus souvent de façon légale. L'exemple le plus choquant fut l'Indian Removal Act (ou Acte de déplacement des Indiens), proposé par le président Andrew Jackson, qui entraîna 1 838 décès lors du déplacement forcé appelé "Piste des larmes" par le peuple cherokee (ainsi que les Séminoles, les Choctaws et d'autres nations), exilé de son territoire de l'est du Mississippi, qui est désormais l'Oklahoma. Certains descendants cherokees refusent toujours d'avoir sur eux un billet de 20 dollars, à l'effigie d'Andrew Jackson.

Dans de nombreuses régions de l'Ouest, l'exploitation minière accompagnait l'agriculture en tant que première industrie. Dans certains États riches en charbon, tels que la Pennsylvanie, la Virginie-Occidentale et le Kentucky, ainsi qu'en Californie, dont les sols regorgent d'or, l'exploitation minière précédait même l'agriculture et a dominé le paysage pendant quelques décennies.

Mais à l'exception des régions les plus inhospitalières ou riches en minéraux, l'agriculture n'a pas tardé à dominer le pays. Les forêts étaient défrichées, les cours d'eau maîtrisés et les collines aplanies. L'environnement fut totalement transformé et les activités principalement centrées autour du logement des individus et de la production d'alimentation et d'autres marchandises, principalement dans un but mercantile.

La vente de la Louisiane a accentué un sentiment croissant de "destinée manifeste", soit l'idée que l'occupation du continent de l'Atlantique au Pacifique était le droit divin de cette jeune nation, dont les frontières nord et sud furent poussées à l'extrême. La destinée manifeste – un terme avant tout marketing lié à la propriété foncière – était une excuse pseudo-religieuse pour envahir, acheter et vendre la terre. On attribue en général cette expression à John O'Sullivan, un journaliste qui a eu beaucoup d'influence sur les présidents Andrew Jackson et James Polk, qui peuvent tous deux être considérés comme des voleurs de terres ayant suivi la voie légale.

Dans les années 1840, les États-Unis ont provoqué une guerre contre le Mexique. Le traité de Guadalupe Hidalgo y a mis fin et a forcé ses voisins à céder, à un prix inférieur à 20 millions de dollars, des territoires qui correspondent à peu près à la Californie et à cinq autres États du Sud-Ouest – une superficie proche de celle des terres cédées lors de la vente de la Louisiane. Au cours de la même décennie, le gouvernement américain a annexé le Texas actuel, ainsi que la moitié ouest du Nouveau-Mexique et une partie du Colorado. Les Américains et les Britanniques négocièrent un accord, nommé "traité de l'Oregon", qui attribua aux États-Unis la région nord-ouest de la côte du Pacifique, l'Idaho et certaines parties du Montana et du Wyoming.

En plus de l'achat Gadsden de 1853, les Euro-Américains revendiquaient à présent la propriété de tout ce qui se trouve au nord du Mexique et au sud du Canada, une zone de presque 8 millions de kilomètres carrés, à peine plus petite que l'Europe. Même s'ils ne contrôlaient plus la région en théorie – c'était le cas de leurs frères, ou du moins de leurs descendants –, les Européens avaient pris la relève. Il ne restait plus qu'à remplir cette étendue incroyablement vaste de population blanche.

Mais cela nécessitait d'améliorer les réseaux de transport et de communication. Ces aménagements intervinrent rapidement, sous la forme de canaux, de routes, de voies ferrées et du télégraphe. Il est difficile de déterminer le moment où cette transformation a commencé, mais l'ouverture du canal Érié en 1825, qui reliait New York aux autres villes du

Nord-Est à la frontière du Midwest, est un bon exemple de l'évolution qui était en cours. Le canal ouvrit l'accès à "l'Ouest" – l'Ohio et au-delà –, permettant ainsi à des individus n'ayant aucune aptitude ou résistance physique exceptionnelle, ou même une paire de bottes, de quitter New York et d'arriver dans l'Ohio sans effort.

La rapidité des changements était presque inimaginable, mais l'attrait de terres arables plus riches, moins chères et plus nombreuses a conduit les habitants de longue date comme les nouveaux immigrants, à s'installer sur de nouvelles terres. Ils commencèrent par tout déraciner et cultiver de la façon la plus lucrative, du moins à court terme, et offrant le meilleur rendement. À l'échelle mondiale, le nombre de terres cultivées a doublé au XIXe siècle, mais ce n'était rien comparé aux États-Unis, où il a quadruplé dans la seconde moitié du siècle.

Jusqu'à l'ouverture du canal, soit les colons faisaient de longues marches, soit ils voyageaient en charrette ou à cheval. Ils survécurent pendant les premiers mois en chassant – même si la majorité d'entre eux ne savait pas du tout comment s'y prendre – ou grâce à la nourriture qu'ils emportaient : des sacs de farine de maïs et de haricots secs, un tonneau de porc salé, des bouteilles ou des fûts de whiskey. Ceux qui restaient au même endroit plantaient du maïs, élevaient des porcs, préparaient du pain à base de farine de maïs et distillaient du whiskey, ainsi que de l'eau-de-vie de pomme, de pêche et d'autres boissons alcoolisées tirées de tout ce qu'ils pouvaient cultiver ou trouver.

Très vite, les États-Unis cessèrent de se résumer à quelques centres urbains côtiers adossés à des terres inhospitalières. En 1850, la Californie est devenue un État, soit à peine plus de soixante ans après le passage de l'ordonnance du Nord-Ouest. Entre-temps, le pays s'était étendu des Appalaches jusqu'aux côtes atlantiques et pacifiques, et sur toutes les terres qui les séparent.

Et on pouvait vivre assez agréablement dans des lieux tels que l'Ohio, grâce à des cargaisons régulières de marchandises provenant de la côte est. L'engouement fut tel que les Européens eurent du mal à résister au chant des sirènes des nouveaux territoires. Avant l'achèvement du canal Érié, le nombre d'immigrants par décennie était d'environ 60 000. Trente ans plus tard, il était proche de 2 millions. Près de 30 millions d'individus leur emboîtèrent le pas au cours des soixante-quinze années suivantes.

Ces immigrants furent l'instrument par lequel un environnement qui avait été durable pendant des milliers d'années fut converti en moteur à fabriquer des biens négociables. Au cours du siècle qui a suivi, l'agriculture est devenue un mastodonte industriel, menaçant l'air, l'eau, la santé publique du monde entier et la terre même.

5.

L'AGRICULTURE SELON LE MODÈLE AMÉRICAIN

L'alimentation conduit l'histoire, et la terre est le moteur de l'alimentation. À mesure que l'agriculture industrielle s'est développée, elle a nécessité de plus en plus de terres. Cela signifie que le fertilisant – presque toujours sous la forme de déchets humains ou animaux jusqu'au XXe siècle – subissait une demande plus forte que jamais. Pour le commerce et l'économie monétaire, le succès de l'agriculture se mesure rarement à la qualité de ses récoltes, et presque jamais à la qualité de ses sols. La production et le volume sont bien plus importants que la durabilité et la planification à long terme. L'objectif est d'augmenter le rendement sur une parcelle donnée, même si cela est nuisible à la terre sur le long terme.

À partir du XIXe siècle, en dépit de l'émigration et de l'urbanisation de dizaines de millions d'individus, en Europe les terres arables étaient désormais surexploitées et épuisées. La population avait continué de croître, tandis que certaines techniques agricoles avaient en réalité régressé. Le type de planification permettant à la terre de se régénérer était presque abandonné, et l'utilisation d'engrais vert et la rotation des cultures étaient en forte diminution (Jethro Tull, un agronome britannique du XVIIIe siècle, avait déclaré que cela n'était pas nécessaire).

Cela s'explique principalement par le fait que la "science" était apparue non comme un outil conçu pour comprendre comment cultiver, mais comme un système destiné à tordre la nature pour la faire entrer dans un moule destiné à engendrer un maximum de profits. Pour Descartes, la logique occidentale a souvent divisé des choses comprises comme étant liées par d'autres cultures : les humains et la terre, les hommes et les femmes, la tête et le cœur.

Cette propension à subdiviser des systèmes complexes a dominé la recherche scientifique et établi un cadre qui tentait de réorganiser la nature en composants d'une simplicité trompeuse. C'était la logique du réductionnisme, un mode de pensée dont l'origine remonte au moins à Aristote. Le réductionnisme analyse des choses compliquées (bicyclettes, villes, humains) en les décomposant en parties distinctes (roues et engrenage, rues et individus, organes et cellules). En théorie, le tout correspond à la somme des parties. Si on comprend les parties, on comprend le tout.

Cette logique du noir ou blanc peut parfois fonctionner pour des systèmes complexes. Mais elle ignore la complexité des interactions entre les différentes parties. Le réductionnisme peut servir à expliquer comment un oiseau vole, mais pas comment une nuée d'oiseaux évoluent à l'unisson. Il peut décrire la combustion interne, mais pas les flux de circulation. Il peut décrire l'activité électrique du cerveau, mais pas la conscience, et il est improbable que quiconque ou quoi que ce soit – pas même les ordinateurs les plus puissants au monde – puisse analyser pleinement les interactions qui produisent un sol en bonne santé.

La pensée réductionniste a rendu ces merveilles inexplicables non pertinentes. De même, dans le monde de l'agriculture, s'il existait des éléments liés à la santé de la terre ou à la croissance des végétaux qui pouvaient être expliqués facilement à l'aide d'une formule, ils ont été simplement ignorés.

À partir de la fin du XIXe siècle, presque aucun agriculteur européen n'avait les moyens de mettre ses terres en jachère de façon intentionnelle. C'était également vrai en Amérique du Nord, qui jouait à ce stade un rôle de premier plan dans l'économie mondiale. Pourquoi un cultivateur laisserait-il une terre en friche lorsque la seule façon de créer un surplus – d'avoir davantage de marchandises à vendre – est de forcer la terre à produire plus ? Et même si la rotation des cultures semblait réalisable pour un agriculteur, le bon sens exigeait d'utiliser la terre pour cultiver ce qui était le plus rentable.

Ces demandes annuelles incessantes ont entraîné une crise de l'appauvrissement des sols, et même leur épuisement. En définitive, cela a engendré une crise agricole de grande ampleur, en particulier en Europe occidentale, où la quantité d'engrais produite par les animaux de ferme et les humains était de plus en plus insuffisante. La solution, pour la plupart des gens, était des fertilisants plus puissants.

Les plantes ont besoin d'azote, qui, comme nous l'avons indiqué précédemment, peut provenir de différentes sources, y compris le fumier.

Mais elles ont également besoin de potassium et de phosphore. Partout, les cultivateurs savaient qu'ils pouvaient du moins obtenir le premier de la potasse (du néerlandais *potaschen*, "cendre du pot") et le second des cendres d'os.

Il y eut un commerce vivant qui s'étendit sur une longue période pour l'un comme pour l'autre : une forme de potasse était extraite en Éthiopie depuis le XIVe siècle et la demande était si forte en ce qui concernait les cendres d'os qu'à Waterloo et sur d'autres champs de bataille des restes étaient vendus, conservés en terre, puis revendus, principalement à l'Angleterre. En Amérique, les paysans frontaliers utilisaient les os de bison broyés qui, peu à peu, furent presque tous exterminés. La potasse comme les cendres d'os – d'animaux et non de soldats – sont encore employées en tant que fertilisants biologiques de nos jours.

Malgré tout, il n'y avait jamais assez d'engrais. À partir de 1840, le scientifique allemand Justus von Liebig avait déterminé que c'était l'azote qui donnait toute sa valeur à l'engrais. Les Européens ayant désespérément besoin de cet élément essentiel, une solution temporaire, fruit de la colonisation des Amériques, s'est avérée être l'un des remèdes miracles. Vers 1800, le naturaliste allemand Alexander von Humboldt embarqua pour une expédition de cinq ans aux Caraïbes, au Mexique et dans la partie nord de l'Amérique du Sud. Sur place, au large des côtes du Pérou, il observa – et sentit, "à un quart de mile de distance" – des navires allant et venant d'une île à l'autre.

Ces navires transportaient du guano, ce qui en quechua, la langue parlée dans les régions montagneuses des Andes par le peuple indigène qui porte le même nom, désigne n'importe quel fertilisant issu de déchets animaux. Dans le reste du monde, le mot est devenu synonyme des fientes de chauves-souris et d'oiseaux marins, un engrais si riche en azote que l'application directe peut brûler la racine des plantes.

Les gens du pays savaient que le guano était un excellent fertilisant et ils avaient mis au point des méthodes pour le récolter, le transporter et même le distribuer de façon assez durable. Chaque foyer se voyait assigner une part de guano sur chaque île, et ceux qui n'obéissaient pas au système étaient pénalisés. Mais comme tant de systèmes des peuples indigènes, celui-ci fut réduit à néant quelques décennies plus tard, lorsque les échantillons de guano de Humboldt furent analysés en Europe et que l'on a découvert qu'ils surpassaient tout ce qui avait été utilisé jusque-là pour enrichir la terre en azote.

Pour les Européens en manque de fertilisants, le guano était une aubaine. Non seulement il était plus riche en azote que les autres engrais, mais il était également plus riche en potassium et en phosphore. Et, mieux encore, les réserves étaient inimaginables et réunies en un seul lieu.

Comme les restes végétaux et animaux qui avaient été transformés en pétrole, ce guano s'était accumulé pendant des millénaires. Et, comme le pétrole, il était mûr pour le pillage, si toutefois on était assez arrogant pour ne pas tenir compte des droits des populations locales. Les Européens ont trouvé énormément de guano, et tout ce qui leur importait, c'est qu'il répondait à un cruel besoin et allait les rendre très riches. Ainsi, ils s'en emparèrent.

Si le guano n'avait pas fait son apparition, on peut imaginer que la pression liée à la recherche de nouvelles rotations de cultures et à l'utilisation d'engrais vert aurait pu entraîner l'agriculture dans une direction totalement différente, tout aussi productive, mais plus saine à tous points de vue.

Mais hélas, ce n'est pas ainsi que les choses se sont passées. Partout où le guano était vendu, cela renforçait un type d'agriculture qui ignorait la vision holistique de la santé des sols, les enrichissant en nutriments au gré des besoins, et même au-delà. La demande a explosé et, dans les années 1840, les importations britanniques de guano se sont multipliées par cent.

Certes, en tant qu'engrais composté supérieur, le guano est exceptionnel pour amender le sol. Le problème, c'est qu'il s'agissait d'un produit traditionnel employé par une société traditionnelle et, comme tant d'autres trésors de l'hémisphère occidental, ce produit a été simplement volé et acheminé en Europe. De plus, le guano est une ressource limitée et non renouvelable.

La clé d'une agriculture saine se rapproche d'un système clos, dans lequel les nutriments des sols et même ses composants non nutritionnels sont, dans la mesure du possible, recyclés localement. Dans ce qui allait devenir l'une des plus grandes heures du réductionnisme, la guanomania a contribué à ouvrir la voie à deux siècles d'agriculture ayant de plus en plus appauvri et épuisé les sols.

De façon prévisible et tragique, les méthodes de traitement des sols sont devenues simplifiées à l'excès, car on a déterminé à tort que les végétaux n'avaient pas besoin d'une terre saine et de tout ce que celle-ci peut contenir – littéralement des centaines d'éléments et de composés et des milliards de microbes. Selon l'analyse réductionniste, la terre et les plantes avaient simplement besoin d'azote, de potassium et de phosphore.

Des milliers et des millions d'années de fertilisants ont été charriés à travers le globe, et ils se sont épuisés en quelques décennies. Les Européens ont pris conscience de la folie de cette approche au cours du demi-siècle qui a suivi – en particulier après le développement des fertilisants chimiques. Il était alors devenu évident que bafouer les lois naturelles faisant obstacle à une croissance infinie n'était pas un système conçu pour durer.

Cela n'aurait pas dû être une nouveauté pour les Européens. Newton avait abordé le caractère fini de la matière et Épicure avait énoncé : "Le Tout a toujours été tel qu'il est maintenant, et le restera toujours." Même le réductionniste par excellence, Justus von Liebig, avait fait remarquer la "folie" d'agir comme si "la Terre était inépuisable dans ses dons". Karl Marx avait lui aussi critiqué le nouveau style de culture, lui reprochant de "voler" la terre, et il se désola de la fin de "l'agriculture autonome durable" dès 1861. Quelques années plus tard, il décrivit "un système d'épuisement en Amérique du Nord" où "il était moins onéreux et plus rentable de défricher une terre pour cultiver sur une nouvelle parcelle que de restaurer l'ancienne". Inutile de préciser que le style d'agriculture moins onéreux et plus rentable est devenu le modèle dominant.

Le Parlement britannique avait lutté pendant des décennies pour maintenir l'agriculture nationale vivante et adaptée aux besoins. À cet effet, il a adopté les Corn Laws en 1815 pour protéger sa classe de propriétaires fonciers en imposant des tarifs exorbitants aux importations de maïs, seigle, orge, blé et de nombreux autres produits alimentaires.

Le guano a permis à l'agriculture britannique de survivre pendant un temps, mais la terre et la main-d'œuvre étant des denrées rares, l'autosuffisance de l'agriculture britannique est rapidement devenue impraticable, les cultures étant réservées aux propriétaires fonciers individuels. Et, avec l'essor de l'industrie, de plus en plus d'agriculteurs devenaient des ouvriers d'usine, des travailleurs ruraux migrant dans les villes en quête de salaires en espèces, qui ne cessaient de diminuer. Malgré tout, l'alimentation devait être suffisamment abordable pour cette nouvelle classe de travailleurs salariés qui, pour être productifs et rester pacifiques, devaient être nourris au moins un minimum. Comme les femmes cuisinaient, s'occupaient des enfants et tenaient la maison sans compensation, les salaires devaient couvrir le coût de l'alimentation et c'était à peu près tout.

L'évolution historique fut la suivante : la dépendance de la Grande-Bretagne à la nourriture importée bon marché, associée à l'urbanisation, signifiait que son agriculture allait s'effondrer. En effet, les années 1870 ont vu "la grande dépression de l'agriculture", qui dura jusqu'à la fin de la Deuxième Guerre mondiale.

Plus que jamais, les produits agricoles sont devenus les marchandises d'un marché mondial, un phénomène que nous considérons désormais comme allant de soi. Avec de l'argent, nous pouvons mettre chaque jour des bananes sur notre table et acheter des myrtilles, des tomates, des mangues, du thon frais et du café partout dans le monde, à tout moment. Les grandes exploitations agricoles et un système mondialisé apportent à beaucoup d'entre nous presque toute la nourriture du monde entier, de façon simultanée.

Mais cette disponibilité n'a pas été sans conséquences. La première fut un plus grand nombre de famines créées par la politique de libre-échange qui a acheminé la production alimentaire à l'étranger. Dans le même temps, elle a porté atteinte à la capacité des communautés agricoles traditionnelles à cultiver pour elles-mêmes. Les anciens paysans ont alimenté la révolution industrielle et les nouveaux citadins sont devenus des "consommateurs", une classe de gens qui gagnait de l'argent mais ne produisait presque rien de nécessaire à sa survie.

Certaines parties du monde se sont avérées meilleures que d'autres à cultiver des aliments bon marché, et à partir de la fin du XIXe siècle et pendant presque la majeure partie du XXe siècle, aucun pays n'a autant excellé dans ce domaine que les États-Unis.

Aucune terre arable n'est parfaite, mais ce que l'on a appelé plus tard le cœur de l'Amérique figure parmi les terres les plus fertiles, planes et bien irriguées au monde. Dans un premier temps, la jachère et la rotation des cultures n'étaient même pas nécessaires. Une grande partie de la terre était vierge ou avait été bien entretenue par des siècles d'agriculture raisonnée, pratiquée par le peuple indigène.

Il n'a donc pas fallu attendre longtemps pour que la foule de nouveaux arrivants prenne conscience que l'usage de la terre le plus rentable était la production de deux denrées majeures – le blé et la viande.

Ces pionniers de la migration vers l'ouest ont façonné la terre, l'eau et la consommation énergétique, les modèles d'occupation du territoire et, en définitive, le régime alimentaire américain. Un siècle plus tard, ils ont modelé ces mêmes aspects dans une grande partie du reste du monde. Et avec l'essor des pratiques agricoles industrielles, la production de blé et de viande – le blé étant progressivement remplacé par le maïs et le soja, plus rentables – a suscité l'envie du reste du monde.

Les essors du blé, du maïs et de la viande furent concomitants, et comme l'Ohio du XIXe siècle pouvait produire *beaucoup* plus de céréales que sa population en pleine croissance ne pouvait en consommer, une grande partie était expédiée vers l'est, et même à l'étranger. C'était crucial, car ce jeune pays était extrêmement dépendant de son commerce avec la Grande-Bretagne.

Mais le transport des céréales était contraignant, même après l'achèvement des voies ferrées au milieu du siècle, qui était risqué et pas toujours rentable. Qu'allaient faire les habitants des villes de l'Ouest de tout ce maïs ?

Tout comme la dépendance aux fertilisants importés, la production de viande, devenue un mal nécessaire, a pu, en définitive, être un autre pacte avec le diable. Mais à l'époque, la décision fut aisée. Les animaux, en particulier les cochons, étaient une excellente façon de convertir les céréales en profits.

Autrement dit, en nourrissant un cochon de 3 kilos de céréales, on peut les convertir (approximativement) en 1 kilo de viande. La conversion varie d'un animal à l'autre – il faut davantage de céréales pour obtenir 1 kilo de bœuf que pour 1 kilo de porc, et moins pour avoir 1 kilo de poulet. Mais cette conversion, qui peut également être envisagée comme une concentration de nutriments, est intéressante si on cherche un produit plus facile à transporter et à vendre que le maïs.

Le modèle agricole consistant à utiliser les terres arables principalement pour cultiver des aliments destinés à être commercialisés est devenu encore plus concentré à mesure que les céréales sont devenues un aliment supplémentaire pour les animaux plutôt que pour les humains, et que ces animaux étaient vendus à des fins lucratives.

Un modèle similaire émergea pour la distillation de l'alcool, qui était considérablement plus facile que l'élevage des animaux. Mais l'état d'ivresse quotidien a fini par être désapprouvé, et la consommation d'alcool a progressivement diminué, tandis que la viande est devenue de plus en plus populaire.

La viande a toujours eu plus de valeur que les cultures végétales, d'une part en raison de sa nature concentrée, mais également parce que la demande a toujours été très forte et que, jusqu'au XIXe siècle, elle était difficile à trouver. Une fois que la réfrigération est devenue courante, la viande était également plus facile à transformer et à acheminer que les céréales. En premier lieu, les animaux règnent sur les végétaux en les transformant à leur avantage. Et, une fois qu'ils sortent de l'abattoir, ils fournissent un produit qui est compact et dont la manutention est relativement facile ; alors que les céréales étaient susceptibles de pourrir, d'être attaquées par des vermines et simplement de se déverser des charrettes, des wagons et des péniches.

Avant l'apparition des voies ferrées, la plupart des viandes et des céréales étaient transportées par bateau. À partir des années 1920, le canal Érié, le Mississippi et le port de La Nouvelle-Orléans – acquis lors de la vente de la Louisiane – ont tous joué un rôle majeur dans le commerce de la viande.

La puissante rivière Ohio, qui se jette dans le Mississippi, est également devenue une voie navigable en 1825, lorsqu'un canal fut construit pour contourner les chutes d'eau de Louisville. Cela encouragea la croissance de Cincinnati, qui devint à partir de 1850 la plus grande ville de l'Ouest et produisait plus de porc que n'importe quel autre lieu dans le pays, à tel point qu'elle fut surnommée "Porkopolis".

Les porcs étaient le grand commerce de Cincinnati, un lieu où les animaux se promenaient dans les rues si librement et en si grand nombre que la collecte des ordures n'était plus nécessaire. Les abattoirs et les usines de conditionnement de la viande se sont multipliés dans toute la ville. Le porc fut salé (il y avait du sel en abondance dans le Kentucky voisin), stocké dans des tonneaux et transporté en bateau vers l'est pour être consommé ou vendu sur le marché international. Le saindoux était employé pour le savon et les bougies. Les autres parties de l'animal étaient transformées en toutes sortes de choses, allant des boutons aux brosses.

Cependant, le règne de Cincinnati fut de courte durée. Le Mississippi étant majoritairement fermé au commerce avec le Nord pendant la guerre de Sécession – et avec l'arrivée prometteuse du système ferroviaire reliant New York et Chicago, en passant par Albany, Buffalo et Cleveland –, "Mud City", le nom que l'on attribuait à Chicago à l'époque (elle était bâtie sur une vasière), a saisi l'opportunité. Tandis qu'elle conditionnait du porc pour les troupes de l'Union pendant la guerre de Sécession, la ville a réservé des centaines d'hectares à la création de parcs à bétail. Cette région située à l'ouest du Mississippi est devenue le *nec plus ultra* en termes de pâturage, et l'une des régions les plus productives que le monde ait connues.

L'exploitation de ces paysages apparemment infinis a contribué à métamorphoser les États-Unis en puissant moteur économique. Et à partir de 1870, Chicago transformait 3 millions de porcs et de bovins par an, un chiffre inimaginable jusque-là. (La population de New York, soit 1 million d'individus, consommait environ ce même nombre d'animaux chaque année.) La ville devint, selon les termes du poète Carl Sandburg, "la boucherie porcine du monde", et à partir de 1890, elle fut la deuxième ville des États-Unis. Les propriétaires de ces grandes usines de conditionnement, dont les noms tels que Armour et Swift sont encore connus aujourd'hui, ont implanté des usines dans une dizaine de villes de l'Ouest en pleine expansion et sont rapidement devenus les pionniers du transport réfrigéré.

Pendant ce temps, les Grandes Plaines – 1,3 million de kilomètres carrés, représentant environ un sixième de la région des États-Unis contigus (Lower 48) – devenaient la plus grande expérimentation mondiale d'élevage de bétail. Les bovins prenaient le pas sur les porcs, grâce à ce puisard d'une étendue sans précédent dans lequel un nombre inépuisable d'animaux pouvaient paître… et grâce aussi à sa proximité avec Chicago, et, au début des années 1930, aux milliers de kilomètres de nouvelles voies ferrées qui étaient créées chaque année. Ce système en expansion constante signifiait que les animaux pouvaient être déplacés de plus en plus loin vers l'ouest, tandis que la production était transportée vers l'est pour nourrir le pays. Le Colorado et le Wyoming ne tardèrent pas à devenir des États fondés sur l'élevage de bétail.

L'ensemble de ce bétail était ce que nous appellerions aujourd'hui "nourri à l'herbe". Comme ils étaient censés le faire, les bovins broutaient. Et, comme les bisons avant eux, ils parcouraient les Plaines, sans aucune intervention humaine.

Tout cela changea lorsque les agriculteurs ont commencé à rassembler le bétail en troupeaux, les conduisant à des milliers de kilomètres, et en leur administrant des traitements qui ont engendré la maladie, l'épuisement et l'amaigrissement. De nombreux troupeaux arrivèrent à Chicago en sous-poids et en mauvaise santé. Certains furent abattus et emballés, mais d'autres furent engraissés avec des céréales. Le système du parc d'engraissement venait de naître.

À mesure que l'industrie bovine s'étendait sur les Grandes Plaines, modifiant à tout jamais sa faune et sa flore, et que le Nord-Est s'industrialisait, le Sud de l'Amérique restait le bastion d'une agriculture singulière, de plus en plus productive – et profondément ancrée dans la tradition.

Les différences avec le Nord et le Sud d'avant la guerre de Sécession étaient saisissantes. Le Sud prospéra en tant que sous-nation agricole sur le dos d'individus réduits en esclavage et dans une relation de dépendance constante envers la Grande-Bretagne, tandis que le Nord est rapidement devenu un État industriel. Mais les deux moitiés des États-Unis avaient une chose en commun : les Africains réduits en esclavage étaient le fondement de la prospérité. (*The Half Has Never Been Told* d'Edward Baptist est un livre très pertinent à ce sujet[1].)

L'esclavage américain, le système économique le plus cruel et ouvertement malfaisant, était un commerce rentable en pleine expansion. Le Mississippi était l'État le plus riche du pays au début de la guerre de Sécession et, comme l'écrit Matthew Desmond dans *The 1619 New York Times Project*[2], "la valeur totale des esclaves dépassait celle de tous les chemins de fer et de toutes les usines du pays".

Le Nord avait peut-être aboli l'esclavage, mais il a continué à s'enrichir de façon extraordinaire grâce à la valeur de l'institution. Il s'industrialisa très tôt pour fabriquer des textiles à partir du coton cultivé par des personnes réduites en esclavage, tout en accumulant des richesses dans les domaines de la finance, de l'assurance, du transport, du secteur public et de l'immobilier.

Pendant ce temps, les planteurs du Sud étaient lourdement endettés et dépendants d'un mode de vie anachronique. Lorsque le pays fut frappé par la récession, qui ressurgissait de façon régulière, d'autres commerces purent liquider leurs avoirs et quitter les marchés sensibles. Mais le royaume du Coton était pris au piège. "Leur capital n'allait pas simplement se dégrader ou rester inexploité, écrivit l'historien Walter Johnson à propos des esclavagistes. Il allait mourir de faim. Il allait voler. Il allait se révolter." Pour générer de l'argent, les propriétaires de plantations avaient besoin de plus de coton, et plus de coton nécessitait plus de terres et davantage de main-d'œuvre. Pour reprendre

1. Texte non traduit en français à ce jour. *(N.d.T.)*

2. Projet du *New York Times Magazine* en 2019 visant à réévaluer les conséquences et le poids de l'esclavage aux États-Unis sur l'histoire du pays. *(N.d.T.)*

les termes de Walter Johnson : "Pour survivre, les esclavagistes ont dû étendre leur emprise."

Le déplacement des Amérindiens du Tennessee, de Floride, de Géorgie, d'Alabama et d'ailleurs a satisfait les propriétaires de plantations pendant quelques décennies. Mais les esclavagistes et leurs hommes politiques rêvaient d'un empire américain incluant les Caraïbes et s'étendant même jusqu'au Brésil. Pendant des années, ils cherchèrent à conquérir Cuba. En 1823, le secrétaire d'État John Quincy Adams écrivit que "les lois de la nature" avaient déterminé que les États-Unis finiraient par gouverner Cuba, et son sentiment persista.

Le régime américain était attrayant pour les Cubains (blancs) nés propriétaires de plantations de cannes à sucre qui avaient souffert lorsque l'Espagne avait interdit l'esclavage en 1845. En 1848, le président américain James Polk offrit 100 millions de dollars pour acheter Cuba aux Espagnols, et en 1854, il y eut un débat au sein des membres du gouvernement pour s'en emparer par la force. (Cela arriva, mais toutefois trop tard pour les esclavagistes, en 1898, lorsque les États-Unis déclarèrent la guerre à l'Espagne et prirent le contrôle de Cuba, de Puerto Rico, de Guam et des Philippines.)

Tandis que la "destinée manifeste" devenait un slogan populaire, la fracture se creusait entre ceux qui voulaient davantage d'États esclavagistes et de colonies – le Texas, le Missouri, le Kansas, Cuba et le Nicaragua étaient tous des candidats potentiels – et ceux qui souhaitaient que les terres soient possédées et travaillées par des Blancs et s'étendent vers l'ouest. Ces derniers soutenant que la liberté (pour les hommes blancs, bien entendu) était, pour l'économie générale, préférable à l'esclavage. Et lorsque cela les arrangeait, ils affirmaient que c'était préférable d'un point de vue moral. La guerre civile américaine fut l'aboutissement de ce conflit.

La sécession du Sud donna aux législateurs du Nord une majorité imbattable au Congrès, et même avant la fin de la guerre, Abraham Lincoln et son nouveau Parti républicain se démenèrent pour mettre en application la destinée manifeste. Il s'agissait, selon les termes de John O'Sullivan, de "nous déployer sur le continent confié par la Providence pour le libre développement de notre grandissante multitude". Ce déploiement fut accompli avec l'intention déclarée de déplacer et même de tuer les peuples indigènes, tout en donnant la terre aux hommes blancs, considérés comme dignes de celle-ci.

Ce processus s'accéléra en 1862, lorsque Lincoln et le Congrès s'unirent pour voter le premier Homestead Act[1] permettant à chaque famille pouvant justifier l'occupation d'un terrain depuis cinq ans d'en revendiquer la propriété privée, et ce dans la limite de 160 acres (soit 65 hectares), ou pour un prix d'achat de 1,25 dollar par acre. Ce fut la plus importante cession de terres de l'histoire et elle était, bien entendu, réservée aux hommes blancs. Les individus autrefois asservis n'étaient pas éligibles, tout comme les femmes indépendantes, le peuple indigène ou les Chinois, qui représentaient le plus grand groupe immigrant non européen. Au total, environ 270 millions d'acres (à peu près 110 millions d'hectares) de terrains "publics", soit un septième de la masse terrestre des États-Unis contigus, ont été cédées aux *homesteaders*. En outre, les chemins de fer ont fini par être donnés à concurrence de plus de 180 acres. En un rien de temps, plus de 80 millions d'acres ont été vendues au plus offrant, en général pour 1,25 dollar par acre. Comme la terre a si rapidement été transformée en actif financier, possédé par des banquiers, des financiers et des spéculateurs, il est facile de comprendre pourquoi les dettes se sont accumulées, au grand désespoir des fermiers américains.

Au total, plus d'un quart des terres du pays ont été données ou vendues à bas prix, mais une grande partie de l'ensemble (2 millions d'acres) était composée de montagnes non cultivables ou de déserts. Cependant, ce quart représente la majeure partie des terres arables. Si vous cherchez les racines de l'inégalité de revenus actuelle, vous pourriez commencer là, avec la donation fédérale de la terre – la fondation de la plupart des richesses – à un club très fermé d'hommes blancs.

Les choses auraient pu se passer autrement. Au soir du 12 janvier 1865, vingt pasteurs afro-américains ont siégé avec William T. Sherman, le général de l'Armée de l'Union, dans son quartier général temporaire de Savannah. Leur porte-parole était Garrison Frazier, un pasteur baptiste de soixante-sept ans qui avait été réduit en esclavage pendant les cinquante-neuf premières années de sa vie, jusqu'à ce qu'il rachète sa liberté et celle de sa femme pour 1 000 dollars en or et en argent.

Sherman demanda au groupe de "déclarer de quelle manière vous pensez pouvoir prendre soin de vous-mêmes et comment vous pouvez aider au mieux le gouvernement à maintenir votre liberté".

1. "Loi de propriété fermière". *(N.d.T.)*

Frazier n'a pas semblé énervé que l'on demande aux descendants des Africains kidnappés et réduits en esclavage ce qu'ils pouvaient apporter au gouvernement fédéral. Il répondit : "La meilleure façon de prendre soin de nous-mêmes est d'avoir de la terre, et de la travailler et la cultiver."

Sherman écouta. Quelques jours plus tard, il publia les ordres militaires portant le nom de Special Field Orders n° 15, qui promettaient qu'une bande de terre le long de la côte atlantique et s'étendant sur 400 kilomètres de Jacksonville à Charleston serait destinée à la relocalisation des Afro-Américains. Lorsqu'on leur demanda s'ils préféreraient vivre parmi les Blancs, Frazier répondit : "Je préférerais que nous vivions entre nous, car il existe des préjugés contre nous dans le Sud, qui ne disparaîtront pas avant des années."

Quarante acres (16 hectares) de "terre cultivable" étaient attribuées à chaque famille, à condition que le chef de famille s'engage dans l'Union "pour apporter sa contribution au maintien de sa propre liberté et pour garantir leurs droits en tant que citoyens américains". En s'enrôlant pour combattre dans les rangs de l'Union, les anciens esclaves pouvaient utiliser leur salaire pour "se procurer le matériel agricole, les graines, les outils, les bottes, les vêtements et tous les articles nécessaires pour gagner leur vie".

Travailler sa propre terre et en récolter les bénéfices peut être considéré comme un élément fondamental de la liberté, et la seule fois où les États-Unis ont demandé aux anciens esclaves ce qu'ils voulaient, ce fut leur requête. Le Homestead Act de 1862 avait garanti que chaque "chef de famille" – ce qui excluait la plupart des femmes – et chaque citoyen, ce qui en 1862 écartait les Afro-Américains, aurait l'opportunité de satisfaire ce désir fondamental.

En excluant ceux qui n'étaient pas citoyens, cette loi volait la terre des esclaves. Mais elle privait également de ce droit "ceux qui avaient pris les armes contre le gouvernement américain". Pourtant, même après que les Afro-Américains sont devenus des citoyens, ils étaient toujours exclus du filon du Homestead Act, tandis que les anciens soldats confédérés – les traîtres – ont été invités à y participer. Que la situation ait été différente si Lincoln avait vécu est sujet à controverse, mais après son assassinat, le président Andrew Johnson a rapidement abrogé les Field Orders de Sherman.

Dans une piètre tentative pour compenser l'exclusion des Noirs du Homestead Act, le Bureau des réfugiés a autorisé les anciens esclaves à louer et en définitive à être propriétaires des terres confisquées par les esclavagistes. Et, pendant une courte période, l'armée a fait respecter ces lois.

Mais cela n'a pas duré. Et même si les 40 acres promises par Sherman aux esclaves affranchis ne représentaient qu'un quart des propriétés accordées aux Blancs, c'était bien plus que ce que le gouvernement fédéral accorda. L'industrie du Nord s'intéressait bien plus aux travailleurs qu'aux fermiers cultivant pour leur propre subsistance, et l'idée que les Afro-Américains puissent obtenir réparation sous la forme de concessions de terre disparut aussi vite qu'elle était apparue.

De plus, ces anciens esclaves qui avaient légalement colonisé des terres qu'ils avaient été forcés de travailler pendant la guerre ont vu ces terres rendues à leurs anciens ravisseurs à partir de 1877. Les propriétaires terriens de retour ne tardèrent pas à établir un système de salaire et de métayage, ainsi qu'un cadre social incluant l'emprisonnement et le lynchage, proche de l'esclavage. C'étaient les lois Jim Crow, conçues pour s'assurer que le peuple noir reste, à toutes fins utiles, perpétuellement asservi.

Cette mode se développa. Comme le treizième amendement interdisait l'esclavage mais autorisait les travaux forcés, une arrestation était presque la seule chose nécessaire pour forcer d'anciens esclaves et leurs descendants à travailler gratuitement en tant que prisonniers. Même si les Afro-Américains ne pouvaient plus être achetés ni vendus, ils pouvaient encore (ainsi que leurs descendants) être séparés de leur famille et perdre leur liberté.

Même avant que la Reconstruction soit officiellement achevée, de nombreux anciens esclaves et leurs proches renoncèrent à tout espoir d'une vie heureuse dans le Sud et c'est ainsi que commença le grand exode de 1879. Les “exodusters” autoproclamés, se comparant aux Israélites de la Bible qui ont fui l'esclavage en quête de la Terre promise, se dirigèrent vers l'ouest, principalement vers le Kansas (un État libre avant la guerre, et fier de l'être), mais également dans l'Oklahoma, le Colorado et le Nord industriel.

L'ère des Afro-Américains en tant que premiers cultivateurs des États-Unis venait de s'achever. La plupart des exodusters, comme ceux qui ont quitté le Sud pour le Nord au XXe siècle, ont regagné les villes. Et ceux qui étaient principalement des agriculteurs restèrent dans le Sud profond, luttant pour conserver leurs terres et en vivre, confrontés à des gouvernements locaux et fédéraux encore hostiles.

S'il y avait eu une juste redistribution des terres au cours du dernier tiers du XIXe siècle, reconnaissant les droits du peuple indigène, des femmes, des anciens esclaves et autres gens de couleur, le XXe siècle aurait eu un aspect bien différent. Il y aurait eu des millions de petites et moyennes exploitations agricoles supplémentaires, dirigées par des familles soucieuses de leur terre, des aliments qu'elles cultivaient et des communautés voisines. Au lieu de cela, le gouvernement fédéral s'est associé aux anciens esclavagistes pour établir un système qui restait injuste, se concentrant de plus en plus sur les cultures marchandes et la monoculture.

Et il le fit de façon franche et ouverte. Outre le Homestead Act, 1862 vit la création du département de l'Agriculture des États-Unis (USDA) et le passage du Morrill Land Grant College Act, qui institua des dons de terrains fédéraux à chaque État dans le but de créer des universités, principalement publiques, dont beaucoup sont encore renommées aujourd'hui. Toutes étaient destinées à faire avancer la cause d'une production élevée à n'importe quel prix.

Le Homestead Act et le Morrill Act (ce dernier fut prorogé en 1890) ont en définitive déterminé l'avenir de l'agriculture et de l'alimentation en Amérique et sur le reste de la planète. Leurs objectifs étaient explicites : en 1863, le premier commissaire à l'Agriculture, Isaac Newton, déclara que "le surplus agricole permet non seulement au paysan de payer ses dettes et d'accumuler des richesses, mais de plus, il a les mêmes effets bénéfiques pour la nation. Augmenter ce surplus, et par conséquent développer et valoriser les vastes ressources de notre terre, et ainsi créer un nouveau capital supplémentaire, devrait être le grand objectif du département de l'Agriculture et de la Législation".

Newton alla plus loin : "L'objectif de chaque nouvel agriculteur devrait être de… faire de son mieux pour faire pousser deux brins d'herbe là où il n'en poussait qu'un auparavant." Cette déclaration montre une ignorance totale de la nature, du monde, et même des lois de l'univers. Tout est fini, y compris les richesses des terres de l'Amérique. Pourtant, le déclin de l'agriculture européenne du XIXe siècle avait créé un vide et le monde avait besoin qu'une culture marchande intervienne et comble ce vide. Le blé s'avéra être cette culture, et pour reprendre les termes de Dan Morgan, auteur de *Merchants of Grain*[1],

1. *Marchands de céréales*. Non traduit en français à ce jour. *(N.d.T.)*

"le plus grand marché alimentaire que le monde ait connu" était mûr pour tous ceux qui étaient prêts à le cultiver et le vendre.

Personne ne pouvait mieux y parvenir que les États-Unis. Les voies de chemin de fer du nouveau pays s'étaient étendues de 48 000 kilomètres en 1960 et de plus de 260 000 kilomètres à partir de 1890, ce qui contribuait à assurer que les nouveaux territoires de culture de céréales seraient rapidement occupés et que leurs produits pourraient facilement être transportés. Les compagnies qui allaient devenir Cargill, Pillsbury et General Mills ont commencé à construire des réseaux de silos à céréales à proximité de ces voies ferrées, coordonnant le commerce et les expéditions dans le monde entier. Les exportations américaines de blé et de farine ont plus que triplé au cours des trois dernières décennies du XIXe siècle, et ce n'était qu'un début.

Les *homesteaders*, soutenus par une nation qui voulait produire à n'importe quel prix, affluèrent dans le Wisconsin, le Minnesota, le Dakota, le Nebraska, le Kansas et le Colorado – tout d'abord depuis la Grande-Bretagne, l'Allemagne et la Scandinavie, et ensuite depuis le reste de l'Europe. Entre 1860 et 1890, le nombre d'exploitations agricoles doubla presque, passant à 4,5 millions.

L'Amérique devint le moteur économique le plus puissant au monde. C'était, d'une certaine façon, une version verticalement intégrée de la colonie traditionnelle. En d'autres termes, tandis que les Européens tiraient richesses et pouvoir des matières premières extraites des océans des colonies, le territoire américain et ses colonies devinrent une seule et même entité : le territoire américain *comprenait* les colonies. Wendell Berry qualifie l'Amérique d'"impérialiste envahisseur de son propre pays", il ajoute que les Américains étaient certainement en premier lieu les envahisseurs impérialistes du pays de quelqu'un d'autre, ce qu'il est sans doute bon de souligner. L'Amérique a bouleversé le modèle colonial traditionnel, employant ses propres ressources naturelles pour créer un système d'exportation où tous les profits restaient sur son propre territoire. C'était une première.

Une grande partie de l'industrie était financée par les échanges commerciaux et les spectaculaires fluctuations de prix rendirent l'achat de blé particulièrement attractif. Les réserves semblaient augmenter sans fin, alimentant une demande internationale qui était si nouvelle et complexe que personne ne la comprenait.

Ces plantations de millions d'hectares en une période aussi rapide créèrent le surplus agricole qui régit la société américaine depuis lors, mettant les agriculteurs dans la position difficile de devoir produire plus, non pas parce que la demande augmentait sans cesse (ce n'était pas le cas), mais pour compenser la baisse des prix et satisfaire les négociants qui gagnaient de l'argent dans tous les cas.

Les droits de douane protégeaient l'industrie naissante. La politique d'immigration libérale (encore principalement tournée vers les Européens blancs) contribua à entretenir l'afflux de main-d'œuvre vers l'ouest. Et comme à partir de 1833 les céréales pouvaient être vendues sous forme de "contrats à terme" – signifiant qu'on pouvait vendre ou acheter une récolte avant même qu'elle ne soit en terre –, les exploitants agricoles ont appris à vivre à crédit.

Le système mis en place assurait que les *homesteaders* qui contribuaient à peupler de nouveaux territoires – et à combler le vide laissé par l'esclavage – ne tardent pas à devenir eux-mêmes plus que de simples fournisseurs, une classe endettée de façon permanente, à mi-chemin entre des industriels autodidactes et des serfs.

Aucune de ces exploitations à haut risque et criblées de dettes n'importait aux yeux des nouvelles corporations, tant qu'elles leur fournissaient de nouveaux produits pour alimenter leur commerce. Tout comme les petits exploitants au XIXe siècle en Chine et en Inde, les agriculteurs se développaient non pas pour leur propre bénéfice ou celui de la communauté, mais au profit de l'économie monétaire mondiale. Aux États-Unis, le risque n'est devenu évident qu'au moment du Dust Bowl[1] et de la Dépression, qui ne tardèrent pas à survenir.

La machine à céréales américaine, un monstre de voies ferrées et de silos à grain, se ruait sur les plaines du Midwest, comme les bisons qu'elle avait remplacés. L'agriculture de même que le chemin de fer et la finance étaient devenus les principales sources des plus grandes fortunes du XIXe siècle. Il y avait des dizaines de manières de devenir riche grâce à l'agriculture, mais l'exploitation agricole en tant que telle était rarement l'une d'elles. Les moulins à grain, les silos, les équipements lourds, les usines de transformation, les compagnies de transport, etc., connaissaient un essor rapide, et la farine moulue valait désormais deux fois plus cher que le coton. Au cours des quatorze années qui ont suivi la guerre de Sécession, la production globale a été multipliée par six et

---

1. "Bassin de poussière" : région à cheval sur l'Oklahoma, le Kansas et le Texas, touchée dans les années 1930 par la sécheresse et une série de tempêtes de poussière provoquant une catastrophe écologique et agricole. *(N.d.T.)*

la production alimentaire a suivi le même rythme, jusqu'à ce qu'elle représente un cinquième de l'industrie dans son ensemble.

Et une certaine coordination était nécessaire pour la bonne marche de tout cela, apportant ainsi de la "rationalité" et de la standardisation à la production agricole. C'est ainsi que le mode d'agriculture américain a été codifié – une approche révolutionnaire qui coïncidait avec les changements survenus dans l'industrie –, et qu'il est devenu le modèle mondial de l'agriculture moderne.

Même si "moderne" est un terme plutôt exact, dans le sens où il signifie également "nouveau", il existe un mot plus juste, même s'il est moins couramment employé, pour désigner le type d'agriculture qui se développait : "extractive". Il désigne l'agriculture de l'ère industrielle qui s'appuie sur des machines pour systématiquement prendre plus à la terre qu'on ne peut remplacer, et bien plus que la terre ne peut donner. La dépendance d'avant-guerre des États du Sud à la monoculture et à l'exportation de coton et de tabac devenait désormais une politique nationale, et le processus s'était mécanisé. Le champ était devenu une usine et l'agriculture une industrie.

Cette industrie était représentée au niveau du gouvernement par le département de l'Agriculture, qui avait déterminé que l'industrialisation et la marchandisation, le business de l'alimentation, devaient être une priorité. Le bien-être des agriculteurs était tout à fait secondaire. Et les consommateurs ? Eh bien, ils mangeraient ce que le marché leur donnerait. La nutrition n'entrait guère en ligne de compte pour les gens qui achetaient de la nourriture. Une agriculture destinée à maximiser des aliments sains pour les humains n'a jamais été un objectif, pas plus que de minimiser les dommages affectant la terre et les autres créatures.

En fait, les objectifs de l'agriculture américaine étaient aussi simples que cyniques : augmenter le surplus et créer du capital. Dès sa naissance, le département de l'Agriculture des États-Unis (USDA) fut conçu pour exploiter le pouvoir politique et économique dans le but de devenir une puissance agricole. Et si les individus et les ressources exploitées pour créer cette puissance agricole étaient des dommages collatéraux, eh bien tant pis.

DEUXIÈME PARTIE

LE XXe SIÈCLE

6.

L'EXPLOITATION AGRICOLE DEVIENT UNE USINE

Nous considérons généralement la révolution industrielle comme l'histoire des usines, qui a commencé en Grande-Bretagne. La puissance thermique y fut d'abord exploitée pour des machines pouvant, par exemple, faire fonctionner des métiers à tisser plus vite qu'on ne pouvait l'imaginer jusque-là.

Mais les usines urbaines n'étaient qu'un aspect de la situation. Loin des villes, dans leurs immenses bâtiments de brique, les fermes s'industrialisaient elles aussi. Comme l'a noté Deborah Kay Fitzgerald dans *Every Farm a Factory*[1], presque toutes les usines florissantes possèdent cinq caractéristiques : "une production de masse, des machines spécialisées, la standardisation des processus et des produits, le recours à une expertise managériale (plutôt qu'artisanale) et l'évocation continuelle de « l'efficience » en tant que mandat de production".

L'agriculture du XXe siècle cochait toutes les cases de D. K. Fitzgerald, car il y a eu plus de changement au niveau de l'agriculture au cours du siècle qui a suivi la guerre de Sécession que dans les cent siècles qui l'ont précédée.

Et l'industrialisation se déplaçait vers l'ouest : l'épaisse couche d'herbe vieille d'un millénaire qui recouvrait la plaine des Appalaches était incomparablement productive – une fois détruite. Cependant, la difficulté majeure pour les exploitants agricoles qui affluaient dans la région fut de la détruire. Les mottes d'herbe étaient si épaisses et dures que non seulement il était difficile d'y pénétrer, mais elles collaient aux anciennes charrues, nécessitant des pauses fréquentes pour les nettoyer.

John Deere, un forgeron du Vermont ayant fait faillite qui avait emménagé dans l'Illinois en 1836, s'attaqua à ce problème : il créa une

1. *Chaque ferme est une usine*. Non traduit en français au moment de la publication de ce livre. *(N.d.T.)*

charrue ayant une forme et un angle différents et une lame en acier plutôt qu'en fer. Il prit le parti de les commercialiser différemment. Au lieu de prendre des commandes, Deere lança une chaîne de production pour ses charrues et trouva des clients pour les acheter dès leur sortie de l'usine. Dès 1859, il fabriquait dix mille charrues par an et avait au moins quatre cents concurrents, et cette tendance à la simplification et à la standardisation s'est poursuivie.

Les Américains ont rapidement altéré l'écologie des Plaines en révolutionnant les engins agricoles. Le "système industriel américain", associant la puissance et la rapidité de machines maniées par une main-d'œuvre semi-qualifiée pour remplacer des artisans experts, est devenu internationalement célèbre lors de l'Exposition universelle de 1851, qui se déroula au palais de Crystal Palace de Hyde Park, à Londres. Les industriels américains y présentèrent des armes fabriquées à partir de pièces interchangeables, qui pouvaient être rapidement réparées, même sur le champ de bataille. Du matériel agricole tout aussi ingénieux fut ensuite créé.

Le nouveau système traitait également les êtres humains comme des éléments interchangeables. Les rôles étaient décomposés et systématisés par tâches, de sorte que presque n'importe qui pouvait être remplacé, sans ralentir la production. Seule une personne qualifiée peut fabriquer des chaussures à la main, mais une personne qui travaille sur une machine à fabriquer des chaussures peut n'avoir qu'une seule tâche à apprendre et à perfectionner. L'incapacité à effectuer cette tâche pouvait signifier un remplacement rapide – un opérateur était remplacé aussi facilement qu'une pièce de la machine sur laquelle il travaillait. Le système n'avait pas besoin de personnel qualifié ; il avait besoin de travailleurs, et seulement du nombre nécessaire.

Le nom le plus étroitement associé à ce "management rationnel" était Frederick W. Taylor. Son travail sur les chaînes de montage inspira une génération d'ingénieurs agricoles, souvent des employés du service public travaillant dans les universités "*land-grant*[1]". Il en allait de même dans les stations d'expérimentation agricole, qui incitaient les cultivateurs à devenir "plus professionnels", à traiter l'agriculture comme n'importe quel autre commerce et à recourir davantage aux

1. Des terres sont accordées aux universités, en échange desquelles celles-ci s'engageaient à mettre l'accent sur l'enseignement de l'agriculture, de la science, de la science militaire et de l'ingénierie pratique. *(N.d.T.)*

machines pour produire plus de marchandises en employant moins de main-d'œuvre.

La charrue de John Deere fut une invention importante. Mais c'est l'invention du tracteur à vapeur et, peu après, du tracteur équipé d'un moteur à essence qui a véritablement changé la donne. Ces chevaux motorisés ne tardèrent pas à réduire le travail humain et animal de façon exponentielle, tout en supprimant presque toutes les difficultés inhérentes à l'ameublissement des sols vierges.

Le premier puits de pétrole fut foré en Pennsylvanie en 1859, et la conjonction du moteur à essence, de moteurs plus puissants et de l'acier produit en série entraîna un changement rapide. En 1850, un fermier et un cheval mettaient environ soixante-quinze heures pour produire 100 boisseaux de maïs. À partir de 1930, il ne fallait pas plus de quinze heures pour effectuer la même tâche. La production a augmenté en parallèle, passant de 173 millions de boisseaux de blé en 1859 à 287 millions à la fin du siècle. Le tracteur fit la grande différence.

Comme la plupart des technologies émergentes, les premiers tracteurs n'étaient pas aboutis. Ils étaient rudimentaires, d'allure lente, souvent défaillants, peu maniables, chers, difficiles à alimenter en carburant et dangereux. Et en particulier dans le cas des premiers modèles au charbon et au bois, ils étaient susceptibles de déclencher des incendies. De plus, ils devaient être tractés dans les champs par des chevaux, le temps de créer assez de vapeur.

Pourtant, là où les agriculteurs avaient déjà des facilités de crédit et des liquidités, dans les États extrêmement productifs tels l'Ohio, l'Indiana et l'Illinois, les premiers tracteurs devinrent rapidement populaires. Le rythme du changement s'accéléra de nouveau en 1892 avec le lancement du premier tracteur à essence, qui était supérieur au modèle à vapeur à tout point de vue : plus léger, moins onéreux, plus sûr et efficace.

Il y avait 37 000 tracteurs en service dans les exploitations agricoles américaines à partir de 1916, et le modèle de Henry Ford fut lancé en grande pompe dans le Nebraska. Ford lui-même était convaincu qu'il y aurait un marché pour 10 millions de tracteurs, et il jura de lancer le sien à un prix imbattable. Il avait su anticiper l'impact que celui-ci allait avoir : "Je vais labourer le Bush australien et les steppes de Sibérie et de Mésopotamie." Dès 1940, plus d'un demi-million de tracteurs avaient été vendus.

Une fois que les tracteurs à essence sont devenus abordables et ont commencé à se vendre, l'attaque de la plaine commença réellement. L'efficacité sans pareille des nouveaux tracteurs accéléra les plantations et les récoltes. Les herses traçaient des sillons plus nets et les semoirs plantaient de façon uniforme et rapide. Enfin, les moissonneuses-batteuses ont associé plusieurs procédés de moissonnage en une seule machine, réduisant ainsi les coûts de production de plus de moitié, principalement en diminuant la main-d'œuvre.

À partir de 1960, 4,7 millions de tracteurs étaient à l'œuvre dans 3,7 millions d'exploitations agricoles, et leur nombre s'était brusquement réduit à mesure que l'efficacité entraînait des fusions. En 1960, il y avait presque deux fois moins de fermes qu'en 1940, tandis que le nombre de tracteurs était resté relativement stable.

Le tracteur eut d'autres répercussions, que peu de gens encore en vie aujourd'hui prennent en considération : il a libéré des millions d'hectares de terres qui étaient autrefois consacrées à nourrir les bêtes de somme. Le nombre de chevaux diminua, passant de 25 millions en 1920 à environ 3 millions en 1960. À ce stade, l'USDA cessa de les répertorier.

L'impact fut profond. Selon l'économiste de l'USDA Willard Cochrane, comme il écrivit en 1958, "la substitution de l'énergie animale par la puissance du tracteur a libéré environ 70 millions d'acres, soit un cinquième de nos terres agricoles, pour la production de cultures destinées à la commercialisation".

Mais parmi les cultures commercialisables, les possibilités des agriculteurs étaient limitées. Comme les nouvelles machines étaient principalement adaptées pour cultiver et récolter une seule culture, les exploitations agricoles sont devenues moins diversifiées. Pendant la première moitié du XXe siècle, dans les nouvelles fermes des Plaines, cette monoculture était le plus souvent le blé, qui passa d'environ 8 millions d'hectares de cultures en 1870 à 20 millions d'hectares à peine trente ans plus tard.

La Deuxième Guerre mondiale rendit l'appétit du monde pour le blé temporairement insatiable, et pourtant, entre l'urbanisation et le besoin d'hommes dans l'armée, il y avait moins d'agriculteurs par habitant que jamais auparavant. Cela signifiait que les fermes devaient produire davantage de nourriture – ce qui fut possible, principalement grâce au tracteur.

Tandis que la production explosait, les États-Unis, ainsi que les anciennes colonies, comme les nouvelles, acheminaient assez de céréales à l'intérieur du pays et dans le monde entier pour nourrir les armées et la main-d'œuvre autrefois agricole. Celle-ci avait émigré dans les villes d'Europe et d'Amérique, qui s'industrialisaient à grande vitesse. Pendant ce temps, l'Europe rurale continuait de décroître à mesure que les gens vendaient leur ferme pour tenter leur chance dans le monde industriel ou les affaires, ou en tant qu'exploitants agricoles dans un lieu où ils pourraient être plus prospères, comme l'Amérique de l'Ouest. La migration de cette population fut le plus grand déplacement transcontinental de personnes qui ait jamais existé.

Mais au gré de cette nouvelle vague d'immigrants ambitieux, le paysage agricole dont ils avaient rêvé disparaissait rapidement.

Les agriculteurs ont toujours eu de bonnes et de mauvaises années, et à cette époque, l'économie était particulièrement volatile. La croissance rapide des marchés mondiaux signifiait qu'une sécheresse ou une guerre à des milliers de kilomètres pouvait affecter de façon soudaine et imprévisible les lois de l'offre et de la demande, ainsi que les prix, absolument partout. Et comme les céréales et même les contrats à terme étaient désormais négociés sur les marchés financiers, il y eut une brusque augmentation de la survenue de bulles, paniques, fluctuations des prix et récessions, toutes aussi imprévisibles et craintes que le mauvais temps.

Tandis que le Homestead Act avait aidé des millions de gens – chaque fois que l'on peut acquérir de la terre gratuitement, on s'en sort relativement bien –, on peut dire sans exagérer que, même avant que les cultivateurs aient commencé à travailler sur leur *homestead*, la tendance s'orientait vers un avenir où on n'avait guère besoin d'eux. La production en augmentation constante et les fusions signifiaient que le nombre d'exploitations agricoles commençait à diminuer de façon drastique en Amérique et le soutien aux *homesteaders* était en voie de disparition.

Pour les hommes d'affaires qui avaient prospéré grâce à leur main-d'œuvre, les agriculteurs individuels étaient un problème. Ils nécessitaient une attention particulière, s'organisaient pour proposer un traitement équitable et étaient souvent en retard dans le paiement de leurs factures. S'ils parvenaient à diminuer leurs effectifs tout en maintenant la production au même niveau, l'ensemble du système pourrait fonctionner avec beaucoup plus d'aisance.

Mais même s'ils étaient souvent traités de "ploucs" par les gens des villes, les paysans savaient ce qui se tramait. Vers la fin du XIXe siècle, ils commencèrent à protester contre le manque de fiabilité économique, la volatilité et les taux d'intérêt et hypothécaires imprévisibles, ainsi que la pression déflationniste, contre lesquels le gouvernement aurait pu agir, mais ne le fit pas. Ils comprirent également que les riches du pays devenaient de plus en plus puissants.

On produisait plus de nourriture que jamais, et malgré tout, la faim et la peur de la famine demeuraient. Dans le monde entier, les fermiers qui cultivaient autrefois de quoi nourrir leur famille et leurs voisins étaient forcés de vendre leurs récoltes sur les marchés pour garder la tête hors de l'eau. Sur ces mêmes marchés, les agriculteurs – comme n'importe qui d'autre – pouvaient acheter la nourriture qui était dans leurs moyens.

Mais si leurs récoltes étaient mauvaises, ils n'avaient aucune monnaie d'échange pour acheter des aliments cultivés ailleurs. Et, bien sûr, il n'y aurait aucune nourriture cultivée sur place non plus. Ce serait le même scénario que celui de l'Irlande. Pourtant, l'agriculture a continué d'être au service du marché mondial, abandonnant les communautés individuelles.

Dans l'espoir de contrôler la production et les prix et de rester indépendants, de nombreux agriculteurs se sont alliés à des mouvements ouvriers et à d'autres forces œuvrant pour un changement positif, formant des organisations telles que la National Farmers Union (Syndicat national des cultivateurs). Luttant pour échapper au contrôle des monopoles, ces organisations formaient des groupes d'achat coopératifs indépendants pour leur approvisionnement, leurs financements et leurs assurances.

Les cultivateurs réclamaient de meilleurs tarifs de transport aux compagnies de chemin de fer, de meilleurs taux d'emprunt (et une radiation des dettes) aux banques, un taux d'imposition plus faible (et des impôts plus élevés pour les spéculateurs fonciers), des lois antitrust plus strictes et mieux appliquées, ainsi que davantage d'aides du gouvernement. Tandis que ces thèmes fédérateurs émergeaient, les cultivateurs et leurs représentants s'unirent, formant le Parti populiste en 1892, et recueillirent 6,5 millions de voix pour William Jennings Bryan, le candidat progressiste à la présidentielle en 1896. Hélas, William McKinley en obtint 7 millions.

Mais tandis que les fermes établies fusionnaient, de nouvelles apparaissaient. Aux États-Unis, le gouvernement comme les entreprises étaient impatients que les terres sortent du domaine public pour engendrer des recettes fiscales et continuer d'accroître la demande de produits agroalimentaires. Le besoin de davantage de cultivateurs et de travailleurs signifiait que les politiques fédérales continuaient d'encourager l'immigration, et que le nombre de nouveaux Américains continuait d'augmenter à un rythme effréné. Entre 1860 et 1900, la population du pays a plus que doublé, passant à environ 75 millions d'individus.

Une fois que les cultivateurs ont eu une idée plus réaliste de ce à quoi ressemblait la vie au centre du pays – et lorsque les meilleures terres ont commencé à s'amenuiser et qu'il était devenu évident que l'agriculture honnête était rarement un moyen facile d'accéder à la richesse –, des incitations plus importantes que le Homestead Act furent nécessaires pour encourager les gens à quitter les villes de l'Est pour créer des fermes dans l'Ouest. Le Congrès américain adopta en 1909 l'Enlarged Homestead Act, qui doublait la taille des concessions, les faisant passer à 130 hectares, en faveur des nouveaux agriculteurs acceptant des terres difficiles à irriguer, arides, balayées par des vents et des précipitations imprévisibles.

Pour beaucoup, cela signifiait le Texas, l'Oklahoma, le Nebraska et le Kansas, où, Homestead Act ou non, les terres pouvaient être obtenues à peu de frais. D'autres allèrent encore plus loin vers l'ouest pour y trouver de l'or, au sens propre comme au figuré. Les *suitcase farmers* (des agriculteurs arrivés avec une simple valise) ont acheté des milliers d'acres de terres à bas prix, se rendant sur leurs terres uniquement pour les labourer, les ensemencer et enfin y faire les récoltes (lorsqu'ils n'employaient pas de main-d'œuvre). Ils exploitèrent le prix historiquement élevé du blé, puis revendirent leurs terres dès qu'elles ne furent plus rentables. Les spéculateurs ont élaboré des combines pour s'enrichir rapidement et les promoteurs et les compagnies de chemin de fer ont créé des fermes de démonstration. Ils y montraient comment la fortune était garantie pour tous ceux qui saisissaient cette opportunité qui ne se présentait qu'une fois dans une vie de réclamer leurs terres gratuites. Elle était présentée comme une occasion à ne pas manquer pour les nouveaux cultivateurs.

Ces arnaqueurs ont fait miroiter aux Américains de la côte est des "garanties" que le prix du blé resterait stable car la demande ne diminuerait jamais, que la terre de l'Ouest était idéale pour cultiver du blé et que le climat, selon les scientifiques de l'université du Kansas, changeait *en permanence* et s'améliorait.

Peu importait que le fait de doubler l'approvisionnement d'un produit pour lequel la demande n'était pas élastique était presque une garantie de baisse des prix. En effet, une fois que les gens ont assez à manger, il n'est pas facile de les inciter à manger davantage. Peu importait que le blé, comme l'histoire l'a montré, était difficile à cultiver, même sur les meilleurs sols. Et peu importait que personne ne pouvait prédire le climat à long terme et qu'il traversait en réalité une brève phase d'humidité favorable.

En fait, la conjonction d'un plus grand nombre de cultivateurs, de davantage de blé et du temps changeant était un désastre annoncé. Et c'est précisément ce qui arriva. Les exploitants avaient toujours travaillé dur, mais jusqu'au XXe siècle, ils travaillaient avec leur propre corps, leurs propres animaux et leur propre terre, qui devaient leur apporter indéfiniment la nourriture nécessaire à leur survie et à celle de leur famille. Tout cela faisait d'eux de bons intendants de la terre et des agriculteurs compétents.

À présent, les cultivateurs produisaient tellement qu'ils avaient besoin d'engager de la main-d'œuvre et de machines pour remplacer les animaux. Et pour se nourrir, il leur fallait davantage de terres. Ils devaient donc recourir au crédit, ce qui signifiait que le risque était plus grand qu'il ne l'avait jamais été. La politique, les machines et la finance s'associaient pour créer de plus grandes exploitations agricoles.

Comme les produits des usines, ceux des fermes étaient vendus et acheminés ailleurs. Et, comme les usines, les fermes engendraient des coûts nouveaux, parfois cachés et souvent extrêmes : la pollution, l'exploitation des travailleurs et des animaux, la dégradation des sols et l'épuisement des ressources – des coûts qui étaient absorbés par la terre et la société, sans remboursement.

Le gaspillage alimentaire était considéré comme normal et on estimait qu'une certaine quantité de pollution était "acceptable". Les scientifiques ont assuré aux pollueurs que la "nature" s'autonettoierait. L'eau, comme la terre avant elle, est rapidement devenue une matière première à part entière, et sa qualité s'est détériorée.

Pourtant, la croissance étant d'une importance capitale, la transition vers l'agriculture industrielle, comme celle qui avait mené à l'agriculture dix mille ans auparavant, était inévitable compte tenu des circonstances. Mais contrairement à la révolution agricole originelle, celle-ci se produisit à une vitesse insensée – en à peine plus de deux générations.

Peut-être était-il impossible de le voir sur le moment, mais il était nécessaire de soutenir l'agriculture régionale et les cultivateurs qui protégeraient la terre et produiraient de la nourriture pour leur communauté plutôt que pour des négociants. Mais les protestations des radicaux des XIXe et XXe siècles eurent un impact limité dans un pays où la croissance et le profit de quelques-uns étaient considérés comme plus importants que l'intérêt du plus grand nombre.

L'innovation donnait presque l'impression que la croissance illimitée des denrées était possible. Le tracteur avait entraîné un incroyable essor de la production. La seule limite étant la fertilité des sols, un problème de plus en plus urgent.

Et les cultivateurs n'étaient pas les seuls à constater que le pillage des trésors lointains du fumier composté n'était qu'une solution temporaire. En 1898, William Crookes, le président de la British Association for the Advancement of Science, fit écho aux propos de Malthus en prononçant ce que l'on connaîtra par la suite sous le nom de "Grand Discours du blé", lançant un défi aux membres de son organisation et à la communauté scientifique dans son ensemble.

Son principal sujet de préoccupation était l'approvisionnement alimentaire, une question "de vie et de mort" pour "tous les êtres humains". Et par "êtres humains", William Crookes entendait "les mangeurs de pain du monde entier… la grande race caucasienne, incluant les peuples d'Europe, des États-Unis, les habitants blancs d'Afrique du Sud, d'Australasie, de certaines parties d'Amérique du Sud, ainsi que la population blanche des colonies européennes".

"À mesure que les bouches se multiplient, les ressources alimentaires diminuent. La terre est limitée, et le sol qui permet au blé de pousser est totalement dépendant de phénomènes naturels difficiles et capricieux. Je me vois dans l'obligation de montrer que notre terre destinée à produire du blé n'est absolument pas à la hauteur de la pression que l'on fait peser sur celle-ci… C'est le chimiste qui doit venir à la rescousse des communautés menacées."

Sa préoccupation était tout à fait légitime. La population de l'Europe occidentale industrialisée était nourrie par les importations de céréales provenant de ses colonies et des États-Unis. Les Corn Laws furent abrogées, en partie parce que les céréales importées étaient si bon marché que les agriculteurs britanniques ne pouvaient plus les cultiver à des prix compétitifs. Cela se passa très bien, jusqu'à ce que l'Europe commence à prendre conscience que, même dans les pays riches, les importations alimentaires n'étaient solides que lorsque les relations commerciales entre les pays concernés étaient pacifiques. Cependant, la paix ne dura pas.

Comme on pouvait s'y attendre, lorsque les Britanniques et les autres Européens ont décidé de réinvestir dans l'agriculture nationale, il n'y avait pas assez de terres – ou, plus précisément, de terres encore fertiles. La concurrence et les tensions s'accentuèrent en raison de conflits relatifs aux territoires coloniaux dont les sols étaient encore assez riches en nutriments pour être productifs. Comme William Crookes l'a noté dans son discours, la première munition d'une guerre, qui est d'une importance suprême, est "la nourriture".

De plus, l'extraction de fertilisants à l'étranger est rapidement devenue impossible. Comme les marchands utilisaient des Chinois qu'ils avaient kidnappés pour transporter le guano à un rythme de plus en plus soutenu, les réserves s'épuisaient. Pendant un temps, il fut remplacé par deux autres formes de fertilisants riches en nutriments – le nitrate de potassium, également connu sous le nom de salpêtre, et le nitrate de sodium (ou "or blanc"). Ils étaient, et sont encore, extraits dans le monde entier, de l'Inde au Kentucky ou encore au Chili, mais à mesure que les réserves d'engrais azoté diminuaient, les prix augmentaient. Et la demande d'azote utilisable ne cessa de croître.

Dans le monde, l'azote ne manque pas ; il représente presque 80 % de l'atmosphère. Mais l'azote est inerte – les plantes ne peuvent l'assimiler sous sa forme gazeuse – et il n'y avait aucun moyen connu de l'extraire de l'air pour profiter de ses bénéfices. Les formes d'azote utilisables, telles que le guano et le salpêtre, étaient, sur le long terme, encore plus limitées que le fumier de vache ou de poulet, riche en azote. Pour que l'économie mondiale de la culture marchande puisse prospérer, quelqu'un allait devoir relever le défi de William Crookes et trouver un moyen d'exploiter l'azote atmosphérique.

Fritz Haber, un juif allemand né en 1868 et ami d'Albert Einstein, a trouvé un moyen d'utiliser la haute pression (plus de 200 atmosphères) et les températures élevées (plus de 400 degrés centigrades), en employant le fer en tant que catalyseur pour combiner l'azote atmosphérique et l'hydrogène, et ainsi produire de l'ammoniac.

En parvenant à extraire l'azote de l'air pour la première fois, Haber avait produit la base du fertilisant artificiel. Il avait créé, comme le disaient les Allemands, *Brot aus Luft* – "du pain à partir de l'air".

Le recours généralisé à ce nouveau fertilisant ne fut cependant pas immédiat. Le procédé Haber fut acheté par l'entreprise chimique BASF et industrialisé par son beau-frère, Carl Bosch. La production à grande échelle commença en 1913, mais au lieu de développer les fertilisants chimiques, BASF s'orienta vers une autre industrie en plein essor – la guerre. Le procédé Haber offrit au monde une nouvelle classe d'armes chimiques à base d'azote, ainsi que des explosifs plus puissants et faciles à confectionner.

Fritz Haber était un inventeur assez prolifique d'armes nouvelles destinées à la guerre chimique, transformant le chlore, le gaz moutarde et d'autres gaz en armes. Cela entraîna l'invention du Zyklon A, destiné à l'origine aux insectes. Après la mort de Fritz Haber, cette technologie fut utilisée pour créer le Zyklon B, le gaz employé par les nazis dans les camps d'extermination, où plusieurs membres de la famille de Haber furent tués.

Après la Première Guerre mondiale, lorsque le fertilisant à base d'ammoniac fut enfin produit en grandes quantités, la production de céréales doubla, puis elle doubla de nouveau en l'espace de deux décennies. Les cultures de couverture, la rotation des cultures et l'engrais n'étaient utilisés que lorsque les cultivateurs en avaient les moyens. Puis, avec la création du tracteur et des pesticides chimiques, le nouveau fertilisant allait déterminer l'évolution de l'agriculture au XXe siècle et au-delà.

Mais avant cela, il y avait une guerre à gagner. Et même si on s'en souvient rarement, la Première Guerre mondiale fut remportée grâce au blé. En 1901, à la fin de l'époque victorienne, la Grande-Bretagne comme l'Allemagne avaient opéré une transition, passant de pays agricoles au rang de grandes puissances industrielles et militaires. Tous deux étaient des importateurs nets de céréales, de laine, de fertilisant et d'autres produits de première nécessité, qui ne pouvaient être expédiés en Grande-Bretagne que par bateau. L'Allemagne dépendait elle aussi d'importations pour des biens aussi cruciaux que les produits laitiers et le blé.

En termes d'approvisionnement, la grande différence entre les deux pays était l'océan Atlantique. Tandis que la Grande-Bretagne pouvait toujours commercer avec ses alliés et ses colonies, l'Allemagne avait (et a encore) un accès plus limité, passant soit par la Manche, étroite et surveillée, soit par la mer du Nord, également contrôlée par la Grande-Bretagne.

Presque immédiatement après le début de la guerre, en 1914, la Grande-Bretagne ferma les deux étendues d'eau au transport maritime allemand. La France et l'Italie, alliées de la Grande-Bretagne, bloquèrent la mer Adriatique, dont le port le plus au nord était Trieste, qui faisait alors partie de l'Empire austro-hongrois. Pour le reste de la guerre, à quelques exceptions près, l'Allemagne n'a pu importer de nourriture par les mers (il y avait même un blocus partiel au niveau de la mer Baltique). Comme la plupart des hommes en âge de combattre servaient dans l'armée, l'agriculture allemande subissait une pénurie de main-d'œuvre, de fourrage, de fertilisant et d'animaux (des millions de chevaux étaient au front).

D'après l'ouvrage d'Avner Offer *The First World War : An Agrarian Interpretation*[1], environ 19 % des calories consommées en Allemagne provenaient de l'étranger, bien trop pour que les habitants puissent s'en passer. Mais les difficultés dépassaient le cadre des importations alimentaires. Le régime alimentaire allemand était aussi riche en viande que celui de n'importe quel pays industrialisé, et la production de viande réduit le nombre total de calories disponibles, étant donné qu'une partie des calories "concentrées" des animaux sont utilisées pour les maintenir en vie.

Ce qui nous amène au cas curieux du Danemark. Même si le Danemark a déclaré être neutre lorsque la guerre a débuté, en 1917, l'Allemagne a privé ce pays de toute importation de fertilisant, de céréales et autres aliments lorsqu'il a déclaré un blocus total sur tous les transports maritimes internationaux qu'il pouvait contrôler.

Le régime alimentaire danois, comme celui de l'Allemagne, était particulièrement vulnérable. Le pays produisait autant de céréales par habitant que l'Allemagne, et il en utilisait la moitié pour nourrir le bétail. Mais, dans un impressionnant souci de clarté, de résolution et d'unité, le gouvernement décida de diminuer la production d'alcool, de rationner le pain blanc, d'interrompre l'élevage des cochons et d'encourager la consommation de céréales complètes. Comme l'a dit le Dr Mikkel Hindhede, l'un des directeurs de campagne : "La viande est la dernière condition à remplir [dans l'alimentation]. Si les gens doivent attendre que les cochons et le bétail aient assez de nourriture, ils mourront de faim."

Mikkel Hindhede avait raison. N'importe quel régime alimentaire raisonnablement équilibré comportant assez de calories apporte suffisamment de protéines. Ainsi, en y ajoutant les céréales qui étaient autrefois réservées aux animaux, l'alimentation danoise a tiré le meilleur de

---

1. *La Première Guerre mondiale. Une interprétation agraire.* Non traduit en français au moment de la publication de ce livre. *(N.d.T.)*

sa production agricole, se concentrant sur les céréales complètes, les pommes de terre, les fruits et les légumes.

En fait, Hindhede surnomma l'année entre octobre 1917 et octobre 1918 "l'année de la Santé". Le taux de mortalité du Danemark fut plus bas que jamais. Le taux moyen de maladies chroniques, d'après un échantillon d'habitants adultes de Copenhague entre 1900 et 1916, était de 100 ‰. Pendant l'année de la Santé, il était de 66 ‰. Le taux de mortalité moyen au Danemark entre octobre 1917 et octobre 1918 était de 10,4 ‰, soit bien moins que son taux le plus bas de 12,5.

Pour être juste, il existe d'autres explications possibles pour cette amélioration de la santé. Certains appellent l'année 1917-1918 "l'année du Beurre", affirmant que la santé s'était améliorée en raison de la diminution de la consommation d'alcool et de l'élimination de la margarine. Mais quelles qu'en soient les raisons, et elles sont sans aucun doute complexes, la santé du Danemark s'est améliorée à la suite d'une "expérimentation" alimentaire contrôlée rendue possible (et nécessaire) par un retour à un style de culture et d'alimentation plus ancien. Et il est incontestable que les Danois étaient bien mieux nourris – avec moins de ressources – que les Allemands. En réalité, leur régime alimentaire était si optimal que les recommandations de la plupart des experts de santé publique actuels sont en conformité avec le style alimentaire danois pendant la guerre.

En Allemagne, les produits chimiques qui auraient pu être utilisés pour fabriquer des fertilisants artificiels étaient employés pour les bombes et le gaz de combat. De plus, le blocus signifiait que l'Allemagne ne pouvait importer le salpêtre chilien, la source d'azote d'extraction minière qui avait largement remplacé le guano. Son agriculture en souffrit, avec une augmentation stupéfiante des coûts et, en définitive, une hyperinflation. La réponse de l'Allemagne fut de créer le War Food Office pour tenter de rationner la nourriture et de l'attribuer de façon juste, ce qui signifiait qu'une grande partie de celle-ci était vendue au marché noir.

La sous-alimentation qui suivit prédisposa les Allemands à la maladie, ce qui entraîna le décès de centaines de milliers de civils, ainsi que des problèmes de santé sur le long terme pour une génération de jeunes élevés sans un nombre suffisant de calories pour se développer normalement. La guerre et la période d'après-guerre alimentèrent les troubles sociaux et exacerbèrent les divisions entre les habitants urbains et ruraux, les différentes classes et origines ethniques, non seulement en

Allemagne, mais dans l'ensemble de l'Europe – ce qui fut l'une des causes sous-jacentes de la révolution russe –, du Moyen-Orient et au-delà.

Pendant ce temps, le blé américain connaissait un essor sans précédent, préparant les États-Unis à devenir le principal fournisseur de céréales de l'Europe occidentale. Le futur président Herbert Hoover fut nommé directeur de l'US Food Administration, qui établissait des normes relatives aux prix intérieurs pour limiter les pratiques abusives, attribuait l'approvisionnement alimentaire des troupes et contrôlait les ventes aux alliés.

Une grande partie du butin de l'industrie agricole florissante étant acheminée à l'étranger aux alliés et soldats, Herbert Hoover encouragea les Américains à devenir plus autosuffisants et à faire le plein d'œufs et de fromage, qui étaient encore produits au sein des foyers ou à proximité. Les Américains se sont également mis au jardinage : 3 millions de parcelles non cultivées jusque-là furent plantées, un nombre particulièrement impressionnant lorsqu'on sait que la population de l'époque s'élevait à environ 100 millions d'habitants.

En conséquence, les exportations de blé et de viande ont quintuplé au cours de la guerre et de l'après-guerre. Dès 1919, les produits alimentaires représentaient un tiers des exportations américaines. Cependant, cette hausse des exportations ne pouvait durer et l'inévitable effondrement fut encore plus désastreux pour les petits cultivateurs.

Le prix élevé des céréales engendré par la forte demande pendant la guerre a incité de nombreux agriculteurs à penser qu'il serait toujours préférable de produire davantage, que plus de cultures serait synonyme de davantage de profits et que le gouvernement fédéral appuierait cette idée.

D'une certaine façon, ils avaient raison : il est plus facile pour le gouvernement et plus rentable pour l'industrie d'avoir 1 000 agriculteurs produisant chacun 1 million de boisseaux que 1 million d'agriculteurs produisant chacun 1 000 boisseaux. Non seulement un nombre moindre de fermes et de cultivateurs signifiait que le pain était moins cher, mais aussi qu'il y avait davantage de tracteurs. Les exploitations agricoles les plus importantes furent les plus florissantes, en grande partie grâce au soutien du gouvernement.

Un cas d'étude intéressant fut Thomas D. Campbell, un agriculteur pionnier qui, en 1917, affirma que le meilleur usage de son temps et de ses compétences n'était pas de se battre mais de produire du blé à une échelle industrielle, en utilisant tous les outils à sa disposition. Cela incluait, comme le cite Deborah Kay Fitzgerald dans *Every Farm a Factory*, "le même principe de la production de masse, de calcul des coûts, de machines et de main-d'œuvre spécialisées dans le travail mécanique, comme n'importe quel grand groupe industriel de ce pays".

Thomas D. Campbell présenta son cas par télégramme au président Wilson et à J. P. Morgan, et fut récompensé par 40 hectares de terres non imposables louées au Bureau des affaires indiennes – terres qui avaient été prises aux tribus Crow, Blackfeet et Shoshone – et un investissement de 2 millions de dollars de la part de la J. P. Morgan. Thomas D. Campbell, qui fut ensuite connu comme le Roi mondial du blé, conseilla également Staline sur l'agriculture, créa l'une des premières formes de napalm et devint brigadier général de l'US Air Force.

Peu d'histoires furent aussi grandioses, mais la tendance était affirmée. Dès l'instant où le tracteur à essence fut introduit, l'innovation accéléra la montée en puissance de l'agriculture à grande échelle. Les systèmes de levage hydraulique facilitèrent le remplacement des outils agricoles, désormais adaptés aux différentes cultures. Des moteurs Diesel plus puissants virent le jour et l'apparition des quatre roues motrices, ainsi que l'amélioration de la qualité de la transmission rendirent possible le travail tout-terrain. Ces meilleures méthodes agricoles signifiaient que l'espacement des cultures pouvait être ajusté pour différents types de cultures, permettant une plus grande efficacité. Tandis que les fertilisants chimiques intensifiaient le rendement par hectare et que la taille des champs augmentait, ainsi que la superficie totale cultivée, posséder les machines les plus récentes devenait d'une importance cruciale.

Les premiers à avoir adopté les tracteurs et autres technologies nouvelles eurent un avantage décisif en vendant d'énormes quantités aux prix très élevés qui avaient cours à ce moment-là. Ces prix allaient inévitablement subir une baisse, à mesure que le reste des cultivateurs rattrapaient leur retard, que la production de masse entraînait davantage de surplus et que les marges devinrent si faibles que seuls les producteurs les plus importants pouvaient rester bénéficiaires.

"Sur le long terme", écrivit l'économiste de l'USDA Willard Cochrane, qui devint l'économiste agricole en chef du département de l'Agriculture des États-Unis dans les années 1960, "le temps que la plupart des agriculteurs adoptent la technologie, les bénéfices obtenus par les premiers cultivateurs ont disparu. L'agriculteur moyen se retrouve au point de départ, pour ce qui est de ses revenus." Cette tendance s'est confirmée pour toutes les innovations majeures de l'agriculture industrielle, des tracteurs aux semences génétiquement modifiées. Chacune d'elles a bénéficié aux exploitations agricoles les plus importantes et a pénalisé les plus petites.

Très vite, il a fallu davantage de terres, d'équipements, de produits chimiques et de financements pour devenir un agriculteur prospère grâce aux cultures les plus prolifiques, telles que le maïs, le soja et le blé. Et à mesure que ce modèle se développait, l'achat de machines agricoles ne garantissait plus la prospérité, mais plutôt l'endettement, plaçant les agriculteurs sur ce que Cochrane appelait "le tapis roulant de l'agriculture". Cela était vrai, même dans le cas de Campbell. J. P. Morgan ne lui avait pas simplement *donné* 2 millions de dollars ; il s'agissait d'un *prêt*.

Accroître la production et se spécialiser dans les cultures de base était la seule façon de rester en vie. La plupart des bénéfices allaient aux fabricants de matériel agricole, aux producteurs de produits chimiques et de semences, et les noms qui ont tiré leur épingle du jeu à cette époque restent bien implantés : General Mills, Cargill, Deere, DuPont.

Comme tant de forces se sont liguées contre les exploitations agricoles familiales à l'ancienne, la lutte contre le développement fulgurant est devenue impossible. La surproduction des années de guerre avait entraîné un surplus relativement permanent et les prix sont tombés si bas que tous les agriculteurs, excepté les plus importants, étaient dans le rouge. L'incitation à se développer et à se concentrer sur une seule culture venait de toutes les directions. Et chacune des entités qui avaient été créées spécifiquement pour aider les exploitations familiales à survivre, telles que les *land grant colleges* et leurs stations d'expérimentation, encourageait les plus petites fermes à accroître la production de cultures marchandes.

Lorsqu'en 1922 l'USDA créa le Bureau de l'économie agricole (désormais connu sous le nom de Service de recherche économique), il se joignit officiellement au mouvement visant à encourager les États à inciter les petits agriculteurs à produire en respectant certaines normes, à l'aide de techniques similaires. Ainsi, le Bureau établit *de facto* une politique de production agricole. Le gouvernement fédéral aidait les agriculteurs, que ce soit de façon directe ou indirecte, *via* les États, à tendre vers un système de production uniformisé. Les exploitations agricoles ont continué à devenir moins nombreuses, plus importantes et plus semblables.

Ce processus n'était pas totalement cynique et certains ont même pu le trouver innocent. "Les scientifiques des stations d'expérimentation et les administrateurs n'ont jamais envisagé la possibilité que, dans la mesure où leur travail s'est avéré efficace, il aurait pu enrichir les riches, appauvrir de nombreux agriculteurs méritants ayant peut-être moins le sens des affaires, et en définitive les forcer à céder leurs terres", écrivit l'historien Charles Rosenberg. Il ajouta : "Ils n'ont sans doute pas anticipé le conflit potentiel entre leur plaidoyer en faveur d'un effort de recherche de plus en plus sophistiqué bénéficiant du soutien du gouvernement et la disparition progressive d'un monde autosuffisant décentralisé… Seules les exploitations les plus rentables pouvaient espérer survivre."

Que cela ait été intentionnel ou non, la conséquence tragique de l'incitation à la monoculture standardisée fut que les scientifiques et les chercheurs ne sont pas devenus les alliés des agriculteurs, mais des banquiers, des fabricants de matériel agricole et des producteurs de semences et de produits chimiques. Comme Wendell Berry le souligne dans *Le Grand Démantèlement. Agriculture et culture*, les "collèges agricoles" sont devenus des "collèges de l'agrobusiness", dans la mesure où "une institution qui était censée protéger la vie rurale est désormais son plus grand ennemi : une subvention pour l'éducation attribuée aux concurrents des agriculteurs".

Les dés étaient pipés. Les grandes compagnies voulaient que les cultivateurs détiennent des terres plus nombreuses, qu'ils produisent davantage et s'endettent toujours plus. Dans le même temps, les conseillers supposés impartiaux pensaient que, si les petits agriculteurs allaient inévitablement disparaître face aux évolutions du matériel agricole, pourquoi ne pas simplement aider ceux qui pouvaient se développer ? Tant pis pour les millions de cultivateurs qui produisaient de la nourriture pour leur communauté.

Au lendemain de la Deuxième Guerre mondiale, les exploitations agricoles ont commencé à péricliter à un rythme accéléré. Entre 1920 et 1932 – avant la catastrophe écologique du Dust Bowl –, 25 % des fermes ont disparu sous le poids des dettes ou des impôts.

La mécanisation et la croissance ont rendu l'économie agricole plus instable, dans la mesure où davantage de dettes, de revenus et de production signifiait davantage de volatilité. À partir de 1930, lorsque Deere & Company et son principal concurrent, International

Harvester, dominaient les ventes de matériel agricole, John Deere, le petit-fils du directeur général Charles Deere Wiman, renfloua la banque locale pendant la grande dépression de 1929. Il avait en effet pris conscience que se montrer généreux envers les agriculteurs précaires était une bonne stratégie marketing, autant qu'une bonne stratégie commerciale. En définitive, les achats à crédit sont devenus la norme, et en 1958, l'entreprise créa la John Deere Credit Company, qui est devenue l'une des plus grandes institutions financières du pays. Les équipements à grande échelle sont essentiels à l'industrie agricole, mais leur coût est prohibitif pour un achat initial dans une exploitation familiale. Une moissonneuse-batteuse moderne, même loin d'être haut de gamme, coûte un demi-million de dollars. Un achat tel que celui-ci nécessite un financement complexe et d'être propriétaire d'une très grande superficie de terres pour justifier cette dépense, ainsi que la pratique de la monoculture pour un rendement maximum. En 1945, lorsqu'autant de bêtes de somme que de tracteurs travaillaient les champs américains, la valeur moyenne d'un engin agricole était de 878 dollars, ce qui équivaut à un investissement de 22 000 dollars en 2020. À présent, le prix moyen est 6 fois supérieur.

Ce financement liait irrémédiablement les agriculteurs aux producteurs de matériel agricole, de produits chimiques et de semences – ainsi qu'aux banquiers. Et tandis que Deere & Co faisait preuve de bonne volonté envers les cultivateurs en difficulté, réussir à créer un lien avec ceux-ci était presque l'assurance que les créanciers continueraient de leur apporter un profit sur le long terme. C'est également l'une des raisons majeures pour lesquelles il est si difficile de changer l'industrie agricole à l'heure actuelle.

Aujourd'hui, les marges que Deere & Co tire du crédit sont presque quatre fois supérieures à celles qu'elle obtient de ses ventes. Mais c'est l'association des deux qui lui permet de garder une position de premier plan. Si les agriculteurs sont prospères, ils achètent de nouveaux engins agricoles, peut-être selon des termes financiers qui ne sont pas profitables pour la compagnie. Mais s'ils sont en difficulté – et presque tous le sont –, ils achètent ce nouvel équipement à des conditions bien moins avantageuses. Dans tous les cas de figure, Deere est gagnant. En 2019, ses profits étaient de 11 milliards de dollars, soit un peu plus de 10 % de l'ensemble des profits cumulés des 2 millions d'exploitations agricoles des États-Unis cette année-là.

7.

POUSSIÈRE ET DÉPRESSION

L'alimentation a toujours eu une dimension politique, mais au fil du temps, notre relation à la nourriture – la façon dont elle finit dans nos assiettes – a de plus en plus été déterminée par le gouvernement et la politique.

Parfois, les gouvernements soutiennent les agriculteurs tandis que ceux-ci, petits et grands, remplissent leur mission. Cette passivité est généralement synonyme d'un manque de protection des pauvres contre les riches, et cela se termine souvent par une fusion. Mais la politique peut déterminer les types de production et leur niveau, améliorer (ou compromettre) la nutrition, encourager les surplus dans le but de favoriser le commerce, ou même créer la pénurie. La politique façonne l'ensemble de ces questions.

Les conséquences peuvent être douloureuses. Depuis la Grande Famine, l'ère moderne a vu la négligence, la cruauté et le manque de compassion entraîner la mort de millions de gens à cause de la famine. Dans certains cas, les gouvernements ont même employé la nourriture comme une arme pour commettre un génocide.

L'exemple le plus éclatant d'une politique alimentaire génocidaire étant Joseph Staline, qui a accédé au pouvoir absolu en 1924, alors que l'Union soviétique commençait à s'industrialiser. L'admiration de Staline pour l'Amérique n'était pas un secret. Il croyait que "l'association du coup de balai industriel russe à l'efficacité américaine était l'essence du léninisme". Lénine lui-même n'était pas en position de le contredire : il était mort. Et Staline voulait surtout une économie qui pouvait être compétitive au niveau mondial et capable de concurrencer les États-Unis.

En 1861, le tsar Alexandre II abolit le servage, un état proche de l'esclavage qui a existé en Russie et dans certaines régions d'Europe pendant plusieurs siècles. Après leur émancipation, les serfs sont devenus des paysans, ce qui signifiait qu'ils pouvaient posséder des terres. (Dans le monde entier, "paysan" signifie encore "un petit agriculteur pauvre" ; et le terme n'est pas péjoratif.) Ils étaient libres – libres de devenir relativement riches s'ils y parvenaient et, dans le cas contraire, libres de mourir de faim. On peut sans doute affirmer sans trop se tromper que tous ont continué de mener une vie difficile.

Staline croyait que, pour que la révolution soit un succès et que l'Union soviétique devienne une puissance mondiale, il devait améliorer son rendement et sa productivité à tout prix. Et à ce stade, le modèle agricole américain florissant montrait à l'évidence que les grandes exploitations agricoles devaient absorber les plus petites. Staline l'a suivi, sans aucune considération pour les vies humaines.

Staline encouragea, puis força les paysans à rejoindre les centres de fabrication, où la main-d'œuvre industrielle doubla en quelques années seulement. Ainsi, l'agriculture commença à se mécaniser et à se concentrer sur les cultures marchandes. Mais le manque de matériel agricole, la baisse du prix des cultures et ce qui était dans les faits un tribut – les paysans devaient donner un pourcentage de leur production à l'État – entraînèrent une pénurie de céréales à la fin des années 1920. La réponse de l'État fut le premier plan quinquennal, qui donna à Staline un contrôle absolu sur la politique économique et fut à l'origine d'une guerre entre l'État et la paysannerie, qui voulait surtout la paix, de la terre et l'indépendance.

Cependant, Staline fit la promotion de la collectivisation, de la transformation de fermes individuelles en exploitations plus vastes gérées par des groupes. Les cultivateurs y produisaient des cultures marchandes telles que le sucre, les betteraves et le coton – des cultures destinées à être vendues, mais devenues presque inutiles pour la survie. Staline diminua simultanément le prix payé par l'État pour ces cultures, de sorte que les agriculteurs ne pouvaient plus vivre de l'argent qu'elles leur rapportaient.

Ce qui était censé être un plan rationnel, une planification centralisée avalisée par la science, était, en pratique, arbitraire, cruel et, pour l'essentiel, un échec. Les champs n'ont pas tardé à n'être consacrés qu'à une seule et même culture, année après année, une recette infaillible pour épuiser les sols, qui faisait écho à ce qui se passait simultanément aux États-Unis, avec des résultats tout aussi désastreux.

Impuissants, privés de leurs terres et vivant dans des conditions effroyables, les paysans se révoltèrent, abattant leur bétail et détruisant leur matériel agricole. Malgré tout, il y avait encore des aliments à exporter – principalement parce que les prix étaient trop élevés pour les gens qui produisaient les denrées, rendant la demande nationale artificiellement basse –, ce qui améliorait la balance commerciale du pays.

Cependant, on avait un point de vue différent si on mourait de faim. Mais, à l'instar des colonialistes des XIXe et XXe siècles, Staline n'éprouvait aucune sympathie pour les paysans, et aucune obligation de remédier à leur situation désespérée. Au lieu de cela, il utilisa la faim comme une leçon pour les "cultivateurs de céréales estimés" – pour reprendre les termes sarcastiques du romancier Mikhail Sholokhov – qui, selon lui, fomentaient "une guerre silencieuse contre le pouvoir soviétique".

Une famine de grande ampleur s'ensuivit. Dans son livre *Stalinism, Collectivization and the Great Famine*[1], mon ami l'historien italien Andrea Graziosi identifie les quatre éléments clés de la famine. Premièrement, Staline et son régime ont mis en œuvre cette politique dans le but manifeste de détruire la paysannerie. L'État lui-même, souligne Andrea Graziosi, était construit avant tout autour d'une "guerre de longue haleine contre la paysannerie". Deuxièmement, même si la famine ne fut pas provoquée de façon intentionnelle, elle fut volontairement manipulée une fois commencée. Troisièmement, Staline a utilisé la famine comme une sanction, terrorisant les gens qui menaçaient son pouvoir et déportant des millions d'individus en Sibérie. En définitive, en Ukraine et au Kazakhstan, cette politique s'est avérée génocidaire. Plus de 1 million de nomades kazakhs sont morts de faim en 1931 et 1932, après que leurs troupeaux ont été saisis par l'État.

La plupart des sources estiment le nombre de gens morts des suites de la famine provoquée par Staline autour de 7 millions, cependant, d'autres pensent que ce chiffre s'élève à 12 millions. Environ 40 % de la population du Kazakhstan et, dans certaines régions, jusqu'à un tiers des Ukrainiens ont péri. La "prospérité agricole" de Staline épuisa la terre riche des champs ukrainiens, ainsi que ceux qui la travaillaient. Tous ceux qui auraient pu le faire soit étaient morts, soit avaient fui vers les villes ou d'autres pays.

C'était la première fois qu'un gouvernement moderne employait la nourriture comme arme contre les citoyens rebelles. Mais un courant

1. *Le Stalinisme, la Collectivisation et la Grande Famine*. Non traduit en français au moment de la publication de ce livre. *(N.d.T.)*

idéologique fut ainsi établi. À partir de ce moment, comme l'affirme l'économiste Amartya Sen, les famines n'ont pas seulement frappé sans prévenir. Elles sont également survenues dans le contexte de troubles sociaux, de l'absence de démocratie et en temps de guerre. Dans son analyse des famines au Bengale (1943), au Sahel (1972-1974) et en Éthiopie (1972-1974), Amartya Sen conclut que *la disponibilité alimentaire n'avait aucune corrélation avec le début de la famine*. La liberté politique, en revanche, si.

Imitant l'Union soviétique une génération plus tard, le Parti communiste de Mao conçut et mit à exécution un plan destiné à transformer la Chine en superpuissance de l'acier. Il a ainsi transféré un tiers de l'ensemble des paysans dans les mines et les projets d'irrigation, tout en laissant un nombre incalculable d'hectares de céréales sans surveillance. Pendant ce temps-là, la production alimentaire destinée à la consommation personnelle était totalement interdite, et l'ensemble des céréales étaient acheminées vers les villes. Prendre une poignée de céréales ou déterrer une pomme de terre pouvait être passible de la peine de mort.

De mauvaises pratiques agricoles et une volonté d'ignorer la science de l'époque, en particulier la phytogénétique, n'ont fait qu'aggraver la crise, qui était dissimulée car les registres des récoltes étaient systématiquement falsifiés, de peur de mettre Mao et ses agents en colère. Croyant qu'il avait doublé la production et par conséquent augmenté le surplus, Mao réduisit la superficie consacrée à la production de céréales. Il en résulta une pénurie aussi grave que soudaine. Les habitants des communes rurales moururent deux fois plus vite que les élites urbaines, et les corps que l'on ne se disputait pas pour les manger afin de survivre étaient enterrés dans des fosses communes.

La pire des famines, connue sous de nombreux noms différents (y compris l'expression officielle et tragiquement risible des "trois années de difficulté"), dura de 1959 à 1961, pendant le Grand Bond en avant de Mao, et tua, selon les estimations actuelles, plus de 40 millions d'individus, soit presque 6 % de la population chinoise.

Rétrospectivement, il est facile de juger la cruauté de la révolution maoïste. Mais comme beaucoup d'autres puissances mondiales, les États-Unis étaient indifférents aux difficultés de leurs propres "paysans" – les petits agriculteurs – et le parallèle est évident. Lorsque l'Amérique a mécanisé son agriculture et ainsi construit l'économie la plus puissante qui ait jamais existé, elle a créé des migrants dans son sillage. Cela n'a pas entraîné de véritable famine, sans doute grâce à la présence d'une démocratie, certes limitée, mais réelle.

On peut faire des ravages de bien des façons, parmi elles, on peut citer une attitude laxiste envers les corporatisations non contrôlées. Même si rien de tel qu'une famine de grande ampleur n'est survenu aux États-Unis, l'incapacité du gouvernement à intervenir – comme de coutume, il n'y avait aucun plan pour aider les millions de gens dont les compétences ont été rendues obsolètes par les nouvelles technologies – ainsi que l'incitation de plus en plus forte à augmenter la taille des exploitations agricoles en privilégiant la monoculture marchande ont entraîné la souffrance, le déplacement involontaire et, en définitive, la mort de nombreux Américains.

La nécessité de nourrir une immense armée alliée pendant la Première Guerre mondiale a incité le pays à consacrer 5,5 millions d'hectares – soit quatre fois la taille du Connecticut – à la culture du blé. Au cours des dix ans qui ont suivi, généralement appelés les *"roaring twenties"* ou "années rugissantes", de nouveaux tracteurs, plus puissants, ont labouré près de 16 millions d'hectares, soit une surface de la taille de la Géorgie.

Des pluies régulières inhabituelles et un sol resté riche en nutriments permirent des récoltes encore plus importantes, et les fermes américaines avaient un rendement de blé plus que suffisant pour la population du pays, ainsi que les exportations. Même lorsque la Bourse s'effondra en 1929, de nombreux producteurs céréaliers continuèrent d'être prospères. Lorsque le prix des denrées augmenta, les agriculteurs firent autant de plantations que possible. Et lorsque ces prix finirent inévitablement par baisser, les cultivateurs continuèrent de labourer et d'ensemencer, à un rythme encore plus soutenu, espérant ainsi récupérer la marge perdue.

Mais un marché inondé de céréales à bas prix n'était pas le seul problème. En plein effondrement économique, l'écologie des Grandes Plaines se détériorait.

Les pluies finirent par cesser et des vents violents commencèrent à souffler. Au début des années 1930, des blizzards noirs chargés de poussière balayèrent les champs, les routes et les villes. Des trains manquèrent leurs stations et il y eut des accidents en raison de la faible visibilité. Des enfants se perdirent et périrent même, emportés par les tempêtes, et des adultes, aveuglés, furent forcés de rentrer chez eux en rampant, la nuit. Certains citèrent le Deutéronome : "En guise de pluie, le Seigneur enverra du ciel sur vos terres de la poussière et du sable, jusqu'à ce que vous soyez exterminés."

Pourtant, à moins de refuser ou d'être incapable de voir au-delà des apparences, le Dust Bowl (bassin de poussière) – comme la plupart des tragédies de l'agriculture moderne – n'était pas un acte de Dieu, pas plus qu'il n'était inévitable. Il était plutôt la conséquence directe des actes des colons et des programmes gouvernementaux qui leur avaient indiqué la voie à suivre.

Les années 1930 n'étaient pas la première fois où la sécheresse et les vents violents s'associaient pour balayer les Grandes Plaines. Cependant, c'était la première fois qu'ils frappaient une terre qui avait été défrichée et labourée par les spéculateurs et agriculteurs qui ne comprenaient presque rien à l'écologie de la terre (et ne se donnaient pas la peine d'apprendre). L'herbe aux bisons vieille de mille ans avait stabilisé et protégé le sol des sécheresses fréquentes et des rafales de vent. Selon certaines estimations, les bisons auraient brouté les Plaines pendant cent mille ans. À présent, les cultivateurs arrachaient cette herbe pour planter du blé, presque exclusivement, et cela dura de longues années. Les bisons avaient été déplacés, ainsi que les Indigènes qui avaient préservé ces terres, par des trappeurs, des chasseurs et des marchands, qui acheminaient des fourrures et des peaux vers l'est. De plus, l'armée soutenait le massacre des animaux pour diminuer l'approvisionnement alimentaire de la population autochtone et les compagnies de chemin de fer voulaient se débarrasser des bisons parce qu'ils ralentissaient les trains, quand ils ne les endommageaient pas. Parfois, les trains étaient ralentis à la cadence des troupeaux qui passaient, de sorte que les passagers pouvaient opportunément tirer sur les animaux.

À l'approche du XXe siècle, la population de bisons était presque réduite à néant, et à mesure que la terre était labourée pour cultiver du blé, l'herbe profondément enracinée disparut à son tour ; le sol lui-même ne tarda pas à être décimé.

Le rythme auquel cet immense écosystème de la taille de l'Alaska a été détruit était non seulement sans précédent, mais aussi inconcevable – jusqu'à ce qu'il se produise. Si quiconque avait compris les dommages ainsi causés, il était déjà trop tard.

Les tracteurs fonctionnaient jour et nuit. En 1931, presque 40 % de l'ensemble des terres du Sud-Ouest du Kansas étaient consacrées à la culture du blé. Les régions cultivées aux alentours de Dodge City, ainsi que les zones adjacentes du Texas, de l'Oklahoma, du Nouveau-Mexique et du Colorado furent également étendues ; lorsque les rafales de vent s'élevèrent, cette région devint le cœur du Dust Bowl. À ce stade, le blé dont le prix était autrefois de 2 dollars le boisseau était descendu à 50 centimes – les bonnes années. Même ce prix aurait pu permettre aux agriculteurs en difficulté de s'en sortir, mais les pluies fréquentes avaient brusquement cessé et la météo était revenue à la normale – c'est-à-dire aride. En fait, le climat modéré qui, selon les “experts”, devait durer plus ou moins indéfiniment était en réalité une anomalie. Et la Grande Dépression ayant laissé des dizaines de millions d'Américains dans l'incapacité de se nourrir, le prix du blé s'effondra encore davantage.

Même si leur moral était au plus bas, de nombreux agriculteurs gardaient encore espoir. Croyant que leurs terres resteraient indéfiniment productives, ils continuèrent de défricher de nouvelles superficies et multiplièrent les semences pour compenser la chute des prix. Le président Hoover accorda davantage de crédits aux agriculteurs et à de meilleures conditions, leur permettant d'investir pour se procurer davantage de terres et de matériel agricole. Chacun pouvait désormais cultiver des dizaines et des dizaines d'hectares, augmentant ainsi les dettes des familles.

Mais peu importait les quantités récoltées, peu importait ce qu'ils vendaient, les prix bas forcèrent les agriculteurs à emprunter davantage, à semer davantage et à cultiver toujours plus – simplement pour essayer d'honorer leurs dettes. Les fermes qui firent faillite furent absorbées par leurs voisins, dont les dettes augmentèrent. (Dans certains cas, de bonnes âmes enchérirent de quelques centimes lors de la vente aux enchères et rendirent leur exploitation à leurs amis ruinés.) Utilisant les techniques encouragées par les agents du gouvernement inexpérimentés qui ne pouvaient offrir aucun avertissement substantiel sur les risques, ils continuèrent de “labourer, ensemencer, récolter, labourer” de plus en plus.

De nombreux partisans des stations d'expérimentation agricoles de l'USDA adorent mentionner leurs efforts héroïques pour sauver les agriculteurs américains pendant le Dust Bowl. Mais l'incapacité de l'USDA à anticiper les dangers de la frénésie de labourage est infiniment plus parlante. Les agents n'avaient presque aucune formation en gestion des sols, conservation de l'eau, rotation des cultures ou protection contre l'érosion – ces mêmes pratiques qui auraient pu éviter la crise du Dust Bowl. Au contraire, ils étaient les champions de la monoculture industrielle, encourageant la mécanisation et les plantations irresponsables.

C'était un désastre assuré. Les sols devinrent friables, à mesure que le climat doux et humide cédait la place aux conditions habituelles : chaudes, sèches et venteuses. La conjonction de tous ces facteurs engendra des tempêtes de poussière redoutables, de mauvaises récoltes, des maisons saisies, la faim et la maladie, y compris une forme de pneumonie provoquée par la poussière, que l'on appela *Dust Pneumonia*. À partir de 1933, les familles auparavant prospères avaient perdu leur maison et vivaient dans des poulaillers, et tout ce qu'il leur restait était une lueur d'espoir et la persévérance. Les agriculteurs étaient devenus les gens à qui l'on répétait sans cesse : "Attendez l'année prochaine."

Au début des années 1930, la détresse des fermiers des Plaines échappa à la plupart des gens de l'Est, qui avaient leurs propres problèmes. Mais le 9 mai 1934, une tempête déposa 12 millions de tonnes de poussière venues des Plaines sur les villes de Chicago, Detroit, Cleveland et Buffalo. Deux jours plus tard, les réverbères s'allumèrent dans la ville de New York à midi et une couche de poussière recouvrit le bureau du président Roosevelt à la Maison Blanche.

Lorsque Franklin Delano Roosevelt devint président en 1933, le revenu agricole était trois fois moins important qu'il ne l'avait été en 1929. Le McNary-Haugen Farm Relief Act, présenté en 1924, aurait permis au gouvernement fédéral d'acheter les surplus à un prix artificiellement élevé, pour ensuite le revendre sur le marché mondial, remettant ainsi à flot les exploitations agricoles de l'Ouest en difficulté. Mais un veto lui fut mis à deux reprises par le président laxiste Calvin Coolidge. Le matériel agricole rapportant moins et les fabricants ayant augmenté les prix, produire des cultures coûtait plus cher aux agriculteurs que cela ne leur rapportait.

Le groupe d'experts couvert d'éloges du nouveau président, composé principalement de professeurs de droit de l'université Columbia, a pris conscience que la Dépression puisait ses racines dans l'agriculture : si les cultivateurs étaient en difficulté, il en allait de même pour l'économie. Cela, du moins, était sensé.

Mais les nouvelles habitudes agricoles laissant de plus en plus souvent les agriculteurs ruinés et misérables, comme l'écrit Dan Morgan dans *Merchants of Grains*[1], "l'humeur du monde agricole américain était maussade et rebelle. Les agriculteurs protestataires brûlèrent leurs céréales, jetèrent leur lait, abattirent leur bétail et dans un cas précis, extirpèrent un juge de sa salle d'audience lors d'une audition en vue de la saisie d'une ferme et menacèrent de le pendre sur place s'il n'interrompait pas la procédure en cours".

Certains agriculteurs tentèrent d'augmenter les prix agricoles en retirant certains produits du marché. Dans l'Iowa et le Nebraska, un groupe connu sous le nom de Farmer's Holiday Association (l'Association pour les vacances des agriculteurs) adopta un refrain :

Déclarons "les vacances des agriculteurs"
Restons en vacances
On mangera notre blé, notre jambon et nos œufs
Et les banquiers n'auront qu'à bouffer leur or.

Ils organisèrent des barrages routiers sur les autoroutes de l'agglomération d'Omaha, Sioux City et Des Moines, déversant du lait dans les fossés et refusant de déplacer leur bétail.

D'autres grèves augmentèrent la pression pesant sur Washington, sommé de remédier à la crise. Les agriculteurs supplièrent les sociétés de prêt immobilier d'interrompre la saisie des fermes et il y eut un moratoire sur les saisies dans les États du Nebraska, du Dakota du Sud et du Minnesota pendant environ deux ans. Mais même si le président conservateur de l'American Farm Bureau Federation[2] avertit qu'"à moins que l'on fasse quelque chose pour les agriculteurs américains, il y aura une révolution dans les campagnes dans les douze mois à venir", aucun soulèvement des paysans n'eut lieu à un niveau national.

Roosevelt, dans un grand discours à la radio en 1936, déclara : "Aucune terre craquelée, aucun soleil caniculaire, aucun vent brûlant... ne s'oppose de façon permanente aux invincibles agriculteurs américains... qui ont persévéré dans les périodes de désespoir et nous inspirent grâce à leur indépendance, leur ténacité et leur courage."

Mais ce furent seulement des paroles en l'air. Aucun cultivateur n'est vraiment invincible et les encourager à essayer de battre la nature à plate

1. *Marchands de céréales*. Non traduit en français au moment de la parution de ce livre. *(N.d.T.)*
2. Lobby représentant les grandes entreprises agricoles. *(N.d.T.)*

couture plutôt que de travailler avec était la recette d'un échec assuré, aussi vieille que l'agriculture. En fait, les États-Unis, comme Sumer et Rome, commençaient à s'effondrer sous le poids d'un système agricole défaillant. Et seulement un maigre soutien du gouvernement américain parvint aux petits agriculteurs et à leurs familles.

Le rêve de la ferme familiale américaine était bien en train de disparaître. La valeur de l'ensemble des terres et des bâtiments agricoles baissa d'un tiers entre 1930 et 1935, et la valeur moyenne d'une ferme fut divisée presque de moitié.

Jusqu'à un tiers de la population régionale, à l'instar de Tom Joad, le personnage principal des *Raisins de la colère* de John Steinbeck, fut forcée de déménager. Cette fois, la migration s'opéra principalement vers la Californie, où le climat était parfait, l'eau abondante et où tout était vert – précisément ce que l'on disait des Grandes Plaines cinquante ans plus tôt.

Certains des Okies et des Arkies[1] tant dénigrés utilisaient des chevaux pour tirer leur voiture vers l'ouest car ils n'avaient pas les moyens d'acheter de l'essence, s'arrêtant pour mendier ou travailler pour se nourrir. Comme les anciens esclaves américains qui avaient quitté le Sud à la fin de la Reconstruction dans les années 1870, on les appelait les exodusters. Comme les millions de gens forcés de migrer à l'heure actuelle, ils fuyaient une catastrophe écologique provoquée par une agriculture détruisant les sols, dans le seul but d'alimenter le commerce.

La première réponse substantielle de Washington fut la Loi d'ajustement agricole de 1933, considérée comme la première "Farm Bill" moderne. Elle a introduit le soutien aux agriculteurs qui s'est poursuivi par la suite, sous diverses formes, jusqu'à ce jour. À court terme, cela signifiait limiter la production en payant les agriculteurs pour limiter la surface cultivée. Dès lors que la production atteignait un certain niveau, les cultivateurs touchaient une subvention, soit pour cesser de planter, soit pour détruire leurs récoltes. Certaines terres furent même "mises au repos". Des prix de "parité" furent également négociés pour chaque culture, le gouvernement consacrant un budget pour que les prix restent en adéquation avec les coûts de production et le reste de l'économie.

Du point de vue des agriculteurs, ce soutien fut efficace pendant un certain temps (si on trouve "efficace" de détruire ses cultures pour

1. Natifs de l'Oklahoma et de l'Arkansas. *(N.d.T.)*

maintenir les prix), mais il ne réussit pas à traiter le fond du problème. Willard Cochrane de l'USDA appela cela “le problème agricole” – l'approvisionnement alimentaire en augmentation constante prend de vitesse le besoin de celui-ci, qui est relativement constant. (Adieu, les théories de Malthus !) Dans une société bien nourrie, expliquait-il, seule la croissance démographique peut augmenter la demande alimentaire. Ainsi, lorsque la production augmente plus vite que la population, la chute des prix est garantie.

Cochrane détermina que les années 1900 à 1914, la période de référence pour déterminer un prix plancher en établissant un prix de parité, avaient été “une période de croissance démographique extraordinaire. L'immigration était plus importante que jamais dans cette décennie et le taux de croissance du rendement agricole avait considérablement diminué. Ainsi, en ces temps de paix, la demande de produits alimentaires surpasse l'approvisionnement global, ce qui entraîne une envolée des prix et des revenus agricoles”.

La base fondamentale du système de soutien agricole américain était une tentative malavisée de reproduire une économie agricole qui existait lorsque la population augmentait à un rythme qui s'est avéré unique – un rythme qui engendra une demande que seules la guerre ou la politique pouvaient produire. Et comme la croissance démographique n'a jamais été aussi importante (et ne le sera plus, selon toute probabilité), le soutien en matière de denrées alimentaires est devenu permanent, principalement sous la forme d'assurance.

Mais les problèmes furent plus profonds qu'un simple surplus. Le bien-être des cultivateurs était davantage menacé par des dettes colossales que par la baisse de leurs revenus, et un flot de saisies révéla l'âpreté de leur situation. Les agriculteurs, comme le reconnut John Deere, étaient devenus le moyen de distribuer des dettes. Le matériel agricole, les semences, les produits chimiques et les taux d'intérêt ont apporté aux cultivateurs la trésorerie dont ils avaient besoin pour continuer de payer leurs factures. Les saisies étaient synonymes de nouveaux crédits pour financer son expansion – non seulement pour acheter davantage de terres, mais aussi pour financer du nouveau matériel, de plus grosses machines.

Face à ce problème, Roosevelt et le Congrès financèrent une quantité de programmes pour assurer un avenir agricole solide sur les Plaines. Le Service de conservation des sols (devenu le Service de conservation des ressources naturelles) forma et paya des cultivateurs pour qu'ils adoptent de meilleures techniques, avec l'aide de pédologues agronomes, qui se concentraient au moins un peu sur la préservation des sols. Dans le même temps, un programme de rachat orchestré par le gouvernement fédéral permit aux agriculteurs de vendre leur bétail et leurs terres au comptant. Environ la moitié du bétail fut abattue pour la consommation humaine, mise en conserve et distribuée aux nécessiteux.

Roosevelt lança également la Work Progress Administration[1], et de nombreux agriculteurs qui étaient restés sur les Plaines ont dû se résoudre à faire un travail manuel en échange d'un salaire vital. La Civilian Conservation Corps[2] lança le projet Shelterbelt : plus de 200 millions d'arbres furent plantés, améliorant l'écologie des Plaines, même si cela était loin de la rétablir. Le véritable objectif visant à transformer le paysage en usine de production agricole demeura intact.

À partir de 1938, on recommençait à cultiver du blé dans les Grandes Plaines. Le climat s'améliora, les arbres nouvellement plantés bloquaient les vents violents et de nouvelles pompes permirent d'avoir une source d'eau à la fois meilleure et plus fiable : l'imposant aquifère Ogallala, qui, par conséquent, finira par se vider.

Mais toutes ces "solutions" traitaient les symptômes et non les causes, et aucun membre du gouvernement ne souhaitait engager un dialogue sur les objectifs à long terme du système agricole. S'agissait-il de créer des familles, des communautés et une économie en bonne santé ? De préserver les sols ? Ou d'exploiter toutes les ressources possibles, y compris les êtres humains, de sorte que les fabricants de tracteurs, les producteurs d'engrais, les banques, etc., puissent saper le revenu des agriculteurs ?

La discussion n'a jamais eu lieu, mais les preuves montraient (et montrent encore) que c'était ce dernier point qui importait pour les gens au pouvoir. La discussion n'a jamais eu lieu, principalement parce que les gens qui ne sont pas au pouvoir – la grande majorité des Américains – n'ont pu l'imposer.

De la fin de la Première Guerre mondiale à la période de la Dépression et jusqu'au New Deal, les politiques gouvernementales n'ont presque été d'aucune aide aux agriculteurs. Elles étaient particulièrement peu

1. Principale agence fédérale instituée dans le cadre du New Deal, destinée à résorber la crise de 1929. *(N.d.T.)*

2. Programme visant à donner du travail à de jeunes chômeurs. *(N.d.T.)*

coopératives, et même véritablement destructrices, avec les petites exploitations agricoles du Sud, les agriculteurs de fermage et les métayers, en particulier lorsque c'étaient des descendants d'esclaves.

En fait, plus on était maltraité par la politique américaine aux XVIIIe et XIXe siècles, moins bien on était traité au XXe siècle. Par exemple, le Social Security Act de 1935 (Loi sur la société sociale) et le Fair Labor Standards Act (Loi sur les normes du travail équitable – *sic* !) de 1938 excluaient tous deux le secteur agricole et les domestiques, grâce à l'influence des Démocrates du Sud qui refusaient de protéger le peuple noir travaillant dans ces secteurs.

Cela signifiait que le New Deal excluait de façon disproportionnée les gens de couleur des protections les plus vitales du gouvernement – la sécurité sociale ; le droit des conventions collectives et des organisations salariales ; le salaire minimum, la durée de travail hebdomadaire maximale et la majoration des heures supplémentaires ; ainsi que l'interdiction du travail des enfants. Les États avaient même le droit de fixer un salaire minimum inférieur pour les travailleurs payés au pourboire, ce qui était un affront direct aux bagagistes des chemins de fer et aux domestiques, qui étaient presque tous d'anciens esclaves ou leurs enfants. Cette politique a honteusement continué jusqu'à aujourd'hui.

Les historiens ont reconnu depuis longtemps que les esclaves affranchis et leurs descendants ont bâti l'industrie du coton et le reste de l'agriculture du Sud, et par conséquent une grande partie de la richesse des États-Unis. Pourtant, en dépit des promesses qui ont été faites après la guerre de Sécession, les Noirs-Américains n'avaient toujours pas, pour la majorité d'entre eux, la possibilité de devenir propriétaires terriens au même titre que les Américains blancs. Ils étaient plutôt catalogués comme métayers et agriculteurs de fermage, luttant pour payer un loyer et souvent forcés de retourner à la culture du coton.

Le coton est également un aliment et non uniquement une culture destinée à la fabrication de tissu. Sa graine est utilisée pour produire de l'huile, du fourrage pour les animaux et de l'engrais. D'ailleurs, il existe une superficie de terres de 930 000 kilomètres de long qui s'étend du Texas au Sud de la Virginie, que l'on nomme Cotton Belt, littéralement "Ceinture de coton" – encore une immense étendue de terre américaine très riche consacrée presque exclusivement à une seule culture. Dans les années 1930, cette zone, correspondant à peu près au quart sud-est du pays, concentrait à peine le quart de ses habitants, mais presque la moitié de la population rurale. À cette époque, le quart des agriculteurs des États-Unis vivaient dans le Sud et environ un quart d'entre eux étaient noirs.

Que le ministère de l'Agriculture ait été au service des grandes exploitations au détriment des petits fermiers n'était pas réellement une nouvelle. Pas plus qu'il n'était étonnant que les agriculteurs noirs aient été ceux qui avaient le plus souffert de la politique du gouvernement. Même si l'USDA est une agence fédérale, ses programmes sont administrés au niveau local. Et dans le Sud, les autorités locales étaient ouvertement, et même fièrement, racistes. Ainsi, lorsque les programmes agricoles du New Deal sont intervenus pour sauver des exploitations agricoles, elles étaient généralement détenues par des Blancs. Les agriculteurs noirs furent ignorés, des prêts leur furent refusés, on ne leur apporta aucune information sur les programmes destinés à sauver les exploitations, et, bien sûr, ils furent exclus des postes de direction des agences locales de l'USDA.

Les Afro-Américains furent confrontés à plusieurs difficultés uniques. Les programmes de soutien augmentèrent le prix des terres arables, créant une barrière supplémentaire à l'accession à la propriété pour les Noirs. Les commerçants et les représentants racistes leur faisaient payer plus cher le matériel agricole, les semences et les produits chimiques, tandis que les acheteurs de récoltes proposaient des enchères basses sur les cultures des cultivateurs noirs.

De plus, étant plus souvent ouvriers agricoles que propriétaires, peu de cultivateurs noirs reçurent la moindre incitation financière associée à une limitation de la production. Ainsi, de façon prévisible, les Noirs furent encore victimes de discrimination, même lorsque l'agriculture commença à se redresser. Entre 1930 et 1935, le nombre de métayers blancs augmenta de 146 000, ce qui correspondait à une augmentation de 10 % en cinq ans seulement. Dans le même temps, le nombre de métayers non blancs diminua de 45 000, soit une baisse de 10 %. Les chiffres variaient dans les mêmes proportions, mais dans des directions opposées, pénalisant toujours les Noirs.

Les titres de propriété foncière suivirent les mêmes tendances. Tandis que des millions de fermes faisaient faillite pendant et après la Dépression, le nombre total d'agriculteurs diminua de 14 %. Parmi les Afro-Américains, il diminua de 37 %. Le nombre de fermes détenues par des Noirs atteignit son apogée en 1920, s'élevant à presque 1 million (toutes étaient situées dans le Sud, à l'exception de 10 000 exploitations), alors que les Noirs représentaient 14 % de la population agricole américaine. À présent, cette portion est réduite à 1 %.

Rien de tout cela ne s'est produit sans résistance. La Colored Farmer's National Alliance and Cooperative Union, fondée dans les années 1880, et la Southern Tenant Farmers Union, dirigée par des Afro-Américains et fondée au-delà de toute frontière raciale, organisèrent des grèves, du lobbying et des campagnes publicitaires. Ces groupes attirèrent l'attention d'Eleanor Roosevelt, ce qui aboutit, en 1935, à la création de la Resettlement Administration, qui tentait de déplacer les agriculteurs des terres dont les sols sont épuisés vers des lieux où ils pourraient prospérer.

Mais l'aide fut trop tardive et bien trop peu importante. En dépit des promesses qui commencèrent avec Sherman et continuèrent sous l'administration Roosevelt, un nombre disproportionné de cultivateurs et d'ouvriers agricoles noirs se retrouvèrent sans aucune terre, discriminés et sans travail ni argent. Au cours de la Grande Migration, qui se déroula à peu près de la fin de la Première Guerre mondiale jusqu'en 1970, 6 millions d'Afro-Américains quittèrent le Sud pour rejoindre les villes industrielles du Nord, ce qui fut le plus grand déplacement d'Américains fuyant leur foyer de l'histoire. Le racisme, les lois Jim Crow imposant la ségrégation raciale, ainsi que les opportunités perçues sont le plus souvent cités comme les principaux vecteurs de cette migration. Mais il est crucial de se rappeler que les Noirs-Américains étaient principalement des agriculteurs : au début du siècle, trois quarts des foyers noirs étaient situés dans des zones rurales. Ainsi, en privant des millions de cultivateurs noirs de leurs terres, le gouvernement a utilisé la nourriture comme un outil pour les forcer à fuir.

Le travail d'une grande partie de la population noire restante fut remplacé par des machines. La récolte du coton était notoirement difficile, ce qui a ralenti la mécanisation. Mais en 1948, le constructeur de machines agricoles International Harvester, grâce à un financement de l'USDA, conçut une machine à récolter le coton très performante, qui est rapidement devenue très répandue. Sans surprise, l'USDA ne prit aucune mesure pour reconvertir, relocaliser ou soutenir les millions de travailleurs déplacés devenus inutiles pour la récolte du coton. Au cours des années 1960, deux tiers des cultivateurs noirs abandonnèrent leur métier pour une autre activité. Ce déclin fut deux fois plus prononcé que chez les cultivateurs blancs.

À mesure que l'agriculture se dégradait dans le Sud, les fermiers blancs comme noirs furent forcés de se tourner vers de nouveaux horizons. Et tandis que la plupart allèrent vers le nord, d'autres partirent vers l'ouest.

Comme tout le monde le sait, l'association du climat et des richesses naturelles de la Californie est incomparable, et bien avant qu'elle ne soit colonisée par les Espagnols, la Californie était un refuge pour le peuple indigène. Pourtant, sa première période de forte expansion en tant que partie intégrante des États-Unis n'était pas axée sur l'agriculture, mais sur l'exploitation minière. Pendant une brève période de l'histoire américaine – dans la Californie récemment annexée et plus généralement dans le Sud-Ouest américain –, l'or était roi.

Mais l'exploitation aurifère était difficile et dangereuse et relevait souvent de la loterie. Il ne fallut pas longtemps à la plupart des nouveaux Californiens pour se rendre compte que l'exploitation agricole pouvait produire davantage d'argent, de façon plus sûre.

Une grande partie des terres arables de la Californie étaient déjà détenues par de grandes exploitations. Entre 1821 et 1846 – période pendant laquelle la Californie relevait de la souveraineté mexicaine –, la terre était divisée entre les amis et la famille des gouverneurs. Ces haciendas, d'immenses étendues constituant plus de 10 % de l'ensemble des terres de la Californie, s'étendaient le long de la côte, de Monterey (alors la capitale de la Californie) à San Diego. Elles étaient principalement utilisées pour élever du bétail, produire du suif et du cuir et les acheminer vers l'est *via* les bateaux naviguant autour du cap Horn. (Le voyage était trop long pour transporter de la viande fraîche.)

Les titres de propriété furent pour la plupart conservés, ainsi, à la fin du XIXe siècle, ils étaient concentrés entre les mains de promoteurs immobiliers, de spéculateurs et de compagnies ferroviaires. Selon les propos de Mark Arax dans *The Dreamt Land*[1], "dès 1871, 9 millions d'acres de la terre la plus fertile [de Californie] étaient solidement détenus par 516 hommes". À partir de 1889, la petite ferme familiale devenait déjà peu pertinente. Mesurées en termes de valeur ajoutée, un sixième des exploitations agricoles produisaient les deux tiers de la production.

1. *La Terre rêvée.* Non traduit en français au moment de la publication de ce livre. *(N.d.T.)*

En fait, presque dès leur arrivée, les colons blancs ont commencé à modifier la Central Valley, passant de prairies naturelles parsemées de marécages et de forêts à une vaste étendue de monoculture poussiéreuse. L'évolution se fit dans le sens d'un mélange étrange de production et de destruction – à la fois une merveille d'ingénierie du XXe siècle et une ignorance cauchemardesque de l'équilibre de la nature et de sa capacité à maintenir la vie humaine.

La principale culture de la Californie – et d'ailleurs – était le blé, dont une grande partie était acheminée par bateau en Europe. Et, comme partout ailleurs, le blé épuisa les sols. Chaque culture marchande a connu un âge d'or en Californie, et celui du blé fut particulièrement court : sa production était de 54 millions de boisseaux en 1884, tandis qu'à partir de 1900 elle n'était plus que de 6 millions.

Mais ce coup brutal porté aux cultivateurs de Californie fut une victoire pour les promoteurs immobiliers. D'après Mark Arax, "le filon du blé ayant disparu, le barbarisme de la frontière pouvait désormais laisser place à la véritable civilisation". La seule barrière s'opposant à la "vraie civilisation" était l'eau. À mesure que la demande commerciale augmentait, il devenait évident que l'eau provenant de l'aquifère, des pluies et des neiges fondues ne suffisait pas, en particulier parce que les terres arables restantes étaient de plus en plus axées sur la monoculture, nécessitant davantage d'eau que les cultures multiples.

Pour maintenir une agriculture à grande échelle jamais connue jusque-là en Californie, il fallait un plan d'urgence novateur. Par conséquent, les eaux de la rivière Kern, des fleuves San Joaquin et Sacramento, entre autres, furent détournées vers les champs desséchés de l'État, pour mener à bien ce que Mark Arax nomme "l'expérimentation agricole la plus considérable et intensive au monde", alors que la fertilité de la Californie était "suralimentée par l'irrigation et la science de l'Agricultural College de l'université de Californie".

Le gouvernement fédéral était désireux d'apporter son aide. En 1902, il fonda le Reclamation Service, qui deviendra par la suite le Bureau of Reclamation, même s'il ne "réclamait", en réalité, qu'un nombre infime de terres – il aurait été plus exact de l'appeler Bureau de transformation. Le Bureau orchestrait les projets d'irrigation de grande envergure destinés à une grande partie de l'Ouest américain. Le plus célèbre étant le Barrage Hoover, qui débuta en 1931 et stabilisa l'agriculture dans la Vallée impériale. Cette région, qui était autrefois un désert, se nomme désormais elle-même "le jardin d'hiver du monde".

Les grands systèmes d'irrigation ont été partie intégrante de toutes les puissances agricoles depuis les Sumériens, et la Californie n'était pas le seul lieu qui avait besoin de grands travaux d'irrigation pour permettre une agriculture à grande échelle. Mais rien n'égalait la vitesse à laquelle la Californie tordait les écosystèmes pour répondre aux besoins de son activité principale. Au XXe siècle, les terres irriguées de Californie furent multipliées par sept.

Aujourd'hui, environ 10 millions d'hectares, une zone presque aussi étendue que le Kentucky, sont des terres arables et 6 autres millions environ sont consacrés au pâturage. La Californie cultive la moitié des fruits et légumes des États-Unis, et presque l'ensemble des amandes, des figues, des olives et autres cultures méditerranéennes. Il s'agit également de l'État qui produit le plus de lait. Pour l'essentiel, aucune de ces cultures ne pourrait exister sans irrigation.

L'irrigation est la clé de la plupart des terres agricoles supérieures, et c'est particulièrement vrai de la Vallée centrale, la bande de terre de 725 kilomètres qui s'étend de Bakersfield à Redding, qui est le cœur de l'agriculture de la Californie. Elle comporte la plus grande parcelle de terre de classe 1 au monde – la meilleure. L'écart de température d'environ 25 degrés entre le jour et la nuit est idéal pour l'agriculture et il y a presque trois cents jours d'ensoleillement par an. Avec l'irrigation, l'État n'avait besoin que d'un seul ingrédient supplémentaire pour devenir la parcelle la plus productive au monde : la main-d'œuvre.

Les cultures marchandes à forte valeur ajoutée exigeant un travail intensif, comme les agrumes, les fruits à noyau, les noix et la plupart des légumes, devinrent la meilleure forme de l'exploitation de la richesse de la terre. (Le cannabis vint plus tard.) Mais contrairement à l'agriculture du Midwest, qui était dominée par l'utilisation du tracteur, ces cultures nécessitaient également l'afflux massif de travailleurs manuels pendant certaines saisons. À partir de ce besoin, un système de travail temporaire oppressif et élaboré s'est développé. De façon prévisible, il s'appuyait sur l'exploitation de migrants saisonniers et souvent de travailleurs importés. Tout au long du XIXe siècle et jusqu'au XXe siècle, les travailleurs chinois, qui avaient déjà construit les segments ouest des chemins de fer, migrèrent pour trimer dans les nouvelles fermes de Californie, sur les canaux, les barrages et pour creuser des fossés. Pendant les années 1890, à un moment donné, ils représentaient la moitié des travailleurs agricoles de Californie. Les migrants japonais et philippins jouèrent également un rôle important, comme les Okies et les Arkies du Dust Bowl. “Les vents mauvais qui recouvraient les plaines du cours inférieur du Mississippi commencèrent à souffler de façon providentielle pour l'agro-industrie”, écrivit Ernesto Galarza. D'après l'anthropologue Walter Goldschmidt, l'arrivée des migrants du Dust Bowl incita pour la première fois des familles blanches à rejoindre “l'armée de main-d'œuvre bon marché qui est nécessaire au fonctionnement de l'agriculture industrialisée de Californie”.

Les travailleurs qui ont régi l'agriculture en Amérique ont longtemps été dépendants de ce truisme. Mais dans le même temps, ils n'en ont presque jamais tiré aucun bénéfice. En particulier dans l'Amérique post-esclavage, la combine testée et approuvée de l'industrie agricole consistait à trouver des ouvriers agricoles dans une situation si intolérable – comme le Dust Bowl, par exemple – qu'ils étaient prêts à supporter les travaux les plus exténuants.

Les Afro-Américains et le peuple indigène ont éminemment souffert, mais les clivages entre les différentes classes sociales et la privation de droits dépassèrent le cadre de la seule race. La classe moyenne en plein essor, principalement blanche, dépendait de la classe des immigrants philippins, mexicains, chinois et japonais en croissance constante, ainsi que des premiers exodusters qui sont arrivés en Californie. Ceux-ci avaient peut-être échappé à la famine et à la mort dans leur pays d'origine, mais ils n'avaient pas la garantie d'une vie meilleure aux États-Unis, où l'accès à la propriété leur était refusé et où ils se retrouvaient entraînés dans un régime de production de masse de denrées destinées à des marchés lointains. Pour la plupart d'entre eux, ces travailleurs arrivaient désespérés, prenaient conscience de l'exploitation dont ils étaient victimes, puis partaient. S'ils restaient, ils finissaient souvent par être expulsés en faveur d'une nouvelle source de main-d'œuvre, prête à accepter un salaire encore plus bas. Qu'ils viennent d'un autre État ou d'un autre pays importait peu, du moins dans un premier temps.

Cela changea avec le début de la Deuxième Guerre mondiale. La pénurie de main-d'œuvre généralisée qui s'ensuivit fut particulièrement grave en Californie, où l'internement des Nippo-Américains, dont deux tiers étaient des citoyens du pays, eut “le double effet de supprimer les travailleurs agricoles connus pour être industrieux et de déplacer les familles dont le labeur apportait une contribution importante à certaines cultures”, fit remarquer l'auteur et organisateur syndical Ernesto Galarza. Même si plus de 1 million de Mexicains (qui, pour beaucoup d'entre eux, avaient des ancêtres californiens) avaient migré vers le nord entre la fin du XIXe siècle et le début de la guerre, la pénurie donna à beaucoup d'ouvriers agricoles un peu de pouvoir de négociation. Cela ne plut pas à l'industrie. En quête de solutions, elle trouva un allié auprès du gouvernement fédéral, qui souhaitait réguler une main-d'œuvre saisonnière d'immigrants que l'on employait pour des tâches agricoles au gré des besoins.

C'est ainsi que débuta le programme Bracero (dérivé de l'espagnol *brazo*, "bras", désignant celui qui vit de sa force de travail), conclu entre les gouvernements américain et mexicain. En 1947, les capitalistes de l'industrie agricole écrivirent dans leurs recommandations adressées au gouverneur de Californie que, dans leur monde idéal, "les travailleurs mexicains… devraient représenter un groupe flexible, pouvant être déplacé facilement d'un lieu à un autre pour suppléer au manque de personnel local dans le but de sauver une récolte. En un sens, ces travailleurs devraient être des « troupes de choc » utilisées uniquement en cas d'urgence réelle, comme assurance contre la perte de production". En d'autres termes, les travailleurs étaient engagés sur une base saisonnière, en fonction des besoins, et renvoyés chez eux lorsqu'ils étaient devenus inutiles.

Sans aucun contrôle, le vol de salaire est devenu monnaie courante, tout comme les coups, le harcèlement sexuel, le surmenage – à peu près tous les abus, à l'exception de l'esclavage en tant que tel. (Cela explique sans doute pourquoi le programme Bracero est souvent appelé "Loue un esclave".) En d'autres termes, le système survécut. Les "bras" souvent qualifiés étaient atrocement sous-payés pour le temps nécessaire, et pas un jour de plus. Ils étaient exclus de la société et renvoyés au Mexique une fois leur travail terminé. Cela se poursuivit sous une forme ou une autre jusqu'en 1964, atteignant un point culminant en 1959 avec presque 450 000 travailleurs.

Peu de choses changèrent lorsque le programme Bracero se termina et que le travail des migrants devint en théorie illégal. Même les campagnes pour les droits des travailleurs, qui étaient principalement menées par les immigrants européens, excluaient en général les ouvriers agricoles, à la fois en raison de leur isolement et du racisme des organisateurs. Le progrès commença lorsque l'organisation agricole de la fin des années 1950 attira l'attention de syndicats nationaux tels que l'United Auto Workers et l'AFL-CIO, ainsi que de mouvements de libération afro-américaine tels que les Black Panthers et le NAACP. Le progrès se poursuivit avec la fusion et la transformation de plusieurs organisations, dont en particulier le Filipino Agricultural Workers Organizing Committee et la National Farm Workers Association, dirigée par Cesar Chavez et Dolores Huerta. (Le nom moderne, United Farm Workers of America, fut officiellement adopté en 1972.)

Syndiquer des travailleurs itinérants était, comme on peut l'imaginer, difficile à mettre en œuvre. Après des années de lutte marquées par des succès occasionnels, Dolores Huerta proposa d'abord la grève du raisin, puis le célèbre boycott des consommateurs, qui conduisit à la signature de contrats en 1970. Pourtant, même encore à l'heure actuelle, cinquante ans après les plus grandes victoires de l'UFW, les travailleurs agricoles en particulier, et du secteur agroalimentaire en général – les gens qui créent, transforment, cuisinent et livrent la nourriture que nous mangeons –, souffrent encore souvent de la faim.

En attendant, les terres arables de Californie continuent de dégager d'énormes profits, en grande partie grâce à la main-d'œuvre bon marché, et il est probable que cela persiste. Car même si la Californie fait pousser ses cultures une par une sur de vastes superficies – tous ceux qui ont vu des fermes de centaines d'hectares de salades dans la Central Valley peuvent en témoigner –, elle produit une grande variété de cultures, c'est-à-dire tous les végétaux comestibles que l'on puisse imaginer. Comme elle produit des centaines de cultures différentes, l'agriculture de la Californie est très difficile à mécaniser, sa production n'en est donc que plus difficile à commercialiser. Il est relativement facile de vendre des cargaisons de blé à des pays entiers. Mais vendre des tomates, des pêches, des noix, du riz, des brocolis et des salades, etc., à des marchés individuels dans son propre pays est une tout autre histoire.

La solution au problème agricole californien était tout aussi complexe. Tout le monde voulait s'enrichir en vendant des abricots, des amandes, des brocolis et des carottes. Et la meilleure façon de le faire était souvent de les congeler ou de les commercialiser en conserve. Ainsi, une nouvelle industrie était née – l'industrie "alimentaire" – et l'innovation technologique était son moyen de subsistance.

8.

ALIMENTATION ET MARQUES

Le rendement étant le seul outil de mesure de l'agriculture américaine, celle-ci eut un succès phénoménal. Le fermier américain faisait pousser une surabondance de blé, de maïs, de sucre, de riz, de coton et ensuite de soja. Malgré tout, en dépit du fait qu'ils produisaient un surplus important, les agriculteurs étaient toujours soumis à d'énormes risques.

Puis, une question se posa : qu'allait-on faire de cette abondance de bienfaits de la nature ? Un tel excédent n'était absolument pas la garantie d'une nourriture bon marché. Mais de plus en plus, le surplus était employé pour inventer de nouvelles versions d'aliments. L'industrie apprit à transformer et à manufacturer presque tout : le beurre, le fromage, le ketchup, les céréales de petit-déjeuner, le pain, les hamburgers, etc. C'était une façon nouvelle et révolutionnaire de gagner de l'argent et elle a fondamentalement changé notre façon de manger.

Pour les consommateurs, les résultats furent mitigés. Les nouveaux aliments représentaient un gain de temps sur le court terme – en cette ère nouvelle, presque personne n'était agriculteur et peu de gens avaient le temps de faire des conserves de légumes ou de traire une vache, tandis que les aliments achetés en magasin étaient pratiques et bon marché. Cependant, sur le long terme, ils furent la source de problèmes de santé et occasionnèrent des coûts indirects, tels que la pollution et l'épuisement des ressources, réduisant ainsi à néant les économies réalisées. Comme de coutume, le système bénéficiait principalement aux intermédiaires : commerçants, meuniers, fournisseurs de matériel et de produits chimiques, transformateurs, négociants en gros et détaillants.

Néanmoins, le surplus ainsi que les techniques de production associées eurent pour conséquence une kyrielle d'offres nouvelles. On peut citer le symbole de l'alimentation du XXe siècle : le hamburger. Généralement accompagné de fromage industriel et généreusement nappé de ketchup excessivement sucré et préparé en sandwich dans un triste simulacre de pain, il est devenu iconique.

Nous avons tous dit – ou du moins entendu : "Il n'y a rien de mieux qu'un hamburger." Au cours de ma préadolescence, j'ai mangé des hamburgers à 25 centimes. Mieux encore, deux hamburgers – des steaks hachés juteux cuits sur un gril –, une frite et un Coca-Cola pour 55 centimes. À cette même période, je me souviens avoir ingurgité des sandwichs de White Castle (cf. p. 148). Plusieurs années plus tard, au lycée, j'ai parcouru 150 kilomètres avec des amis dans une vieille Ford pour me rendre dans mon premier McDonald's en écoutant les Beach Boys à la radio.

Il est probable que vous ayez vécu des événements similaires. Les hamburgers ont remplacé "la tarte aux pommes de nos parents".

Pourtant, un hamburger n'a rien d'extraordinaire en soi et, en réalité, beaucoup sont même répugnants. Mais cela ne diminue en rien leur importance : le hamburger est l'un des fondements de la conscience américaine ; il est l'incarnation de cette immense superficie de terre magnifique, bien irriguée et presque vierge qui a permis une production en constante augmentation, la découverte, l'invention, la ruse et une exploitation des ressources impitoyable et ignorante. Ces ressources produisent 50 milliards de hamburgers par an pour la seule Amérique, soit environ 150 par personne.

L'histoire de cet avènement est celle du bœuf américain. Au milieu du XIXe siècle, les rassemblements de bétail étaient lents et risqués. La sécheresse et l'hiver représentaient des obstacles dévastateurs. À partir des années 1880, l'extension du réseau ferré et les clôtures de barbelés commencèrent à diminuer le nombre de conducteurs de bétail à mesure que celui-ci était acheminé dans des wagons.

Ces chargements ont fait la fortune des chemins de fer, mais le processus était inefficace. Une vache vivante rapportait 40 % environ, ce qui signifiait que, pour 100 kilos de bétail entassé dans une locomotive et acheminés, seulement 40 kilos de viande pouvaient être vendus une fois que les vaches étaient envoyées à l'abattoir et que la viande était débitée. De plus, chaque vache devait être gardée, nourrie et maintenue en vie – ce qui n'est pas toujours une tâche facile, car les maladies se propagent rapidement dans les wagons à bestiaux.

Dans un premier temps, il n'y avait guère d'alternative. La carcasse d'un animal abattu se conservait mal pendant le transport et cette contrainte pesait lourdement sur l'ensemble de l'industrie du conditionnement du bœuf, l'obligeant à rester locale et de petite envergure, ce qui limitait les profits. La viande de porc fraîche se conservait un peu mieux et un grand nombre de produits finis populaires, tels que le jambon et le bacon, étaient déjà transformés. Par conséquent, le bœuf ne représentait que 3 % de l'ensemble de l'industrie du conditionnement de la viande.

Ces difficultés étaient profondes, mais la demande et le profit potentiel presque illimités. Il fallait trouver une solution. Le tournant décisif eut lieu en 1880, lorsque Gustavus Swift construisit une flotte de wagons réfrigérés pouvant transporter du bœuf fraîchement débité de Chicago à New York. Les anciennes organisations locales discrètes et décentralisées devinrent une industrie nationale unifiée, sans aucune limite de croissance.

Gustavus Swift ne tarda pas à construire son propre parc à bétail et ses abattoirs à Chicago, St. Louis et dans d'autres nœuds ferroviaires essentiels du Midwest, ainsi qu'un nouveau réseau de centres de distribution dans l'ensemble du pays. À partir de 1900, l'industrie de la viande préparée, contrôlée par quelques entreprises seulement, était la seconde industrie du pays, après l'acier. Les leaders formèrent un trust, fixant à la fois les prix et les tarifs de transport, tandis que la compagnie de chemins de fer accorda au monopole des prix préférentiels.

Teddy Roosevelt mena une campagne antitrust bien connue, mais l'industrie fondée sur l'infrastructure avait une si forte capitalisation que cela ne laissait aucun espoir à un nouveau concurrent éventuel. Par conséquent, même si leurs noms ont changé depuis 1900, il n'y a toujours que quatre principales entreprises de conditionnement de viande aux États-Unis.

À l'époque – au début du XXe siècle –, l'essor de cette industrie doubla le bétail du pays en vingt ans, jusqu'au stade où il y avait presque 9 bovins pour 10 habitants, la proportion la plus élevée que le pays ait connue. (Aujourd'hui, le ratio correspond environ au tiers.) Une partie de cette viande – peut-être 10 % au maximum – était exportée, ce qui laissait une grande quantité de bœuf pour la consommation nationale, soit presque 500 grammes de bœuf par personne et par semaine. Et environ 40 % du rendement d'une vache lambda se faisait sous la forme de bœuf haché.

Cela signifie que l'on mangeait beaucoup de hamburgers.

Deviner quand et où le hamburger a été inventé est un jeu de dupes, car il est probable que l'on ait mangé du bœuf haché assaisonné sur du pain dès lors que le pain et la viande sont apparus en un même lieu, il y a des milliers d'années (et M. Hamburger n'y est certainement pas pour grand-chose). Même s'il existe des preuves que le premier établissement de hamburgers aux États-Unis était Louis Lunch, à Haven, dans le Connecticut, fondé en 1895 et toujours existant, le hamburger est devenu populaire à la fin du XIXe siècle à New York et ailleurs. Il est réellement passé dans l'air du temps juste après la Première Guerre mondiale.

La chaîne d'établissements de restauration White Castle fut créée en 1921, et sa première difficulté consista à convaincre les consommateurs qu'il était sans danger de manger du bœuf haché. Le livre *La Jungle* d'Upton Sinclair fut publié en 1906, et ses récits de rats empoisonnés jetés dans les hachoirs à viande furent pour le moins perturbants.

Mais la viande hachée était déjà suspecte avant la sortie de *La Jungle*. Personne ne savait exactement ce qui était haché et les gens pensaient généralement qu'il s'agissait de viande sur le point d'être avariée. Le fondateur de White Castle, Edgar "Billy" Ingram, tenta de remédier à ce problème en hachant la viande devant ses clients. Ses établissements étaient également conçus à base d'acier inoxydable et d'émail blanc, et même le choix de son nom ne devait rien au hasard, le blanc symbolisant la pureté et la propreté dans une société où le racisme régnait.

Ingram créa une norme au niveau de l'architecture, du menu et de la qualité, ainsi qu'une forme standardisée de vente à emporter : le sac. Ces stratégies associées au hamburger à 5 centimes ont fait de ses premiers restaurants une réussite instantanée. En moins de deux ans, White Castle satura le marché de la ville de Whichita, au Kansas, et à la fin de la décennie, ce fut une réussite à l'échelle nationale : les gérants utilisaient les biplans de l'entreprise pour couvrir leur immense territoire.

Des centaines d'entrepreneurs tentèrent de l'imiter, construisant de petits établissements blancs, dans lesquels des hamburgers étaient cuisinés et vendus sous des noms tels que White Tower, Red Castle et White Palace. Pendant ce temps, Ingram continua d'innover : il créa un personnage, en s'inspirant de Betty Crocker[1], en engageant une femme qu'il rebaptisa Julia Joyce et qu'il envoya faire la promotion de White Castle auprès de groupes de femmes.

1. Un célèbre personnage publicitaire de la société agroalimentaire General Mills. *(N.d.T.)*

Il annonça également le film *Super Size Me*, en finançant une expérimentation au cours de laquelle un étudiant en médecine du nom de Bernard Flesche ne mangea rien d'autre que des hamburgers – plus de vingt par jour en moyenne – pendant quatorze semaines. La conclusion de l'expérience déclara le jeune homme en bonne santé, mais selon d'autres sources, il se déclara fatigué à la fin du régime et ne mangea plus jamais un hamburger de son plein gré. Il mourut des suites de problèmes cardiaques à l'âge de cinquante-quatre ans.

Pour de multiples raisons, l'augmentation de la part du fromage dans la surenchère de garnitures de hamburgers était inévitable. Le mince steak haché pouvant être sec, peu de gens s'opposaient à la présence d'une garniture crémeuse et salée. Même sans conservateur ajouté autre que le sel, le fromage se conserve bien. (L'écrivain Clifton Fadiman l'appelait de façon charmante "le saut du lait vers l'immortalité".) Certains fromages naturels, comme le parmesan, peuvent se conserver des années.

Et, sans surprise, compte tenu du nombre grandissant de vaches, il y avait un surplus de lait. La production avait été multipliée par dix entre la fin de la guerre de Sécession et le début de la Première Guerre mondiale. Au cours de cette dernière, le lait – en conserve, concentré et en poudre – était exporté. Et, comme pour le blé, la demande stimula l'approvisionnement. Entre 1914 et 1918, la production de lait en conserve passa de 300 000 tonnes à plus de 1,5 million de tonnes. Le marché semblait illimité. Les agriculteurs réagirent, comme à leur habitude, en en produisant toujours davantage.

Lorsque la demande diminua à la fin de la guerre, il s'ensuivit le premier grand surplus de produits laitiers. La chute des prix apporta plus de lait que jamais à un plus grand nombre de gens, des usines de transformation fermaient chaque jour et l'industrie ne tarda pas à créer des fusions. Selon les propos de Harvey Levenstein dans *Revolution at the Table*[1], "en une semaine, Borden [société laitière] acheta 52 entreprises". Dans le Wisconsin, la capitale laitière du principal producteur mondial, vendre du lait était primordial. En 1919, le Conseil national de l'industrie laitière américaine (National Dairy Council) – créé en 1915 pour convaincre le public de la sécurité et de la qualité du lait à la suite d'une épidémie de fièvre aphteuse – cibla la nutrition infantile dans sa

---

1. *Révolution à table*. Non traduit en français au moment de la publication de ce livre. *(N.d.T.)*

première brochure : "Le lait : l'aliment nécessaire à la croissance et à la santé". Elle était rédigée par le plus fervent défenseur du lait de vache de l'époque, Elmer V. McCollum, un biochimiste de la station expérimentale agricole de l'université du Wisconsin.

En 1918, ressemblant comme deux gouttes d'eau à William Crookes dans son grand discours sur le blé, McCollum prêcha les vertus du lait pour convaincre le public d'en boire davantage : "Il y a plus de battants chez les gens qui consomment beaucoup de lait… que chez ceux qui n'en consomment pas, et ils sont parvenus à de plus grandes réussites en littérature, en science et dans les arts."

Bientôt, on enseigna aux enfants qu'ils devaient boire quatre verres de lait (1 litre !) chaque jour. La pasteurisation (largement autorisée dès 1909), la réfrigération et la baisse de la falsification ont rendu le lait frais facilement accessible dans l'ensemble des États-Unis. Il est devenu de plus en plus populaire avec le lancement du chocolat au lait et de la crème glacée, soutenus par un marketing de masse perfectionné par Nestlé. Puis, en 1940, les écoles de Chicago commencèrent à fournir du lait aux élèves et, pour l'essentiel, le reste du pays suivit le mouvement, vendant du lait pour 1 centime par portion.

Le département de l'Agriculture des États-Unis apporta une compensation aux sociétés laitières pour combler la différence entre leurs coûts et le faible prix de vente, en y ajoutant un profit. En 1946, lorsque le programme national de restauration scolaire commença, le lait devait obligatoirement figurer au menu. Ce mandat se poursuivit, tout comme les autres formes de soutien gouvernemental aux produits laitiers, y compris la publicité.

Aujourd'hui, nous considérons que tout cela va de soi. Mais même si le lait est en effet bien plus sain que le soda, l'eau est la boisson de prédilection de la plupart des êtres humains, en dehors de la période d'allaitement. Le lait de vache n'est pas l'aliment idéal, que ce soit pour les nourrissons, les enfants ou qui que ce soit.

En fait, le lait n'a jamais été essentiel. Il est riche en protéines, mais la plupart des gens consomment plus de protéines qu'il n'en faut, sans devoir faire d'effort particulier pour cela. Il est également riche en graisses saturées, que nous consommons déjà en trop grande quantité. Qu'il soit néfaste ou bénéfique, le lait est loin d'être un aliment nécessaire, et il est encore moins l'aliment extraordinaire revendiqué par les campagnes marketing.

De plus, la majorité des humains, environ 65 % d'entre eux, sont intolérants au lactose. Le lait provoque des troubles gastro-intestinaux, ou pire encore. (J'étais l'exemple parfait d'un enfant que le lait rendait malade, encouragé, sinon forcé, à boire plusieurs verres de lait par jour. Mes intestins étaient dans un état déplorable. En grandissant, lorsque j'ai presque cessé d'en boire, ces problèmes ont disparu.)

Néanmoins, le plan marketing du Conseil national de l'industrie laitière américaine fut une réussite, et même plus. À partir de 1925, l'Américain moyen consommait environ 4 litres de lait par semaine. Pourtant, quelle que soit l'ampleur de la promotion du lait, il y avait toujours un surplus. Avec une production par vache laitière de plus de 1 500 litres par an et plus de 20 millions de vaches laitières aux États-Unis, il y avait des milliards de litres de lait à consommer. La solution à ce problème était de produire davantage de fromage.

En tant que meilleure façon de conserver l'excédent de lait, la fabrication de fromage est courante dans les régions productrices de lait depuis qu'elles existent. De plus, même avant le XXe siècle, le fromage était déjà une source de revenus régulière pour de nombreux fermiers. Avant 1900, une famille trayait en moyenne 5 ou 6 vaches, d'après la description de Bruce Kraig dans *A Rich and Fertile Land : A History of Food in America*[1]. Dès le début du XIXe siècle, ces familles produisaient une quantité estimée à 50 000 tonnes de fromage par an.

Les foyers finirent par se regrouper pour engager ensemble un fromager et commencèrent à mettre le lait en commun dans un établissement de production spécialisée. Certains se transformèrent en usines, achetant du lait aux familles locales – parfois à des centaines d'entre elles – et produisirent du fromage à grande échelle.

En définitive, ces usines remplacèrent les toiles à fromage fabriquées à la main et les énormes roues nécessitant deux personnes pour leur rotation, avec des cuves en acier et des presses mécaniques. Pour un délai de production plus rapide et davantage de profits, le fromage n'était pas affiné pendant aussi longtemps, ce qui en atténuait le goût, qui était ensuite rehaussé par l'ajout d'autres ingrédients, ainsi que de colorants, bien sûr. Cela signa la fin de la fabrication artisanale de bon fromage fait par les Américains.

Répondant au besoin accru d'un produit pouvant être fabriqué rapidement et avoir une durée de vie plus ou moins illimitée, James L. Kraft breveta donc son fromage transformé – ce que nous considérons

---

1. *Une terre riche et fertile : une histoire de l'alimentation en Amérique*. Non traduit en français au moment de la publication de ce livre. *(N.d.T.)*

aujourd'hui comme le fromage américain. Ses techniques impliquaient de moudre une variété de pâte fromagère de qualité inférieure fabriquée rapidement, d'y ajouter du sel et d'autres ingrédients, et de pasteuriser la substance visqueuse qui en résultait. On obtenait ainsi un fromage ayant une longue durée de conservation et un produit qui fondait à basse température.

Comme tant d'autres, la société perça grâce aux contrats gouvernementaux en temps de guerre. Dès la fin de l'année 1920, Kraft vendait 40 % du fromage commercialisé aux États-Unis. Ce nombre atteignit un nouveau paroxysme lorsque l'entreprise créa Kraft Singles, un procédé de fabrication qui fit exploser les ventes de fromage – et contribua à la standardisation du cheeseburger moderne.

Mais même avec la présence du fromage, les hamburgers ont encore besoin de garniture. C'est là qu'intervint Henry J. Heinz et son condiment miracle : le ketchup.

Pour parvenir en un temps record à une position dominante, Heinz reçut l'aide de Harvey Wiley, un médecin et chimiste né dans l'Indiana ; un zélote charismatique qui prit la direction de la division Chimie de l'USDA en 1883 et se fixa pour mission de sauver le peuple américain des produits chimiques néfastes et de la fraude.

Aucun des deux ne manquait. Avant la construction des chemins de fer, l'approvisionnement alimentaire était en général local. Mais à la fin du XIXe siècle, la nourriture était transformée, mise en conserve, emballée et transportée à une échelle jamais vue jusque-là. Les fabricants, distributeurs et vendeurs pouvaient se déplacer et vendre de la nourriture n'importe où, sans aucune régulation gouvernementale, échappant le plus souvent à tout contrôle.

La fraude était courante et rentable, et les consommateurs savaient qu'il n'y avait aucune garantie de "pureté". Une estimation officielle jugea la proportion de nourriture frelatée aux alentours de 15 % de l'ensemble du marché. Le lait, par exemple, était souvent coupé avec de l'eau, puis épaissi avec de la fécule ou du plâtre de Paris, avant d'être conservé avec du formaldéhyde. Les champignons étaient passés à l'eau de Javel. Pour que les petits pois restent verts, on les traitait au sulfate de cuivre, un pesticide. La farine était mélangée à du sable et le pain était cuit avec de la sciure.

Tout le monde soupçonnait également que la viande était frelatée ou avariée. Le livre *La Jungle* parut peu après "le scandale de la viande bovine embaumée" qui éclata pendant la guerre hispano-américaine de 1898, pendant laquelle les soldats affirmèrent avoir été nourris avec de la viande qui avait entraîné une épidémie de maladies. Lorsque la crise s'amplifia, le président Theodore Roosevelt écrivit à Upton Sinclair : "Les fléaux spécifiques que vous signalez devraient, si leur existence était prouvée, et si j'en ai le pouvoir, être éradiqués."

Harvey Wiley militait en ce sens. Parmi ses partisans, il y avait un groupe soudé de jeunes employés surnommés "la Brigade des empoisonnés", ayant pour devise "Seuls les courageux osent manger les denrées alimentaires". Ils ont ingéré des substances chimiques telles que l'acide sulfurique, le formaldéhyde et le sulfate de cuivre pour tenter d'apporter les preuves nécessaires pour interdire les nouveaux additifs alimentaires. Mais Harvey Wiley avait un certain nombre d'autres alliés moins extrêmes, avec lesquels il demanda à Theodore Roosevelt de se joindre à sa lutte contre les substances chimiques. En fin de compte, Henry Heinz rejoignit la bataille, mais ses motifs étaient moins vertueux.

Heinz était un fabricant de ketchup parmi peut-être deux mille autres ; à cette époque, il s'agissait d'un ersatz de la tentative britannique de copier la sauce de poisson fermentée d'Asie. En Amérique, le ketchup était devenu une manière efficace d'utiliser les morceaux de tomates ayant été rejetés lors du processus de fabrication des conserves parce qu'ils étaient trop petits, trop mûrs ou pas assez, pourris ou véreux. Souvent, ces morceaux étaient rassemblés en bouillie sur le sol de l'usine, réduits à petit feu, écumés, assaisonnés, puis mis en bouteille.

Il a fallu de nouvelles compétences pour rendre le ketchup appétissant, et celles-ci impliquaient l'utilisation d'une variété de "colorants alimentaires, dont la cochenille, le carmin, l'éosine, le magenta acide et divers colorants à l'aniline dérivés du goudron de houille", ainsi que des conservateurs, tels que l'acide borique (jusqu'à ce que les Allemands interdisent l'importation de produits qui en contenaient) et l'acide salicylique, qui est sans danger, mais seulement à faible dose. (Issu du saule, il s'agit de l'ingrédient de base de l'aspirine, mais il est également employé en cosmétique pour ses propriétés exfoliantes.) Presque toutes les marques de ketchup existantes – le condiment était déjà très répandu – contenaient du benzoate de sodium, qui est un conservateur efficace, sans goût et (probablement) sans danger.

Heinz calcula que, s'il pouvait éliminer le benzoate de sodium de son ketchup tout en faisant interdire la substance chimique, il serait ainsi le seul fabricant de ketchup restant. Cependant, cela impliquait une restructuration du processus de fabrication : Heinz avait besoin d'une nouvelle recette – assurant que le ketchup pourrait se conserver plus ou moins indéfiniment sans conservateur chimique –, ainsi que de meilleures conditions sanitaires au sein de ses usines et un réseau de transport plus fiable.

Sa modification la plus importante consista à doubler la quantité de sucre. Cela permit de conserver le mélange de façon plus naturelle et lui donna une consistance plus épaisse à laquelle nous sommes désormais habitués : une cuillérée à soupe de ce nouveau ketchup contenait autant de sucre qu'un cookie. Et, étrangement, tandis qu'il rendait le ketchup plus épais, Heinz ne modifia pas le design de la bouteille, avec son goulot étroit : pendant des décennies, les gens ont donc dû taper sur le fond de la bouteille avec la paume de la main.

Il ne restait plus à Heinz qu'à rendre le benzoate de sodium illégal. Des projets de loi en matière de sécurité alimentaire furent continuellement présentés au Congrès pendant plus d'une décennie, en général sur l'ordre de Harvey Wiley. Mais les industriels de la transformation alimentaire s'associèrent aux fabricants de whiskey et aux compagnies pharmaceutiques, qui s'enrichissaient en vendant de la poudre de perlimpinpin, pour s'assurer que leurs tromperies et leurs poisons ne relèvent pas de la compétence de la loi.

Cependant, Roosevelt fit de la réglementation alimentaire l'une des priorités de son second mandat, et Harvey Wiley (avec le soutien de Henry Heinz, qui travaillait sur les détails) fut le principal auteur du projet de loi qui sera ensuite nommée Loi sur les aliments et drogues de 1906. Elle fut présentée à la Chambre des représentants exactement au moment où *La Jungle* parut, ce qui contribua à faire pencher la balance.

Mais la loi ne fut pas à la hauteur des ambitions de Wiley et Heinz : elle n'interdisait aucun ingrédient de façon catégorique. Cependant, elle força les fabricants à révéler l'ensemble des ingrédients utilisés dans le processus de production, y compris les substances chimiques. Cela suffit à Heinz, qui souhaitait simplement que le gouvernement approuve "l'alimentation pure", un terme marketing qui lui permit, ainsi qu'à d'autres gros fabricants, de diffamer et de mettre en faillite les fabricants plus petits.

Cette loi fut une victoire pour Heinz, qui lança une campagne novatrice "d'information publique" pour mettre en garde contre les dangers des conservateurs. “Vos aliments devraient contenir des drogues ? pouvait-on lire sur l’une des publicités. Le benzoate de sodium est une drogue à base de goudron de houille. Si elle contenait quoi que ce soit de bon lorsqu’elle est employée dans le ketchup, pourquoi le fabricant ne le clame-t-il pas en toutes lettres sur l’étiquette au lieu de le murmurer avec les plus petits caractères qu’il puisse trouver ?” Le ketchup Heinz domina le marché.

Ainsi, une loi destinée à protéger le public créa un dangereux précédent qui règne encore aujourd’hui. En fournissant aux consommateurs la liste des ingrédients de leurs aliments transformés et en les laissant décider de ce qui est bon et de ce qui ne l’est pas, le gouvernement s’exonère de toute responsabilité au prétexte de “la liberté de choix”.

Depuis, certains ingrédients ont été interdits, mais des milliers d’autres ont été soit “reconnus comme sans danger” – une catégorie établie en 1958 par la Food and Drug Administration (FDA) d’après les garanties des fabricants –, soit simplement ignorés par les organismes de contrôle. En réalité, cela a permis aux sociétés de propager la désinformation et un marketing trompeur. Cela a également marqué le début de l’ajout de sucre dans quasiment tous les produits par les fabricants. Le sucre relève le goût de presque tout et possède l’avantage supplémentaire, du point de vue du fabricant du moins, d’entraîner une dépendance.

Au XIXe siècle, il existait des marques nationales : Nestlé fut fondé en 1866, Heinz et Campbell’s en 1869, Coca-Cola en 1892 et United Fruit (qui deviendra ensuite Chiquita) en 1899. Mais le succès de la surenchère de Heinz pour consacrer son ketchup comme le meilleur de tous plaça l’importance des marques au premier plan. Des dizaines de fabricants produisirent de façon massive des centaines de produits qui soit n’existaient pas auparavant, soit étaient désormais présentés sous une nouvelle forme. Ces aliments s’éloignaient de leur forme naturelle, étaient moins nutritifs, mais se conservaient beaucoup plus longtemps. Comment faire en sorte que chacun d’eux se démarque ?

La concurrence étant désormais à l’échelle nationale et éliminant la plupart des produits locaux, l’image de la marque devint donc essentielle. Les produits seulement intitulés “soupe”, “pain” ou “haricots verts”, n’ayant d’autre identité qu’eux-mêmes, perdaient du terrain face à ceux qui en avaient une – la soupe Campbell’s, le pain Wonder Bread et les haricots Birds Eye, marques qui avaient un certain attrait, à l'instar d'Oldsmobile et de Colgate.

Une stratégie de marque réussie est plus qu'un nom qui sonne bien, mais parfois pas beaucoup plus. En substance, c'est aussi simple que d'ajouter des caractéristiques distinctives, même si elles sont souvent insignifiantes, à un produit – couleur, packaging, slogan ou refrain accrocheurs, parfois même allégations de qualité. Dans de nombreux cas, inventer une stratégie de marque et une campagne de marketing réussies pour un nouveau produit suffit à créer celui-ci. Pour reprendre les termes de la revue *Harvard Business Review*, "la marque est tout, tout est dans la marque".

Pour réussir dans le marketing, la publicité, les relations publiques et la vente, il faut avoir la meilleure marque. Cela peut être une question de chance, ou de manipulation (comme dans le cas du ketchup Heinz), on peut également engager des experts en développement de marques ou simplement racheter des marques existantes. C'est pourquoi, pendant l'essor des marques, les entreprises les plus prospères étaient des conglomérats tels que General Foods et Standard Brands.

Pour les fabricants de produits alimentaires, développer des marques est impératif. C'est devenu une évidence il y a plus d'un siècle, lorsque les consommateurs ont commencé à choisir des boîtes ou des conserves dont le contenu était totalement caché. La qualité des produits dans ces contenants était impossible à déterminer avant qu'ils ne soient rapportés chez soi, les acheteurs devaient donc être "instruits" sur leurs caractéristiques distinctives. Cette éducation s'est faite à travers le marketing et la publicité.

Les producteurs pourraient très bien commercialiser le brocoli : il a un aspect magnifique – il ressemble à un arbre miniature ! – avec une couleur agréable et un goût intense et plaisant. Il prévient même le cancer. Mais les producteurs ne peuvent pas devenir "propriétaires" du brocoli. Le brocoli que je vends ne peut être très différent du vôtre. Et même si je découvre une nouvelle variété extraordinaire – un brocoli violet ou qui possède un goût incroyable ou encore qui recèle davantage de propriétés anticancérigènes –, vous pouvez également le cultiver. Je pourrais congeler le brocoli et lui apposer ma marque – disons Géant vert – mais cela n'augmente guère la marge.

Cependant, si je crée des chips de brocoli, qui se conservent indéfiniment, contiennent des fibres ajoutées et sont riches en protéines de soja, et que j'y ajoute disons du sucre et quelques exhausteurs de goût chimiques, je *peux* créer une marque. Crunchy Brocolis !

Les marques distinctives ne tardèrent pas à devenir nationales. Au XXe siècle, les gens commencèrent à manger la même marque de pain que leur cousin ou leur ami vivant à des milliers de kilomètres. Ils voyaient les mêmes publicités dans les magazines et les journaux, entendaient les mêmes spots à la radio. Il en alla de même de la télévision dans les décennies suivantes et d'internet cinquante ans plus tard. Les gens devinrent fidèles à ces marques, qu'ils cherchaient partout. Et ils les trouvaient facilement.

À mesure que les marques devenaient dominantes, elles ont déterminé quelles cultures étaient plantées et la façon dont celles-ci étaient transformées et vendues. Plus que jamais, les cultures étaient produites pour leur potentiel en tant que produit dérivé et non en tant que véritable source de nourriture.

De manière très concrète, cela a entraîné la standardisation du régime alimentaire américain, puis mondial. Cela a commencé avec les géants de la transformation alimentaire et leurs marques nées dans les années 1920. Des entreprises telles que Standard Brands et General Foods – ensuite absorbées par Nabisco et Kraft ; la première fut à son tour rachetée par Mondelez International, tandis que la seconde fusionna avec Heinz. Elles créèrent ainsi un panthéon de recettes alimentaires, conçues de façon scientifique, des produits "faciles à préparer", avant de leur donner vie grâce au marketing.

La soupe Campbell's mena la charge en montrant les profits potentiels d'une publicité audacieuse, créant de grands encarts dans les magazines et mettant sur le devant de la scène la marque de tomate en rouge et blanc à la police de caractères si reconnaissable. (Jusque-là, personne n'avait pensé qu'il était utile de dépenser de l'argent en marketing pour un simple choix de couleur.) Ils ont également ciblé les ménagères : "Je ne pourrais pas tenir la maison sans la soupe à la tomate Campbell's" et "Ne serais-je pas bête de la faire moi-même ?". Entre 1899 et 1920, Campbell's multiplia son budget marketing par 100, atteignant 1 million de dollars. Pendant la Dépression, il s'envola jusqu'à 3,5 millions de dollars.

En 1904, Campbell's fut l'un des premiers à adopter la technique marketing industrielle désormais courante consistant à cibler les enfants, en créant un dessin animé dans lequel de petits anges aux joues rouges restaient en bonne santé en mangeant de la soupe. Quelques années plus tard, l'entreprise publia un petit livre de cuisine, un type de publicité qui ne tardera pas à entrer dans les mœurs. Même si les aliments en boîte nécessitaient peu de préparation, cela augmenta leur valeur en mettant en avant les aliments transformés – tels que la soupe crémeuse aux champignons de Campbell's – comme des aliments nécessaires à la préparation d'autres plats, à l'instar des ragoûts.

Bien sûr, la soupe crémeuse aux champignons de Campbell's est "transformée", et même ultratransformée, un terme que j'emploierai très fréquemment à partir de maintenant pour décrire ces aliments modifiés jusqu'à devenir méconnaissables. Peu d'aliments ultratransformés (AUT) sont naturels (au sens premier du terme, et non celui des professionnels du marketing) ou nutritifs. Certains, comme les Froot Loops et le Coca-Cola, sont même antinutritifs. Les fabricants alimentaires luttent contre de telles vérités avec des affirmations telles que : "Presque tous les aliments sont transformés !" Cela doit être assez convaincant pour beaucoup de gens dans la mesure où même la farine complète doit être moulue et raffinée, et que le pain n'existe pas dans la nature. Comment l'acheteur est-il censé savoir ce qui est vrai et ce qui ne l'est pas ?

Michael Pollan recommanda de ne pas manger ce que vos ancêtres du XIXe siècle n'auraient pas reconnu comme des aliments, ce qui est un conseil avisé. On peut aussi affirmer à propos des aliments ce que le juge de la Cour suprême Potter Stewart disait de l'obscénité : on sait ce que c'est lorsqu'on la voit. Les flocons d'avoine sont des aliments "transformés", tout comme l'ensemble des céréales de petit-déjeuner. Mais pas besoin d'être un génie pour dire qu'on est loin des Froot Loops.

Il est faux de dire que les femmes, qui essayaient de tenir leur maison tout en travaillant à plein temps sans toucher de salaire officiel, n'auraient pas dû tirer avantage de tous les coups de pouce possibles. Malgré tout, il a fallu faire preuve de tromperie pour convaincre beaucoup de femmes d'adopter une alimentation qui standardisait le goût, était fondée sur des nutriments artificiels et faisait un pied de nez à la tradition. Parmi les trompeurs de premier plan, on peut citer la bien-aimée Betty Crocker, qui en 1945 fut appelée "la première dame de l'alimentation" par le magazine *Fortune*. Elle fut également qualifiée de deuxième femme la plus populaire aux États-Unis, derrière Eleanor Roosevelt.

Bien sûr, Betty n'existait pas.

Elle était née à l'âge adulte, ou du moins elle fut inventée en 1921 par le personnel de Washburn Crosby (qui deviendra General Mills) et créée par la conseillère en économie domestique Marjorie Husted, qui écrivait les transcriptions radiophoniques de Betty Crocker et était sa voix. Une marionnette belle, charismatique et omnisciente normalisa et glorifia les nouveaux aliments ultratransformés : "Qui pourrait rêver mieux que d'un gâteau blanc avec de la glace au chocolat et un nappage au marshmallow tout juste sorti de son pot ?" se demandait Betty.

Betty reçut des demandes en mariage et donna des conseils. Elle évolua au fil du temps, passant de Betty la femme au foyer à Betty la femme d'affaires. Et même lorsque ce même article du magazine *Fortune* révéla que la première dame de l'alimentation n'existait pas, sa popularité continua de croître, tout comme la capacité de l'industrie à normaliser l'alimentation sortant d'une boîte ou d'une conserve – et non de la terre – en faisant appel à un peu plus qu'une mascotte accrocheuse.

Cependant, toutes les créations d'images de marque n'ont pas été faites en inventant de nouveaux aliments ou des personnages imaginaires, puis en les lançant *via* de grandes campagnes de marketing. Certaines sont nées de manipulations politiques et militaires liées à l'alimentation, des actes qui ont profondément affecté non seulement le système alimentaire mondial, mais aussi la souveraineté de nations entières. Le symbole qui représente le mieux cela est la banane et le symbole indomptable de la banane : Miss Chiquita, "la première dame du fruit". L'empire fondé sur son produit du même nom était un exemple incroyable et sans précédent de création d'un nom très connu à partir d'un produit qui ne se distinguait en rien de ses concurrents, en dehors de sa marque.

United Fruit – l'un des acteurs les plus importants de l'industrie bananière, avec Standard Fruit (qui deviendra Dole) – fut créé à la fin du XIXe siècle, *via* une fusion entre un affréteur de bananes audacieux et le fils d'un magnat d'une compagnie mondiale de chemins de fer. La compagnie fut surnommée "El Pulpo" (la Pieuvre), car elle avait des tentacules dans tous les pays d'Amérique centrale, et son pouvoir s'étendait encore davantage vers le sud.

United Fruit bénéficiait d'une impunité absolue : il avait la protection du gouvernement américain, et en particulier de la CIA, qui renforça la puissance coloniale de l'entreprise en finançant des agitateurs et orchestra d'habiles opérations de dissimulation, entretenant des guerres civiles – au Salvador, en Colombie et au Honduras, entre autres –, et même en ourdissant des changements de régime. En 1954, l'équipe CIA-United Fruit renversa le gouvernement du Guatemala.

Dès 1929, United Fruit possédait 1,5 million d'hectares de terres dans le monde – soit la superficie de l'État du Connecticut – ainsi que des compagnies de chemins de fer d'importance majeure. Les bananes devinrent meilleur marché que les pommes, et le sont toujours. En fait, il s'agit désormais de la quatrième culture mondiale, après le blé, le riz et le maïs – on en achemine 100 milliards chaque année.

Ses aventures sur la scène internationale ayant entaché la réputation d'United Fruit, l'entreprise se tourna vers le prophète du marketing et des relations publiques Edward Bernays, qui avait vu ce dont la propagande était capable pendant la Première Guerre mondiale et voulait tester son pouvoir sur les affaires en temps de paix. Rejetant la manipulation, et parfois les implications funestes liées à ce terme, il renomma la pratique consistant à modifier l'opinion des gens "relations publiques". S'agissait-il de vendre du savon, des cigarettes ou de changer l'image publique désastreuse d'une grande entreprise ? Bernays déployait une tactique éprouvée consistant à "fixer des objectifs, allouer des ressources, définir une stratégie et enfin déterminer le meilleur plan d'action".

Tout au long du XXe siècle, Edward Bernays, qui vécut jusqu'à l'âge de cent trois ans et s'est fait connaître comme le père des relations publiques, travailla avec des entreprises aussi diverses que Procter & Gamble et la National Association for the Advancement of Colored People (organisation de défense des droits afro-américains la plus connue). Il a rarement travaillé spécifiquement sur le thème de l'alimentation, mais il a remporté des victoires importantes. L'une d'elles fut la nouvelle image qu'il donna à United Fruit, grâce à la Señorita Chiquita Banana devenue le visage de la marque (Miss Chiquita à l'origine), qui a admirablement défendu la réputation de la marque en dépit de ses tentatives brutales au fil des ans de garder un contrôle absolu en Amérique centrale.

Au cours des cinquante années qui ont suivi la guerre civile, les villes américaines passèrent d'un cinquième à la moitié de la population du pays. Tandis que de plus en plus de gens quittaient les fermes, la majorité des Américains étaient dépendants pour leur approvisionnement en nourriture. La dernière pièce du puzzle de la domination de la marque était la technologie, qui a rapidement révolutionné l'accessibilité à la nourriture. Les chemins de fer pouvaient transporter de la nourriture de presque n'importe quel lieu à presque n'importe qui, mais les progrès en conservation des aliments et la cuisine étaient tout aussi cruciaux.

Lorsque le XXe siècle a commencé, l'essentiel de la cuisine se faisait dans d'immenses fours en fonte à charbon ou à bois, lourds et encombrants. Les fours en eux-mêmes nécessitaient énormément d'entretien et ils étaient à l'origine de fréquents incendies, parfois catastrophiques. Ils recouvraient également les surfaces environnantes d'une couche de suie et déclenchaient parfois des embrasements susceptibles de faire brûler une maison entière.

Tous ceux qui avaient les moyens de passer au gaz le firent. Avec leurs flammes ajustables et des fours contrôlés par un thermostat, les nouvelles cuisinières représentaient une immense amélioration – à tel point qu'elles n'ont guère changé depuis.

La mise en conserve était également devenue courante. En 1795, le gouvernement français offrit une récompense au citoyen pouvant trouver un moyen d'améliorer la conservation de la nourriture de ses troupes. Napoléon n'a-t-il pas dit "Une armée marche avec son estomac" ? Le gagnant fut Nicolas Appert, qui inventa la conserve en 1804.

Appert ne comprenait pas le fonctionnement exact de la conserve, contrairement à nous. Un bain d'eau chaude tue les bactéries et la vapeur s'accumule dans ce contenant fermé. Lorsque la vapeur refroidit, elle se condense et la pression intérieure diminue ; ainsi, la pression externe plus importante ferme hermétiquement le couvercle. Le contenu est donc stérilisé et le couvercle empêche les bactéries d'entrer à l'intérieur, la nourriture est donc préservée et peut être consommée sans danger – tant que le couvercle reste fermé. Ce sont les bactéries, et non le temps, qui entraînent l'altération des aliments.

La mise en boîte est devenue une véritable industrie à l'époque de la guerre de Sécession, et les soldats, nordistes comme sudistes, y ont pris goût. Le Sud comportait peu d'équipements pour la fabrication des conserves, ce qui était un réel problème, mais les troupes pillaient souvent le ravitaillement de l'Union. Dès les années 1890, les boîtes de conserve étaient très répandues dans les foyers de la classe moyenne américaine, comme l'urbanisation était synonyme de jardins plus petits ou inexistants. L'écart entre les consommateurs et la nourriture se creusait de plus en plus et la qualité de celle-ci, de façon générale, se dégradait. De plus, du sucre était souvent ajouté au cours du processus de mise en boîte.

L'arrivée des réfrigérateurs et des congélateurs dans les foyers changea encore plus la donne. Avant la réfrigération, la glace était une denrée rare, transportée depuis les montagnes ou prélevée dans les lacs gelés, puis conservée – souvent enterrée – aussi longtemps que possible. Aux États-Unis, au XIXe siècle, la plupart des villes du Nord possédaient leur propre glacière isotherme, ressemblant à une chambre froide, où les gens pouvaient se servir ou faire des achats. Le premier réfrigérateur domestique était comparable à une petite glacière. Dans les lieux où il ne faisait pas assez froid pour produire de la glace, elle était transportée. Conserver la nourriture au frais était une réelle préoccupation.

Le début du XXe siècle a marqué l'arrivée des réfrigérateurs mécaniques, qui étaient devenus courants dans les usines de conditionnement de viande et les brasseries à la fin du XIXe siècle, puis dans les foyers à la fin de la Première Guerre mondiale. La capacité à conserver la fraîcheur des aliments évitait de devoir se rendre au marché chaque jour.

Du point de vue de la conservation, le froid était bénéfique, mais un froid plus intense était encore préférable. Clarence Birdseye, un taxidermiste new-yorkais qui avait fait faillite, tenta sa chance dans la région du Labrador dans les années 1910, inspiré par l'exemple des Inuits qui congelaient le poisson juste pêché dans de la glace.

Clarence Birdseye était déterminé à créer une méthode de congélation ne nécessitant pas d'être sous un climat arctique. Il commença ses expérimentations en congelant des légumes verts, et dans les années 1920, il élabora une nouvelle méthode – pressant les aliments entre deux plaques de métal réfrigérées grâce à un réfrigérant à l'ammoniac. Par la suite, il remplaça les plaques de métal par des courroies et l'ammoniac par un spray de chlorure de calcium. Cela fonctionnait encore plus rapidement et améliorait la conservation des aliments, car la congélation lente détruit les cellules.

En 1929, on servit à Marjorie Post, la propriétaire de General Foods, de l'oie préalablement congelée, qu'elle apprécia suffisamment pour racheter l'entreprise de Birdseye. L'alliance stimula l'amélioration de sa technique et, tandis que les congélateurs devenaient plus petits et meilleur marché, ils furent installés dans les supermarchés, *via* une association entre les magasins, Birdseye et les fabricants d'appareils ménagers.

La rapidité du changement technologique était fulgurante. Soudain, il y eut l'éclairage électrique, des lave-linge et des aspirateurs, tandis qu'un nombre incalculable de produits qui étaient auparavant faits chez soi, des vêtements au savon, étaient désormais fabriqués en série en usine. Par conséquent, les gens ont de plus en plus pris l'habitude d'acheter ce dont ils avaient besoin.

L'étape suivante de la révolution concernait le processus d'achat en lui-même.

À la fin de la Deuxième Guerre mondiale, les aliments en conserve, réfrigérés, sous vide et surgelés étaient tous très répandus aux États-Unis. Avec la modernisation de la production, du marketing et du transport, il était inévitable que les magasins et les établissements en relation directe avec les acheteurs changent à leur tour.

Jusqu'au XXe siècle, les gens vivant dans les villes marchaient d'un magasin à l'autre, souvent chaque jour, pour acheter des fruits et légumes ici, de la viande là, et des denrées non périssables ailleurs. Les épiceries qui proposaient un choix plus vaste n'étaient pas en libre-service à l'époque. Les clients demandaient leurs produits à un employé ou lui tendaient une liste, puis ils attendaient que leur commande soit prête. Ils pouvaient également quitter le magasin et leurs achats étaient livrés à domicile.

Du point de vue du consommateur, la situation était mitigée. Le service complet était agréable, mais le processus était lent. Les promotions étaient presque inédites et l'approvisionnement irrégulier. Pour les épiciers, l'inefficacité était la norme. Ils dépendaient des grossistes, des représentants et des travailleurs à la tâche pour remplir leurs stocks. Et comme ils devaient s'occuper de chaque client, les coûts de main-d'œuvre étaient élevés.

Entre la voiture, dont le nombre était trois fois plus important en 1930 qu'en 1920, et le réfrigérateur qui a presque supprimé les trajets quotidiens au marché, les courses alimentaires étaient manifestement destinées à changer.

L'un des pionniers fut The Great Atlantic and Pacific Tea Company, une société vendant du thé au détail lors de sa fondation en 1859, qui fut convertie en chaîne de supermarchés par la seconde génération de propriétaires. Les nouveaux magasins, standardisés par le logo A&P, étaient plus nombreux et offraient moins de services. La chaîne créa ses propres usines pour les produits de sa propre marque, centralisa les commandes pour les marchandises au détail, construisit ou acheta des entrepôts et assembla des flottes de camions.

Très rapidement, les courses alimentaires se sont orientées vers le libre-service. Le crédit n'était plus une option et la livraison n'était offerte que dans les centres urbains très denses. A&P eut recours aux économies d'échelle pour diminuer le nombre d'intermédiaires, réduire les coûts et rendre l'approvisionnement plus fiable. En un rien de temps, ce fut une immense réussite, il devint le Walmart de son époque, avec 650 magasins à la veille de la Première Guerre mondiale et presque 10 000 à peine dix ans plus tard. Dès 1930, il en possédait 16 000. Aujourd'hui, les deux plus importantes chaînes d'alimentation, Walmart et Kroger, n'en possèdent que la moitié.

Mais le paradigme changea encore en 1916, lorsqu'un homme d'affaires de Memphis nommé Clarence Saunders ouvrit le premier Piggly Wiggly, qui annonçait des promotions, un argument attrayant dans le contexte de l'inflation des prix en temps de guerre. Pour rester rentable, Saunders réduisit les coûts de main-d'œuvre de façon implacable. Au lieu d'avoir des employés pour aider les clients, il recruta du personnel pour gérer le stock et d'autres employés pour tenir les caisses. Il créa également un parcours unique guidant les clients dans les rayons du magasin, les forçant à voir chaque boîte aux couleurs vives.

Le libre-service, où l'aliment et le packaging parlaient d'eux-mêmes, créa une relation nouvelle entre le client et la marque, un lien renforcé par des campagnes nationales de publicité encourageant les gens à acheter – non pas parce que l'article figurait sur leur liste, mais uniquement parce qu'il était dans le rayon et qu'il semblait attrayant.

Ce bouleversement s'apparenta à un séisme. Autrefois, les courses alimentaires impliquaient la fréquentation de plusieurs enseignes, gérées et dirigées à l'échelle locale et offrant des services pourvoyeurs de nombreux emplois. Ces services et emplois étaient pris en compte dans le prix de l'aliment, qui était relativement plus cher.

L'avènement des supermarchés a entraîné un nivellement par le bas. Les services ont décliné, tout comme la qualité et la valeur intrinsèque des aliments vendus. Puis, les générations suivantes ont considéré comme normal que tous les aliments aient une marque et soient souvent créés de toutes pièces. Elles ont également trouvé la présence des supermarchés normale, ces lieux sans âme permettant aux professionnels du marketing de fourguer leur marchandise. Pour beaucoup de gens, la véritable nourriture est devenue une question secondaire.

9.

LA VITAMANIA ET "LE PROBLÈME AGRICOLE"

Au tournant du XXe siècle, l'économie était de plus en plus nationalisée et fondée sur les matières premières. Les agriculteurs et métayers appauvris, principalement noirs, cherchant désespérément à gagner de l'argent, cultivaient encore presque exclusivement du coton. Cela signifiait qu'ils devaient acheter leur nourriture et l'aliment qu'ils consommaient le plus souvent était le maïs. Cultivé dans des quantités sans précédent dans le Midwest, celui-ci était devenu très bon marché. Lorsque Christophe Colomb rapporta du maïs de Mésoamérique en Espagne en 1498, celui-ci s'est répandu de façon incroyable. Il est facile à cultiver, a un rendement très élevé et se conserve bien, ce qui est le souhait de tout agriculteur avide d'argent.

Mais sans la nixtamalisation – le processus consistant à traiter le maïs séché avec de la chaux éteinte –, le maïs est un aliment de base pauvre, bien moins intéressant que le blé complet et le riz brun. Et tandis que les Espagnols avaient popularisé sa culture dans toute l'Europe et chez beaucoup d'Européens qui deviendront par la suite des Américains, y compris les esclaves, ils ont presque abandonné le processus qui maximisait ses bénéfices nutritionnels. La consommation exclusive de semoule de maïs non nixtamalisée (le gruau de maïs dans le Sud) – comme les agriculteurs du Sud étaient forcés de le faire – entraîna une carence en niacine (vitamine B3). Cela fut à l'origine d'un grand nombre de cas de pellagre et des conséquences de cette maladie ("les quatre D") : diarrhée, dermatite, démence et décès.

Quatre-vingt-sept mille personnes moururent de la pellagre en Amérique du Sud au début du XXe siècle. Plus de la moitié étaient des Afro-Américains, et pour plus des deux tiers, des femmes.

On sait depuis des millénaires que l'alimentation joue un rôle déterminant au niveau de la santé, et chaque aliment joue un rôle dans la prévention d'une ou plusieurs maladies. Un certain nombre de cultures, dont les Mayas et les Védiques (la culture indienne qui a inventé la médecine ayurvédique), employaient des aliments "chauds" et "froids" – faisant référence non à leur température, mais à leurs effets supposés sur l'organisme – pour différents types de maladies. Les Égyptiens identifièrent le scorbut il y a cinq mille ans, ce qui entraîna le surnom de *"limeys"* que l'on donnait aux marins, car on leur administrait du citron pour prévenir la maladie. Mais aucun d'eux ne connaissait l'ingrédient clé : la vitamine C.

À peu près au moment où la pellagre sévissait en Amérique du Sud, à l'autre bout du monde, à Java, un Hollandais nommé Christiaan Eijkman découvrit l'explication scientifique des carences nutritionnelles. Cherchant les causes du béribéri, Eijkman mena une série d'expérimentations sur des poulets et établit un lien entre cette maladie et une alimentation à base de riz blanc, que le processus de transformation prive de ses nutriments. Lorsqu'il nourrit les poulets de riz brun complet, ils guérirent. Et il en fut de même pour les humains. On détermina par la suite que le béribéri était provoqué par une carence en thiamine (vitamine B1), présente dans la cuticule du riz complet.

Une par une, les vitamines ont été isolées et nommées, et ce dès 1948. Treize d'entre elles furent considérées comme essentielles – dans ce cas précis, cela signifiait non seulement qu'elles étaient nécessaires à la santé, mais aussi qu'elles n'étaient pas produites par le corps humain. D'autres nutriments essentiels qui n'étaient pas considérés comme des vitamines ont été identifiés depuis. En 1941, le travail conjoint de l'Académie nationale des sciences et du Conseil national de recherche des États-Unis pour déterminer les rations appropriées pour les troupes entraîna la publication des premiers apports journaliers recommandés (AJR). Ceux-ci tentaient de quantifier la consommation optimale, en termes de calories et de vitamines et minéraux essentiels.

La même année, la FDA nouvellement créée publia des normes d'enrichissement de la farine blanche, débutant ainsi ce qui sera par la suite qualifié de "miracle silencieux" : l'éventuelle suppression des maladies liées à des carences en vitamines telles que le béribéri et la pellagre grâce à l'ajout de nutriments synthétiques à des aliments courants. Du fer et des vitamines B furent ajoutés à la farine, de la vitamine C au jus d'orange concentré et de la vitamine A à la margarine. L'enrichissement en nutriments semblait être une bonne solution à un problème qui n'existait pas au temps où le pain était noir. Cela promettait un avenir radieux pour le système de la transformation alimentaire en pleine expansion, en faisant l’économie du travail nécessaire à un changement structurel. Mais la véritable nature de l’alimentation et de la nutrition n’est pas aussi simple.

Peut-être vous souvenez-vous de Justus von Liebig, qui a défini la trinité de la nutrition des plantes : azote, potassium et phosphore. Les végétaux n’ayant besoin que de trois nutriments, d’après les écrits erronés de Liebig, il semblait aller de soi que les lois du métabolisme humain fussent analogues. Nous ne sommes que la somme des végétaux que nous mangeons, soutenait-il, et des plantes mangées par les animaux, que nous mangeons ensuite. Rappelez-vous la maxime réductionniste : le tout peut être compris comme la somme de ses parties constituantes.

Comme les humains avaient très peu de connaissances en nutrition à l’époque, peu d’éléments venaient contredire le biais de confirmation de Liebig. Ainsi, dans son texte publié au milieu du XIXe siècle, *Recherches sur la chimie des aliments*, il décrivit la “trinité diététique” de la nutrition humaine : les protéines, les glucides et les lipides.

Juste avant 1900, des chercheurs allemands commencèrent à mesurer la quantité et le type d’aliments dont les humains ont besoin. Wilbur Olin Atwater, un professeur de Wesleyan, dans le Connecticut, qui avait vécu en Allemagne, inventa une sorte de chambre de respiration appelée chambre calorimétrique. Il s’agissait d’une pièce étanche et très bien équipée dans laquelle les sujets vivaient pendant plusieurs jours, se livrant à des activités considérées comme normales dans une pièce de 9 mètres carrés. Les dépenses énergétiques étaient mesurées par l’échange de chaleur. Grâce à ces expériences, Atwater put déterminer la valeur calorique de milliers d’aliments. Il fut également l’un des premiers à comprendre que le corps humain métabolisait les calories issues des macronutriments – lipides, glucides ou protéines – différemment, et que les trois étaient nécessaires à l’équilibre nutritionnel.

Mais la calorie réduisait l’aliment à une mesure de chaleur et l’affirmation tautologique “une calorie est une calorie” – signifiant que tous les aliments étaient de même qualité – a fait autorité. D’un point de vue thermodynamique, c’est vrai. Une calorie est définie par la quantité d’énergie nécessaire pour élever la température de 1 gramme d’eau de 1 degré, quelle qu’en soit la source. (Cette quantité d’énergie est d’environ 4,2 joules.) Mais du point de vue de la nutrition, cette affirmation est incomplète, nocive, cynique et donne matière à une propagande malfaisante de la part des producteurs d'aliments pauvres en éléments nutritifs.

Les découvertes de Liebig et d'Atwater réduisaient la complexité de l'alimentation à certaines composantes de la nutrition, rendant ces dernières plus importantes que l'aliment lui-même. Il s'agit d'une erreur fondamentale avec laquelle nous devons vivre aujourd'hui. Tout comme la terre a besoin de plus que de potassium, de phosphore et d'azote, la nutrition humaine est plus complexe que les calories contenues dans les protéines, lipides et glucides, ainsi que des micronutriments que nous sommes parvenus à analyser.

Cependant, cette approche simpliste a dominé. Les nutritionnistes et le reste du monde ont traité les symptômes de la malnutrition plutôt que les causes.

Par exemple, même si le riz complet prévient le béribéri, le riz blanc a une durée de conservation plus longue et peut éviter le béribéri lorsqu'on y ajoute de la thiamine synthétique. Pourtant, le riz complet est plus que du riz blanc et de la thiamine, et en refusant de reconnaître cette complexité (et même ce mystère), les producteurs ont dégradé notre alimentation d'une manière que les nutritionnistes ne comprennent pas parfaitement.

Ce débat n'a pas été suivi d'effet, il était plus facile et rentable d'aborder la question des carences en ajoutant des micronutriments sous forme chimique. De plus, les vitamines apportaient un nouvel argument de vente et offraient une certaine tranquillité d'esprit : pensez, par exemple, à la réputation du jus d'orange enrichi en vitamine C qui perdure encore. On a appelé cette nouvelle obsession marketing la "vitamania" et cette tendance n'a jamais pris fin. En 1942, le marché des vitamines pesait 200 millions de dollars par an ; aujourd'hui, il est de 30 milliards de dollars.

Au début du XXe siècle, la vitamania ne transforma aucun aliment traditionnel plus radicalement que le pain. Jusque-là, la farine blanche avait été difficile à produire. Elle était associée à la richesse et on pensait qu'elle était plus pure que la farine de blé complet. (En Amérique, cela a pris des connotations raciales : le pain blanc était "pur", tandis que le pain bis était "souillé".) Mais sans nutriments ajoutés, le pain blanc a peu à offrir, en dehors des calories.

Les "céréales" sont en réalité une sous-catégorie de fruits. Celle-ci inclut une longue liste d'aliments figurant parmi les plus consommés au monde : le riz, le quinoa, le fonio, etc. (Le maïs en fait partie, même s'il s'agit en théorie d'un légume. Aucune taxinomie n'est aussi précise que celle de Linné, le Suédois du XVIIIe siècle qui créa la taxinomie moderne.) Les céréales complètes ont apporté la majeure partie des calories depuis la naissance de l'agriculture. Elle a été la source de nourriture la plus fiable pour des civilisations entières. Et tout en haut de la liste des céréales ayant nourri des civilisations, il y a le blé.

Le son du blé complet – l'enveloppe du grain – contient les fibres que peu d'entre nous consomment en quantité suffisante, ainsi que des vitamines B et des minéraux. Le germe, la partie la plus riche en nutriments du grain, est le plus concentré en vitamine E, acide folique, phosphore, zinc, magnésium et thiamine. Lorsqu'on débarrasse le grain de cette enveloppe, il ne reste que l'endosperme riche en amidon, qui contient la majeure partie de ses glucides. C'est une bonne source de calories, mais ce n'est pas un aliment complet et nutritif.

Cependant, en plus des nutriments, le son et le germe contiennent de l'huile, et cette huile peut devenir rance au fil du temps, ce qui abîme la farine. En se débarrassant de ces éléments gênants, la farine blanche se conserve presque indéfiniment. Ainsi, les producteurs de farine se sont retrouvés confrontés à un choix : une production locale, nécessitant d'être vendue rapidement et garantissant la consommation d'ingrédients de meilleure qualité, ou une production de masse, avec une durée de conservation supérieure et un produit inférieur d'un point de vue nutritionnel. Pour les grands producteurs, le choix fut simple.

Séparer le son et le germe de l'endosperme a toujours été difficile. Même une mouture simple nécessite qu'un grain de blé sec, parfois presque aussi dur qu'un caillou, soit finement moulu pour être savoureux une fois mélangé à de l'eau. C'est exactement ce que signifie "moulu sur pierre" : les grains sont pulvérisés entre deux pierres, traditionnellement déplacées et tournées par des humains, des animaux ou la puissance de l'eau ou du vent.

Historiquement, éliminer le son et le germe a nécessité davantage d'étapes, de temps et de travail ; cela engendrait également un gaspillage. Cela explique qu'il était difficile de trouver de la farine blanche et que les grains moulus se vendaient localement, avant que la farine ne s'abîme.

Avec l'invention à Budapest des moulins à cylindres en acier, fonctionnant à la vapeur, et par la suite à l'électricité, le processus de fabrication de la farine blanche s'est considérablement accéléré. En particulier aux États-Unis, l'énorme quantité de farine produite, ainsi que les grandes distances parcourues pour le transporter sur leur point de vente, signifiait que la farine blanche se conservant presque éternellement est rapidement devenue la norme. Le pain blanc, produit de façon industrielle, ne tarda pas à suivre le même chemin.

Jusqu'à il y a un siècle, le problème principal du pain fabriqué de façon industrielle était que les acheteurs ne savaient pas ce qu'il contenait. La farine était souvent rallongée avec des ingrédients rassasiants mais non nutritifs, et parfois dangereux, comme des feuilles et de la paille réduites en poudre, du sable, du plâtre de Paris, et Dieu sait quoi d'autre. (Au XIXe siècle, la sciure de bois était parfois surnommée "la farine d'arbre".)

Lorsque la farine blanche est devenue très répandue, l'industrie a suivi le modèle de Heinz, utilisant la peur du public à son avantage et vendant la "pureté", comme si sa blancheur était une garantie… Puis, la farine blanche est devenue encore plus blanche, avec l'utilisation de chlore, de peroxyde de benzoyle (qui est désormais un ingrédient des médicaments contre l'acné), le peroxyde de calcium et le dioxyde de chlore. Tous sont interdits dans les aliments transformés dans l'Union européenne, mais ils sont toujours autorisés aux États-Unis.

Grâce aux nouvelles machines, à des superlevures et à une foule d'accélérateurs de levée, un pain pouvait être produit plus vite que jamais auparavant. Pour empêcher toute altération ou contamination, le nouveau pain blanc fabriqué en usine était emballé hermétiquement dans du papier ciré "hygiénique". Les machines d'emballage étant très onéreuses, de petites boulangeries locales luttant pour suivre la tendance firent faillite.

Et comme l'emballage a également éliminé la possibilité de voir ou sentir le pain, les marques ont promu l'idée que plus le pain était mou, plus il était frais, et par conséquent meilleur il était. Mais il était presque impossible de trancher à la main ce pain plus mou, ce qui a donc donné naissance aux machines à trancher le pain, donnant ainsi un nouvel avantage à la production de masse. (Le pain tranché fut un tel succès que l'interdiction des trancheuses à pain pendant la Deuxième Guerre mondiale, en raison du rationnement de l'acier, fut rapidement abrogée, à la suite d'une vague de protestations dans l'ensemble des États-Unis.) Le pain, "la base de la vie", a toujours été une source importante de calories pour les civilisations cultivatrices de blé. Au XXe siècle, lorsque sa consommation était à son apogée, il représentait 25 % de la ration calorique des Américains.

Le pain de référence, le "Wonder Bread", fut lancé en 1929, et même si celui-ci et ses centaines de clones étaient peu nutritifs, ils étaient soutenus par le département de l'Agriculture des États-Unis et l'Association médicale américaine.

De nombreux experts avaient une autre vision des choses. Même si le pionnier de l'enrichissement en vitamines et défenseur du lait Elmer McCollum s'est exprimé avec assurance sur le manque de nutriments du pain blanc : "Le public américain a appris à aimer le pain blanc et la farine blanche grâce à des publicités habiles", disait-il.

Elmer McCollum a ensuite été acheté par General Mills, qui l'a payé pour faire la promotion de la valeur nutritive du pain blanc dans l'émission de radio *The Betty Crocker Show*. Il s'est ensuite exprimé devant un comité du Congrès américain, pour condamner "les enseignements pernicieux des suiveurs de régimes à la mode qui ont tout fait pour que les gens aient peur de manger du pain blanc". Pour l'intégrité, on repassera.

Malgré tout, personne ne pouvait nier que *quelque chose* n'allait pas dans le régime alimentaire américain. Des examens de santé des hommes engagés dans les forces armées lors de la Deuxième Guerre mondiale ont révélé des carences en vitamines telles que le scorbut, divers problèmes liés à des carences en vitamines B et des cas de cécité nocturne, provoquée par un manque de vitamine A. Et cela s'ajoute à plus de 20 000 décès des suites de la pellagre au cours des quelques années précédentes.

Après une décennie de dépression et de famine, cela n'était sans doute pas une surprise, mais il fallait gérer le problème. Le gouvernement aurait très bien pu ignorer le fait que des femmes noires mouraient de la pellagre, mais lorsque c'est devenu une question militaire, donc "importante", les autorités ont pris l'affaire au sérieux. Ainsi, la communauté scientifique, l'industrie alimentaire, le gouvernement et surtout l'armée ont "résolu" le problème en enrichissant la farine blanche avec des nutriments chimiques. Les forces armées ont annoncé en 1942 qu'elles n'achèteraient que de la farine enrichie.

Et le tour était joué. Dans les années de l'après-guerre, tandis que le marketing façonnait de plus en plus le goût des gens, les chefs d'industrie et les responsables politiques collaborèrent pour créer le pain idéal, qui était plus sucré, moelleux et gonflé, grâce au sucre ajouté et au gluten renforcé chimiquement. Le "Wonder Bread", qui contribuait à "se forger un corps fort, de douze façons différentes", restait la norme. Et l'ensemble des douze façons de se forger un corps différent se résumait à des nutriments synthétiques. Le pain était devenu un comprimé de vitamines sous la forme d'un gâteau éponge.

La préparation du pain était devenue une chose appartenant au passé dans la plupart des foyers. À partir du début des années 1900, il y eut "une pénurie de domestiques", à mesure que le travail en usine devenait de plus en plus courant et que de moins en moins de travailleurs étaient disponibles pour les travaux domestiques.

Jusque-là, comme l'explique Helen Zoe Veit dans *Modern Food, Moral Food*[1], "les travaux ménagers avaient pris une connotation très récente non seulement de servitude, mais aussi d'esclavage, et dans une certaine mesure, les femmes de la classe moyenne faisant des tâches ménagères risquaient d'entacher leur propre position sociale". Le travail était épuisant et interminable, "un symbole de l'esclavage", pour reprendre les termes d'un économiste américain de l'époque. Néanmoins, bientôt, des millions de femmes de l'aristocratie – qui avaient grandi entourées d'esclaves ou de domestiques – firent la majorité des tâches ménagères elles-mêmes. La cuisine figurait parmi les plus importantes et chronophages de ces tâches.

Ces nouvelles cuisinières jouèrent un rôle prépondérant dans l'essor de l'économie de marché de masse. Elles étaient certes des consommatrices, mais également des gestionnaires, et leur domaine était le foyer, qui évoluait avec le même type d'efficacité que l'on appliquait à la ferme ou à l'usine. On faisait même des analyses de productivité pour évaluer les travaux ménagers.

La femme au foyer était à la fois une gestionnaire et une travailleuse, celle qui devait absorber l'information apportée par les journaux, la radio et les magazines, information qui l'encourageait à préparer de nouveaux aliments, à obéir à de nouvelles règles scientifiques dictant une bonne "nutrition" et à assumer l'entière responsabilité de la santé et du bien-être de sa famille. Il lui revenait d'analyser cette information et d'agir en conséquence.

---

1. *Alimentation moderne, alimentation morale*. Non traduit en français au moment de la publication de ce livre. *(N.d.T.)*

Ces véritables chefs de famille avaient besoin d'un nouveau type de formation. Cela marqua les débuts de l'économie domestique.

"L'économie domestique" fut fondée par Ellen Swallow Richards, qui avait été diplômée du Massachusetts Institute of Technology (MIT) en 1873, obtenant un bachelor en chimie. Elle fut la première femme à être admise dans une université spécialisée dans le domaine des sciences, même si on exigea qu'elle ne paie pas de frais de scolarité, de sorte que, si on demandait à l'université si des femmes étaient inscrites, elle pouvait le nier. Lorsqu'elle fut nommée à la faculté en 1884, il y avait un certain nombre de recherches scientifiques sur l'hygiène, les microbes et la nutrition, mais les voies ouvertes aux femmes concernaient en priorité la vie domestique. Parmi les premiers écrits d'Ellen Richards, on peut citer *La Chimie de la cuisine et du nettoyage*.

En 1899, elle organisa une réunion à Lake Placid, avec un groupe de femmes composé de biologistes, de chimistes, d'expertes en hygiène et d'autres femmes travaillant dans le domaine des "sciences domestiques". Il s'agissait de discuter de la façon dont la technologie et les progrès dans leurs disciplines respectives pouvaient améliorer le foyer et la vie de la femme. Les conseillers en économie domestique furent la solution qui en émergea – des experts affirmant que les tâches ménagères n'étaient pas seulement une expression de l'amour et de l'intelligence, mais également un véritable travail pouvant être mené avec efficacité et compétence.

Les premiers conseillers en économie domestique étaient bien intentionnés. Mais une fois que leur influence a été avérée, l'industrie alimentaire s'en mêla, tentant d'en tirer avantage à son profit, transformant l'économie domestique en machine marketing pour l'alimentation transformée, comme les économistes agricoles l'avaient fait avec les agriculteurs. Les deux existaient pour enseigner aux gens comment s'adapter à une économie en évolution constante qui n'accorde plus d'importance aux cultures agricoles ou à la cuisine. Comme l'écrit Harvey Levenstein, "la principale préoccupation était d'entraîner les femmes à la consommation plutôt qu'à la production".

Ouvrir une boîte n'est pas un tour de force, pas plus que d'utiliser un réfrigérateur. Cependant, les gens ont eu besoin d'aide pour distinguer les marques de nouveaux "aliments" et savoir comment les consommer. Les femmes ont eu besoin de conseils pour apprendre à manipuler ces nouveaux fruits de la production de masse. La clé pour vendre était l'efficacité supposée : une santé maximale pour sa famille pour une dépense minime.

Pour les conseillers en économie domestique, le moment qui les a révélés fut la Première Guerre mondiale, lorsque Herbert Hoover, à la tête de la Food Administration, s'appuya sur eux avec sa campagne "L'alimentation remportera la guerre". À travers des pamphlets, des articles de journaux et de magazines, la campagne désigna les conseillers en économie domestique comme des figures d'autorité en matière de recettes, de bonnes pratiques et d'achats. Ils sont devenus les formateurs des femmes qui ont appris les rudiments de la famille nucléaire moderne.

Le rôle de l'économie domestique a reçu un soutien supplémentaire en 1923, lorsque l'USDA créa le Bureau of Home Economics (BHE). Le Congrès chargea le Bureau de contribuer à la création de marchés pour les produits agricoles, tout en fournissant des agents de démonstration à domicile qui travaillaient pour le Cooperative Extension (renommé par la suite Cooperative Extension Service in Agriculture and Home Economics) ayant pour but d'améliorer la vie rurale. Cela pouvait signifier toutes sortes de choses, allant de réunions informelles à une formation aux méthodes de cuisson "scientifiques", à l'éducation des enfants et à la gestion d'exploitation agricole. Peu de temps après, les *land-grant colleges* produisirent en série des instructeurs formés pour enseigner aux femmes au foyer les modes d'alimentation modernes.

Le BHE avait un problème d'identité : il tentait d'éduquer les jeunes consommateurs à la nutrition tout en soutenant des produits transformés malsains, encourageant ainsi les ménagères à ignorer les véritables aliments nutritifs. Cette mission paradoxale était le reflet de la contradiction inhérente au ministère de l'Agriculture américain (USDA). Celui-ci était supposé promouvoir une alimentation plus saine, tout en soutenant l'industrie qui dégradait de façon systématique la qualité des aliments.

Il serait naïf de penser que l'USDA était investi à parts égales dans ces deux missions antinomiques. Sa loyauté a toujours été principalement tournée vers l'industrie agroalimentaire et l'anéantissement de tout savoir susceptible de mettre en péril les profits de cette industrie. Et cette tendance allait être renforcée par une nouvelle guerre mondiale.

Trois fois plus d'Américains ont servi dans l'armée pendant la Deuxième Guerre mondiale que pendant la Première. Comme c'étaient principalement des hommes qui étaient envoyés au combat, les femmes avaient tendance à travailler dans les fermes, les usines et les bureaux. Malgré tout, la production continuait d'augmenter et, comparés à l'Europe et à l'Asie, les États-Unis ont peu souffert.

En fait, l'Amérique prospéra. La production en temps de guerre mit un terme à la Dépression et il n'y avait presque aucune limite aux méthodes qui étaient à la disposition de l'Amérique. L'extraction de combustibles fossiles explosa, tout comme la fabrication de produits manufacturés, en particulier les munitions et le matériel de guerre. La guerre faisait rage et tous les efforts étaient concentrés sur la victoire.

Les causes de la Deuxième Guerre mondiale sont si complexes que les historiens en débattent encore. Mais le rôle de la nourriture dans les ambitions territoriales du Japon, de l'Italie et de l'Allemagne est souvent ignoré.

Cette omission est d'autant plus étonnante que l'on sait que les estomacs vides sont souvent les moteurs de l'idéologie. Les gouvernements allemand et japonais s'inquiétaient, à juste titre, de la capacité de leurs terres à nourrir leur population grandissante, surtout comparés aux empires de l'Europe occidentale et, bien sûr, à la masse terrestre des États-Unis et de l'Union soviétique.

À l'époque, la Hollande régnait sur l'Indonésie. Le Congo belge était soixante-dix-sept fois plus important que la Belgique. La France contrôlait une grande partie de l'Asie du Sud-Est et même si l'Empire britannique était moins étendu que cent ans plus tôt, il comprenait toujours l'Inde. Les Européens dominaient presque 100 % de l'Afrique et ces colonies apportaient à leur patrie des terres, de la nourriture et de nouveaux marchés.

Ce faisant, les pays de l'Axe contrôlaient peu de territoires en dehors du leur. Même si l'Italie possédait l'Éthiopie, elle luttait pour la conserver, et les colonies africaines de l'Allemagne avaient été divisées entre les vainqueurs de la Première Guerre mondiale. Le Japon, un des derniers belligérants, fut exclu de ce partage et sa position ne fit que s'aggraver après le protectionnisme qui suivit le krach de 1929. Il était difficile de trouver de l'essence, mais les besoins du Japon étaient en augmentation constante, en raison de sa population croissante et de ses difficultés à opérer une transition vers l'industrie lourde. Renforcer son armée pour se préparer à la domination coloniale sembla être la réponse.

Le commerce mondial était principalement contrôlé par les Britanniques. De nombreux citoyens allemands dépensaient près de la moitié de leurs revenus pour leur seule nourriture, même avant le début de la guerre, et le coût élevé des importations en était largement responsable. Comme pendant la Première Guerre mondiale, les effets du blocus, des lignes de trains endommagées ou réquisitionnées, ainsi que le chaos général, furent catastrophiques pour l'approvisionnement alimentaire.

Environ 20 millions de civils sont morts de faim et de maladies associées dans le monde durant la Deuxième Guerre mondiale, principalement en Chine. Il y eut d'énormes pertes en Union soviétique également : 1 million de gens décédèrent des suites de la famine pendant le siège de Leningrad. Les soldats japonais sont plus souvent morts de faim qu'au combat et la famine dans les camps nazis a entraîné le décès d'un nombre incalculable de Juifs, de Roumains, de gays et de gauchistes, vu que leur ration correspondait au dixième du minimum vital. Des millions d'autres furent gazés, ce qui était plus simple et moins onéreux pour les Nazis que de nourrir les prisonniers.

On a beaucoup parlé du rationnement des Britanniques en temps de guerre, et c'était certainement un désagrément, et même une épreuve, mais grâce à l'abondance de l'empire, personne ne mourut de faim. Ce furent les colonies qui souffrirent de façon disproportionnée, car elles fournissaient de la nourriture et des troupes au colonisateur tandis que leurs propres civils avaient faim. La famine au Bengale sous domination britannique en temps de guerre tua environ 3 millions de gens, et au Viêtnam, ce chiffre s'éleva sans doute à plus de 1 million.

Compte tenu de tout cela, il est difficile de trouver des points positifs, et pourtant, il y en a eu. Aux États-Unis, le rationnement fut suffisamment réel pour que de nombreuses personnes prennent au sérieux les Jardins de la victoire[1]. Ils furent au nombre de 20 millions environ, cultivés par près de la moitié des foyers, dans des jardins, sur des parcelles voisines et dans les campagnes proches – ainsi que dans les parcs Boston Common, National Mall de Washington et sur les terres de la Maison Blanche –, et à la fin de la guerre, ils produisaient environ 40 % de l'ensemble des légumes.

Principalement grâce aux restrictions et à la discipline des civils, aucun régime alimentaire en temps de guerre ne fut plus abondant que celui des soldats américains, qui mangeaient environ 20 % plus que leurs homologues français ou britanniques. De retour chez eux, les

---

1. Il s'agit de jardins potagers cultivés dans des résidences privées ou des parcs publics pendant les deux guerres mondiales. *(N.d.T.)*

soldats américains ne constatèrent pas de bénéfices aussi importants que ceux qu'a connus le Danemark pendant la Première Guerre mondiale. Mais les décès des suites de maladies cardiovasculaires chutèrent en temps de guerre, retombant au niveau de 1935. Avec le retour de la paix, ils remontèrent immédiatement.

Tandis que la production de tracteurs avait été réduite pour augmenter celle des tanks et autres véhicules blindés, ce besoin accru donna lieu à des innovations au niveau des tracteurs et des véhicules hydrauliques. Une entreprise nommée Massey-Harris, par exemple, mit sur le marché une nouvelle génération de moissonneuses-batteuses automotrices et parvint à convaincre le gouvernement de la laisser en construire 500 de plus que les quotas prévus pour créer une "Brigade des moissons". Cette invention plaça l'entreprise en position de leader et, dès 1947, le nombre de moissonneuses-batteuses automotrices avait été multiplié par dix.

Après la guerre, l'agriculture européenne était mal en point. Les terres arables avaient été bombardées, envahies, ignorées et utilisées à mauvais escient. Beaucoup d'agriculteurs étaient morts sur le champ de bataille, partis dans les villes ou avaient simplement renoncé. Mais grâce à leurs terres, leurs équipements et leurs réserves d'essence, les agriculteurs américains produisirent des quantités sans précédent de cultures marchandes. En fait, 1945 fut l'année de la plus importante récolte de blé jamais réalisée. La demande mondiale avait elle aussi grimpé en flèche, comme le rapporte Harvey Levenstein dans *Paradox of Plenty*[1] : "La production alimentaire totale était supérieure d'un tiers à celle des dernières années de l'avant-guerre. [L'Amérique] produisait désormais au moins un dixième de l'alimentation mondiale."

Le pays était prêt pour diriger le monde – d'un point de vue politique, militaire, économique et agricole. La principale question pour l'industrie était : comment continuer à vendre cette abondance alimentaire ?

Les agriculteurs furent confrontés à un autre dilemme : comment opérer la transition vers une nouvelle vie ? Comme la tendance à la diminution du nombre de fermes s'accentuait et que les soldats revenus de la guerre trouvaient de nouveaux emplois, comme le rapporte Stephanie Ann Carpenter : "Entre avril 1940 et juillet 1942, plus de

1. *Le Paradoxe de l'abondance*. Non traduit en français au moment de la publication de ce livre. *(N.d.T.)*

2 millions d'hommes quittèrent les fermes, et à la fin de la guerre, la population agricole avait diminué de 6 millions." Le problème n'était pas seulement celui de la GI Bill, une loi qui encourageait les anciens soldats à suivre des études universitaires, mais plutôt celui du regroupement des exploitations agricoles, devenu courant.

La richesse de la ferme familiale n'a jamais été l'un des piliers fondamentaux de la vie américaine. À la fin de la guerre, 5 % des fermes vendaient un tiers de l'ensemble des cultures. Dans le sillage de la guerre, ces tendances ont également été observées en Europe occidentale. Le nombre de fermes, d'agriculteurs et d'ouvriers agricoles diminuait, tandis que le nombre de machines et la production augmentaient de façon spectaculaire.

Les machines et les industries chimiques étant extrêmement dépendantes des combustibles fossiles et le travail humain de plus en plus déplacé, l'Amérique profonde est devenue productrice de ce que l'on pourrait appeler les "pétroaliments". Ainsi que l'a écrit Wendell Berry en 1977, "ce qui aurait dû être une agriculture fondée autant sur le pétrole que sur la terre – sur le fait que nous avons besoin d'exactement autant de nourriture que de pétrole et que nous devons avoir ce dernier *avant* de pouvoir manger – peut sembler absurde. C'est absurde. C'est néanmoins vrai".

L'industrie pétroalimentaire a continué d'inventer de nouveaux produits à une vitesse record. En 1938, l'USDA finança quatre laboratoires de "recherche sur l'utilisation des cultures", où des scientifiques bien intentionnés travaillaient à la découverte d'utilisations possibles de chaque partie de chaque culture. Il s'agissait de déterminer de nouvelles façons d'utiliser le surplus pour le bien public et celui de l'économie. Ils ont créé des centaines de produits, dont beaucoup furent bénéfiques, et beaucoup d'autres ne le furent pas. On peut citer en exemple le sirop de maïs très riche en fructose et la pénicilline (qui est également un sous-produit de la mouture du maïs). Au fil des ans, le rôle de la nourriture en tant que ressource industrielle a progressivement augmenté.

Ces changements ont ébranlé tous les niveaux du système agricole, y compris les semences.

Les hybrides, ou les croisements entre deux variétés de plantes ou de races animales, n'avaient rien de nouveau. Jusqu'au milieu du XIXe siècle, au moment où Gregor Mendel créa la génétique moderne en observant l'hérédité et les différents caractères des plants de petits pois.

L’hybridation (ou croisement d’espèces) était souvent un processus aléatoire aussi vieux que la biologie elle-même. L’exemple le plus connu étant celui du mulet, qui résulte de l’accouplement d’un âne et d’une jument. Les croisements de plantes étaient moins spectaculaires, mais bien plus importantes d’un point de vue historique. Les premiers croisements étaient des plantes non hybrides – dites “à pollinisation libre”, “espèces” ou (de nos jours) “variétés anciennes” ; mais les hybrides peuvent également être des croisements, ou des hybrides d’hybrides.

Certaines plantes hybrides peuvent se reproduire, d’autres pas. Et presque aucune d’entre elles ne peut se reproduire fidèlement – elle ne peut conserver toutes les caractéristiques des gènes de ses parents. En d’autres termes, si l’on croise deux hybrides similaires, qu’il s’agisse d’une plante ou d’un animal, on obtient un hybride différent. Cet hybride peut posséder les caractéristiques convoitées ou pas – c’est comme si l’on tirait à pile ou face. Mais même si le résultat est idéal, il ne se reproduira plus. Pour obtenir le même résultat, il faudrait croiser ces deux mêmes hybrides originaux.

Il s’agit d’un processus laborieux, mais parfois, cela en vaut la peine. Un mulet convient mieux à certaines tâches qu’un cheval ou un âne, et un poulet hybride peut pondre davantage d’œufs ou grossir plus vite qu’un poulet non hybride. Le maïs hybride peut avoir un meilleur rendement, être plus grand et pousser plus droit, et par conséquent être plus facile à moissonner. Il peut être résistant à la sécheresse ou aux insectes nuisibles, plus savoureux, avoir une conservation plus longue, être plus riche en protéines et autres nutriments, sécher plus facilement, être mieux adapté à la fabrication de sirop de maïs riche en fructose, d’huile de maïs ou d’éthanol, ou tout ce qui peut venir à l’esprit, dans les limites du raisonnable.

Si vous aviez cultivé les mêmes semences que vos parents ou vos voisins pendant deux générations et que quelqu’un venait vous dire “Je possède des semences qui sont deux fois plus productives que les vôtres, qui seront plus faciles à récolter et pourront supporter une semaine de sécheresse supplémentaire”, vous n’y réfléchiriez sans doute pas à deux fois avant de les acheter.

C’est exactement ce qui s’est produit. À partir de 1924, des innovateurs tels que Henry Wallace – futur secrétaire à l’Agriculture et au Commerce, vice-président sous F. D. Roosevelt et candidat à la présidentielle de 1948 – acquirent une compréhension suffisante de l’hybridation pour croiser et vendre des semences aux caractéristiques si recherchées que même les agriculteurs n'ayant jamais payé pour se procurer des semences mirent la main à la poche. Au même moment, d'autres hybrides étaient créés dans des stations d'expérimentation agricole partout dans le pays.

La transition fut si rapide qu'à partir de 1935 le maïs hybride passa de 10 % du marché dans l'Iowa à 90 %, en seulement quatre ans. À l'échelle nationale, le maïs hybride, qui représentait au départ 1 % de l'ensemble des cultures, passa à 30 % à partir de 1940. À l'heure actuelle, la part des hybrides est de 95 %.

Cela ne fit qu'accélérer le rythme auquel les exploitations agricoles étaient forcées de commercialiser leur production et perdaient leur indépendance. Un champ d'hybrides peut produire une culture possédant sans doute des caractéristiques plus recherchées, mais ses semences produiront presque certainement des résultats inférieurs. De plus, une fois que les hybrides furent brevetés, les planter sans autorisation était en théorie illégal.

Comme un rendement supérieur figure en général au sommet de la liste des caractéristiques les plus recherchées pour des denrées cultivées dans notre monde gouverné par la monoculture, des industries entières ont fini par dépendre des quelques variétés hybrides les plus rentables. Là où il y avait autrefois littéralement des millions de mutations de maïs, chaque plant individuel étant issu de sa propre combinaison, fruit de la pollinisation libre, l'industrie américaine du maïs a réduit sa diversité à un petit nombre d'hybrides génétiquement uniformes. (Le nombre exact d'espèces est si opaque que même l'industrie ne le connaît sans doute pas. Mais il est certainement inférieur à 1 000.)

Tous les hybrides – et non seulement ceux de maïs – suivent ce modèle, et un grand nombre d'entre eux sont destinés à produire autre chose que de l'alimentation humaine. Ils ne s'adaptent pas à leur environnement d'origine, ou ne deviennent pas plus robustes à chaque récolte, comme c'est souvent le cas avec les plants à pollinisation libre. Ils ont plutôt tendance à stagner. Ce manque de résilience et d'adaptabilité aux conditions locales menace la sécurité alimentaire, surtout en raison de la culture généralisée de quelques hybrides seulement, donnant lieu à une récolte extrêmement vulnérable.

L'avantage des hybrides est leur rendement élevé. Et les records de l'année 1945 n'ont pas tardé à être battus. Au cours des quinze années qui ont suivi, les rendements du maïs, du blé, du coton et du lait ont augmenté de 15 % ou davantage, et ils ont continué de croître régulièrement au cours des décennies suivantes. En 1960, le gouvernement détenait un stock de 2 *milliards* de boisseaux de maïs et leur prix était aussi bas qu'au début de la guerre. Il ne s'agissait pas d'un surplus au vrai sens du terme, qui désigne l'ensemble des récoltes en excès qui constituent une réserve destinée à parer aux urgences. Dans ce cas, il y avait trop d'excédent pour qu'il soit conservé. Il s'agissait d'un super-surplus, le résultat d'une surproduction.

Dans le monde agricole, les réserves continuent d'augmenter, même alors que les prix baissent, car de nombreux exploitants plantent davantage dans l'espoir de compenser la perte de revenus. Cela est devenu encore plus courant après que le gouvernement fédéral a étendu sa politique de soutien des prix pour que l'agriculture demeure rentable. C'était – comme l'a fait remarquer Willard Cochrane du département de l'Agriculture américain – un engrenage, qui a conduit à davantage de machines, moins de travailleurs, des rendements plus élevés et une chute des prix.

Disposer de super-surplus – couramment appelé "le problème agricole" – impliquait généralement des plans destinés à limiter la production et à "réduire l'excédent", dans l'espoir de faire augmenter les prix et par conséquent les revenus agricoles. Dans un monde parfait, ou du moins meilleur, il serait revenu à l'USDA d'organiser la planification agricole, de financer de nouvelles recherches et de contrôler et gérer les prix. Mais dans un rapport de 1972, Jim Hightower, qui deviendra par la suite le commissaire à l'Agriculture du Texas, remarqua que moins de 2 % du temps passé à améliorer la croissance des plants était investi pour le maintien ou l'amélioration du revenu de la population rurale.

Les entreprises privées faisaient la loi, et tout allait bien pour elles. Moins d'agriculteurs, plus de machines et des prix inférieurs leur convenaient parfaitement. Après tout, les agriculteurs n'étaient pas si importants : "Le besoin principal de l'agriculture est la réduction du nombre de gens dans l'agriculture", pouvait-on lire dans le Comité pour le développement économique, un groupe de planification d'entreprise formé par le ministère du Commerce, composé de membres de General Foods, Quaker Oats, Hormel, Coca-Cola et quelques autres en 1946.

Les agriculteurs tels que nous les imaginons dans nos rêves les plus fous – des familles travaillant la terre pour produire de la nourriture pour eux-mêmes et les marchés locaux – ont plus vite que jamais été en voie d'extinction. Tandis que la population agricole représentait autrefois la moitié de la population des États-Unis, dès 1960, elle constituait moins de 10 % de celle-ci. Et en dépit des promesses répétées pour assurer que les petits exploitants agricoles continuent de prospérer – au milieu des années 1950, 20 % des agriculteurs à plein temps gagnaient 1 200 dollars par an (soit 11 000 dollars actuels). Ainsi, la "prospérité" est relative – aucune politique n'encourageait ni ne soutenait le type de croissance dont les paysans avaient besoin pour être compétitifs sur le marché.

L'agriculture ne convient pas à tout le monde, mais la société choisit le type d'agriculteurs qu'elle soutient, et ceux qui ont une chance de se développer ; ils sont partie intégrante d'un système plus vaste. Pendant plus d'un siècle, certains agents du gouvernement ont essayé d'améliorer le système pour les agriculteurs et les consommateurs, proposant des politiques destinées à améliorer la situation. Willard Cochrane, qui fut le premier à diagnostiquer "l'engrenage" de la domination de la machine, suggéra que le gouvernement achète des terres aux agriculteurs et en fasse un meilleur usage que la culture de denrées de base. (C'était une bonne idée à l'époque, et cela l'est toujours aujourd'hui.) Charles Brannan, un avocat et vétéran à l'époque du New Deal, qui est devenu secrétaire à l'Agriculture sous Harry Truman, a reconnu que 2 % des exploitations agricoles avaient des ventes supérieures aux deux tiers de l'ensemble des exploitations. Il suggéra donc que les exploitations figurant dans ces 2 % "ne soient pas éligibles au programme de soutien des prix". Son projet incluait l'aide à la conservation des sols et s'orientait vers la subvention des véritables fruits et légumes, plutôt que des denrées de grande consommation. Il reçut l'appui du peuple mais son projet fut voué à l'échec face aux intérêts des géants de l'agriculture et des sommes colossales qu'ils représentaient.

Ce projet fut donc supplanté par un autre, plus créatif, pendant la présidence d'Eisenhower, qui étendit l'utilisation du surplus à celle d'outil politique. Il y eut de nombreuses nations en dehors de l'Europe dont le peuple avait besoin de nourriture et de ravitaillement, mais elles n'avaient pas les moyens de se les procurer. Les États-Unis consentirent à aider ces nations et à promettre "de la nourriture pour tout le monde" – mais seulement selon leurs propres termes. De façon prévisible, ces termes étaient davantage axés sur l'expansion de marchés et le pouvoir politique que de la distribution alimentaire en tant que telle.

Cela commença par le plan Marshall, qui suivit le modèle instauré pendant la guerre consistant à apporter de la nourriture et des équipements, soit le plus souvent sous forme de prêts, soit plus rarement sous forme de subventions. Les États-Unis produisirent néanmoins un autre surplus de blé en 1947, et en acheminèrent une grande partie en Europe, dans le cadre de la première subvention accordée à celle-ci. Les fertilisants, l'essence et le fourrage étaient trop précieux pour être donnés.

Dans un premier temps, le plan se concentrait principalement sur les plus proches alliés de l'Amérique : le Royaume-Uni, la France et l'Allemagne de l'Ouest reçurent plus de la moitié des aides. Les États-Unis obtinrent beaucoup de publicité pour leur aide à la relance européenne et, pour reprendre la phrase qui avait cours entre la fin des années 1940 et le début des années 1960, "la prévention de la propagation du communisme". En vérité, pour un coût inférieur à 15 milliards de dollars (un chiffre précis est difficile à déterminer), c'était mieux que rien, mais cela n'a pas forcément fait une différence considérable. Cependant, comme cette aide faisait partie de la doctrine Truman, destinée à contrer l'influence de l'Union soviétique, cela créa le précédent d'offre de biens américains en échange d'influence, de commerce préférentiel, de développement de nouveaux marchés et de recommandations en termes d'économies nationales.

Le pays le plus profondément affecté par le plan Marshall fut, paradoxalement, les États-Unis. La demande de blé semblait illimitée car les exportations furent multipliées par dix en l'espace de quatre ans dans les années 1940. Presque la totalité de ce blé (et de nombreuses autres denrées alimentaires) fut achetée par le gouvernement fédéral, puis exportée, car des personnalités influentes du gouvernement et du monde des affaires reconnurent la valeur d'un système alimentaire mondialisé axé sur l'influence et la richesse agricole.

Il s'ensuivit la Public Law 480, ou Agricultural Trade Development and Assistance Act, couramment baptisée "Des vivres pour la paix". À ses débuts en 1954, ce plan de versements acheminait des denrées à l'étranger en échange d'emprunts au gouvernement américain pour payer celles-ci. Le programme subventionnait les agriculteurs cultivant des denrées de base pour qu'ils continuent de surproduire et donnent ce surplus – ou plutôt imposent ce surplus – aux pays en voie de développement, les rendant ainsi dépendants du blé, du maïs, du soja et autres céréales et, en définitive, des produits transformés. Les négociants et les transporteurs de céréales, y compris des marques familières telles que Cargill et Continental, connurent rapidement des ventes et des profits sans précédent.

L'idée était que la nourriture devienne une façon de montrer aux pays en voie de développement combien les pays capitalistes étaient opérationnels et généreux, tout en empêchant l'URSS de rivaliser avec eux. Mais comme Raj Patel l'affirme dans *Stuffed and Starved*[1], "n'importe quel gouvernement aligné avec les États-Unis entreprenant de lutter contre un syndicat de travailleurs, ou toute opposition politique de gauche, pouvait gagner un accès à la réserve céréalière stratégique de l'Amérique. Les pays jouxtant des pays socialistes passaient aussitôt en tête de la file d'attente". Ainsi, la Corée du Sud, Taiwan et le Sud-Viêtnam étaient des clients de première importance. Des céréales furent également distribuées en Inde, qui risquait alors de "basculer dans le communisme".

Deux ans après la signature du PL 480, l'aide américaine représentait un tiers du commerce du blé dans le monde. Aucun autre pays, à l'exception peut-être du Canada, ne pouvait être plus compétitif en termes de prix, et les petits agriculteurs du monde entier ont reconnu la futilité de cultiver des céréales de grande consommation sans aide du gouvernement. Les anciens exportateurs nets de produits agricoles sont devenus des importateurs nets à mesure que les États-Unis tissaient une toile pour s'assurer que leurs anciennes colonies et autres pays "sous-développés" dépendent d'eux. Les céréales importées ont pu venir en aide aux pénuries de courte durée, mais elles ont également découragé l'agriculture autosuffisante.

L'Accord général sur les tarifs douaniers et le commerce (Gaat) a institutionnalisé ces subventions et emprunts, garantissant un moyen pour les dirigeants du monde de déterminer une fois de plus les laissés-pour-compte comme des marchés assignés à écouler les marchandises des pays industrialisés. Même si le Gaat était soi-disant destiné à prévenir le "dumping" – pratique consistant à vendre des marchandises à un prix inférieur au coût de production – et à développer l'agriculture et l'industrie dans le monde non industrialisé, il eut l'effet opposé. Le dumping, qu'il soit sous la forme d'aide ou de commerce, est devenu la norme, et l'autosuffisance agricole a décliné dans le monde entier. Les États-Unis avaient la mainmise sur l'industrie agricole mondiale et son emprise ne faisait que se renforcer.

---

1. *Gavés et affamés*. Non traduit en français au moment de la publication de ce livre. *(N.d.T.)*

10.

SOJA, POULET ET CHOLESTÉROL

Même lorsque les États-Unis exportaient des dizaines de millions de tonnes de céréales *via* des programmes tels que PL 480, ils en conservaient une quantité à peu près équivalente. Et comme si cela ne suffisait pas, un autre ingrédient arriva sur la scène, qui allait encore accélérer la production de céréales et contribuer au changement du régime alimentaire américain.

Ce nouveau venu qui changea la donne était le soja.

Le soja est productif, presque incomparablement nutritif, et il a la propriété de fixer l'azote. Cultivé en rotation avec d'autres cultures, il aide à maintenir les sols en vie. Il contient deux à trois fois plus de protéines que la plupart des autres légumineuses et céréales, et autant ou plus que la plupart des produits d'origine animale, ainsi que des fibres et des micronutriments. Cultivé de façon durable, il pourrait sans doute fortement contribuer à la santé d'un quart de la population mondiale.

Mais lorsque les producteurs ont découvert que le soja et les animaux étaient la combinaison parfaite pour créer un surplus alimentaire et des centres de profit fondés sur sa haute teneur en protéines, la plante connut alors une seconde vie. Il rejoignit le maïs pour créer les bases de l'agriculture du XXe siècle. L'un comme l'autre sont principalement cultivés pour être transformés en malbouffe et suralimenter les animaux destinés à l'abattoir.

Dans les années de l'après-guerre, les animaux furent produits en masse. Dès les années 1970, la moitié des terres arables américaines furent consacrées à la culture de céréales destinées à nourrir les animaux, et la grande majorité du maïs, de l'avoine et du soja étaient utilisés en tant qu'alimentation animale.

Les poulets ont mené cette révolution.

Jusqu'à l'arrivée de la production de masse, le poulet n'était pas l'aliment de base qu'il est aujourd'hui. À l'origine, il était surtout répandu chez les esclaves, car c'était le seul animal qu'ils étaient autorisés à élever pour en consommer la viande. Leurs descendants poursuivirent cette tradition culinaire, et les immigrants qui consommaient du poulet se joignirent à eux, en particulier ceux dont la religion interdisait de manger du porc.

Les poulets présentent le meilleur taux de conversion – ils produisent le plus de viande par rapport au poids sec d'aliments distribués – de tous les animaux terrestres courants. Mais jusqu'à la moitié du siècle, la plupart des poules étaient achetées dans le but de pondre, et des centaines de milliers d'Américains élevaient les volailles pour eux-mêmes et leurs voisins.

L'industrie du poulet d'élevage (destiné à être consommé, contrairement aux poules pondeuses) aurait commencé avec Celia Steele, une femme du Delaware. En 1923, elle éleva 500 poulets, qu'elle vendit 62 centimes la livre, ce qui correspond à presque 10 dollars en 2020. Dès 1926, elle avait déjà bâti Mrs. Wilmer Steele's Broiler House, qui pouvait héberger 10 000 volailles, et le Delaware produisait 1 million de volailles par an.

Mais comme le fait remarquer Lu Ann Jones dans le livre *Mama Learned Us to Work*[1], les candidats au titre d'instigateur de la production de masse de poulets ne manquent pas, et cela remonte au moins à 1919. Toutes sont des femmes, principalement parce que l'élevage de poulets était "le travail des femmes". Mais à mesure que celui-ci est devenu une industrie de premier plan, les entreprises et les hommes qui les dirigeaient ont pris la relève.

À partir de 1930, Ralston Purina, Puritan et les autres principaux fabricants d'aliments destinés aux animaux fournissaient ceux-ci directement aux producteurs, à crédit. La part de l'élevage de poulets la plus onéreuse étant la nourriture, l'industrie a été principalement bâtie par des fermiers criblés de dettes. Cela n'était pas sans rappeler le métayage, le système à travers lequel des marchands et des propriétaires terriens accordent un crédit ou une terre à des producteurs de coton en échange d'une part de la récolte.

On a beaucoup parlé de la production de poulets pendant la Grande Dépression (y compris la phrase célèbre "un poulet dans chaque marmite", attribuée à Herbert Hoover, qui fait écho à la formule de Henri IV

---

1. *Maman nous a appris à travailler*. Non traduit en français au moment de la publication de ce livre. *(N.d.T.)*

trois siècles plus tôt : “Je ne veux qu’il y ait de si pauvre paysan en mon royaume qu’il n’ait tous les dimanches sa poule au pot”). Peu après, l’industrie connut un essor sans précédent, pendant la Deuxième Guerre mondiale.

Le poulet n’était pas rationné, contrairement aux autres viandes, la demande était donc forte et le profit presque garanti. En fait, le programme gouvernemental Food and Freedom encourageait les civils à manger du poulet et des œufs pour réserver la viande rouge aux troupes parties pour le front. Par conséquent, le nombre de poulets d’élevage tripla presque pendant les années de guerre.

Dans le même temps, le gouvernement fédéral payait bien au-delà du prix de production pour ses propres achats, qui étaient colossaux. L’armée raflait tous les poulets de la péninsule de Delmarva (Delaware, Maryland et Virginie), où la production était concentrée. Cela donna également un immense coup de pouce aux producteurs du Sud, des hommes tels que Jesse Jewell et John Tyson, qui firent décoller leurs exploitations de façon significative. Ces hommes furent les premiers “intégrateurs”, comme on les appelle, contrôlant presque toutes les étapes de la production avicole et ayant recours à des centaines de fermiers en tant que fournisseurs indépendants.

Jewell, que l’on pourrait considérer comme le père de l’industrie avicole moderne, suivit l’exemple des compagnies d’alimentation animale et commença à leur fournir des poulets, puis de la nourriture à crédit. Travaillant tout d’abord en Floride, puis en Géorgie, où la région était appelée le “Triangle avicole”, Jewell acheta une flotte de camions pour acheminer les poulets, l’alimentation et les fournitures aux éleveurs – et pour mettre les volailles sur le marché. Il fit également construire une usine de transformation équipée de congélateurs.

L’industrie connut un essor fulgurant, qui se consolida dans les cinquante ans qui suivirent, lorsque, selon un rapport de la Pew Commission de 2008, “le nombre de poulets produits chaque année aux États-Unis… augmenta de plus de 1 400 % tandis que le nombre d’exploitations agricoles les produisant… chutait de 98 %”.

Les médicaments avaient ouvert la voie. À la fin des années 1940, un chercheur nommé Thomas Jukes commença à ajouter à l’alimentation des poulets de l’Auréomycine, un antibiotique. Il avait découvert que celui-ci prévenait les maladies chez les populations importantes et confinées – et qu’il pouvait éventuellement favoriser la croissance. Cela coïncida avec le concours lancé par l’USDA pour promouvoir “le poulet de demain", au cours duquel un volatile fut élevé pour peser deux fois plus lourd en deux fois moins de temps (en étant deux fois moins nourri !) qu'avant la guerre, et avec un pourcentage plus élevé de blancs. Il ne fallut pas longtemps pour convaincre l'industrie d'entasser davantage d'oiseaux dans des espaces plus restreints, et les profits s'envolèrent, même lorsque les prix de vente stagnaient ou baissaient.

L'ère du poulet bon marché était arrivée. À partir du milieu des années 1950, la production nationale dépassa le million et, peu après, il restait moins de 10 % des fermes existant seulement cinquante ans auparavant. Les exploitations restantes produisaient dix fois plus de poulets, à des prix qui, compte tenu de l'inflation, n'avaient cessé de décliner.

La dérégulation et les fusions qui caractérisaient les années 1980 – "la décennie des affaires" – encouragèrent une industrie avicole plus étroitement contrôlée, dominée par Holly Farms, Perdue et Tyson. Ces entreprises commencèrent à commercialiser du poulet en morceaux, mais elles ont surtout créé des produits plus rentables. En 1960, 83 % de l'ensemble des poulets étaient vendus entiers, et seulement 2 % étaient utilisés pour créer des produits à valeur ajoutée, comme des émincés, des filets panés, des hamburgers et autres aliments transformés. (Le reste était vendu à la découpe.) Aujourd'hui, seulement 10 % sont vendus entiers et plus de 50 % des poulets sont commercialisés sous forme de produits à forte valeur ajoutée. (Là encore, le reste est vendu sous forme de morceaux.) Parmi ces aliments transformés, l'un des plus célèbres étendards de la malbouffe est le McNugget.

McDonald's est devenu un symbole de tout ce qui est allé de travers avec l'alimentation, mais sa création était aussi inévitable que la "découverte" de l'Amérique ou l'invention de la Ford T.

À partir des années 1960, les femmes ont été très nombreuses à regagner le monde du travail. La plupart des hommes n'avaient jamais cuisiné et n'étaient pas près de commencer, et les femmes étaient plus surmenées que jamais. La machine marketing de l'industrie se concentra sur la vente de plats cuisinés, la cuisine étant de plus en plus considérée comme un désagrément. La mauvaise pente a sans doute commencé avec les chips, les plateaux télé et les préparations pour gâteaux, mais elle a atteint son point culminant avec les sorties familiales au fast-food.

Les détails de la saga McDonald's ont été parfaitement racontés dans le célèbre livre *Les Empereurs du fast-food* et le moins connu *Sous les arches de McDonald's*. Mais pour les retracer brièvement : en 1940, Dick et Maurice "Mac" McDonald ouvrirent le McDonald's Bar-B-Q, leur second restaurant. (Le premier était un stand de hot-dogs.) Proposant un service de voiturage, du porc braisé, des hamburgers et des boissons, il est rapidement devenu le restaurant le plus populaire de la ville en pleine expansion de San Bernardino, à l'est de Los Angeles. Quelques années plus tard, ils étaient prospères, mais s'ennuyaient. Voyant un moyen de rationaliser leur entreprise, ils fermèrent pendant trois mois et transformèrent le restaurant.

Le nouveau concept, McDonald's Speedee Service, baissa les prix, supprima le service et limita le menu à des frites, des milkshakes, des sodas, du café et du lait. John Love cite Dick McDonald : "Nous visions de très gros volumes en baissant les prix et en laissant le client se servir lui-même… Il était évident que l'avenir du drive-in était le libre-service."

La production à la chaîne qui en résulta aurait fait la fierté de Ford. Les clients commandaient en caisse, là où on leur remettait leur nourriture. En "cuisine", une personne faisait cuire les steaks. Une autre assemblait les hamburgers, employant du ketchup, de la moutarde, des oignons émincés, deux rondelles de cornichons au vinaigre (il n'y avait aucune alternative) et, en fonction de la commande, du fromage. L'un emballait les hamburgers, l'autre réalisait les milkshakes, un autre faisait frire les pommes de terre, etc. Tous les récipients et couverts étaient jetables, ce qui permettait d'éliminer la vaisselle. L'idée consistait à réduire la phase d'apprentissage et le salaire des employés, de rendre la nourriture aussi simple et uniforme que possible, et de laisser le client assurer le service au maximum.

Un cheeseburger à 19 centimes avec des frites à 10 centimes, un milkshake à 20 centimes ou un soda à 10 centimes, c'était le repas idéal à manger en voiture et le terrain était déjà préparé. Les routes étaient là, les voitures, les enfants, la farine bon marché et le matériel pour produire les pains à la chaîne étaient là, et il en allait de même pour le fromage, le lait, le sucre, le Coca-Cola et, bientôt, le poulet.

Dans les années qui suivirent, les frères McDonald créèrent le look épuré et les arches dorées emblématiques de la chaîne, et vendirent plus de vingt franchises locales. En 1954, Ray Kroc, un vendeur de machines à milkshakes, se demandant pourquoi les McDonald achetaient autant de restaurants, leur rendit visite. Kroc décida alors de racheter l'ensemble de la chaîne. Le marché fut conclu en 1961 et il développa l'enseigne rapidement dans l'ensemble des États-Unis.

La chaîne de fast-food la plus colossale de l'histoire était née. Dès 1970, il y eut des milliers de franchises, et l'entreprise connut un succès sans précédent. Aujourd'hui, il existe des centaines de milliers de franchises de fast-food. Subway est celle qui possède le plus grand nombre de points de vente, mais McDonald's, dont les ventes annuelles avoisinent les 30 milliards de dollars, est la plus rentable.

À l'origine, la restauration rapide s'adressait aux familles blanches de classe moyenne passant beaucoup de temps dans les transports. Mais le besoin de croissance associé à la préoccupation grandissante d'une alimentation plus saine ainsi que d'autres facteurs, tels que l'augmentation des coûts due à la hausse du prix de l'essence, ont rendu la recherche de nouveaux marchés nécessaire. Les fast-foods ont donc fait leur apparition dans les villes, où ils pouvaient interpeller les passants et vendre à des gens de couleur urbains.

Lorsqu'au milieu du XXe siècle les Afro-Américains du Sud ont migré vers les villes du Nord, ils y ont rapidement atteint une concentration supérieure à celle de la population nationale – soit 12 % à l'époque. Mais les Afro-Américains avaient toujours des salaires inférieurs pour un emploi équivalent à celui d'un Blanc et ils ne possédaient que 2 % de l'ensemble des commerces. L'expansion des libertés politiques entraînée par le mouvement des droits civiques eut peu d'impact sur la justice économique.

Le fait que tout le monde avait des droits et que les institutions nationales et mondiales avaient le devoir de protéger ces droits était un concept nouveau pour la plupart des individus blancs et leurs institutions. À partir des années 1960, à mesure que des groupes de défense des droits civiques américains ont commencé à se concentrer sur l'économie, des insurrections dans les principales villes du pays firent vaciller les structures du "pouvoir blanc". Une réponse cynique à ces manifestations fut l'engagement de Richard Nixon, alors candidat à la présidentielle de 1968 : "à faire entrer l'entreprise privée dans le ghetto", promettant aux Afro-Américains "la liberté de choix qu'ils n'avaient pas aujourd'hui".

La Small Business Administration[1], dont l'objectif apparent était d'apporter de l'aide aux Américains souhaitant lancer ou relancer leur entreprise, avait accordé un total impressionnant de dix-sept crédits à des entrepreneurs noirs au cours de ses dix premières années de

1. Agence indépendante du gouvernement. *(N.d.T.)*

fonctionnement. Nixon en était conscient, et vit une opportunité de gagner les voix des Noirs, ainsi que des grandes entreprises, en incitant la SBA à accorder une priorité aux populations minoritaires *via* le programme Equal Credit Opportunity Act. L'argent afflua – 25 millions de dollars au total.

S'il avait été distribué à de nouveaux entrepreneurs, cela aurait été significatif, mais une grande partie fut attribuée aux vingt-cinq plus grandes franchises américaines, principalement des chaînes de stations-service, de concessionnaires automobiles et de fast-food. Mais l'agence n'était pas la seule dans ce cas : en 1996, Burger King se joignit au département de la Santé et des Services sociaux pour ouvrir de nouvelles franchises à Washington, Chicago, Detroit et d'autres villes, dans le but de promouvoir "un renouvellement urbain complet". En fait, "la part du lion" des marchés créés *via* ces programmes, selon ce que rapporte Chin Zou dans *Supersizing Urban America*[1], était les franchises de fast-food de centre-ville.

Il ne s'agissait pas de projets de développement économique des quartiers où vivent les minorités, mais plutôt de subventionner les compagnies de fast-food, ce qui fut une aubaine pour l'industrie agricole. Mieux encore, du point de vue du monde de l'entreprise, les franchises détenues par des Noirs ont ouvert la voie à une plus grande implantation dans les marchés de centres-villes, où les profits étaient plus élevés que dans la plupart des points de vente de banlieue.

La restauration rapide connut un essor fulgurant, passant d'une industrie de 6 milliards de dollars en 1970 à nettement plus de 200 milliards en 2015. Le nombre de fast-foods par habitant a plus que doublé, et la consommation de calories provenant de la restauration rapide a quadruplé. De plus, la part dépensée par les Américains en fast-food consommé à l'extérieur de chez eux a également doublé. En 2018, elle a généré un revenu mondial de plus de 570 milliards de dollars – ce qui est supérieur au poids économique de la plupart des pays. Un tiers des Américains consomment du fast-food chaque jour.

Cela a-t-il bénéficié aux Afro-Américains ou aux villes de manière générale ? Ni l'un ni l'autre. Même les nouvelles entreprises prospères ont apporté des bénéfices limités aux propriétaires de franchises. Ces derniers n'avaient guère voix au chapitre sur la façon dont ils géraient

1. Que l'on pourrait traduire par *L'Amérique urbaine XXL*. Non traduit en français au moment de la publication de ce livre. *(N.d.T.)*

leur entreprise, déterminaient leurs menus et fixaient leurs prix, pas plus que sur leurs sources d'approvisionnement ou le paiement de leurs employés. Et, comme tout le monde le sait, les emplois dans les fast-foods ne sont généralement pas la clé de la réussite personnelle, ni de communautés saines et prospères. En fait, même tandis que McDonald's se développait en bénéficiant des fonds du gouvernement fédéral, il lutta activement pour que les lois sur le salaire minimum ne s'appliquent pas aux adolescents, garantissant que les nouveaux emplois qu'il créait soient peu rémunérateurs.

Du point de vue du régime alimentaire, le développement de la restauration rapide fut un véritable désastre. En 1965, les Afro-Américains étaient deux fois plus susceptibles que les Blancs de suivre les recommandations en termes de consommation de matières grasses, de fibres, de fruits et légumes. Mais l'expansion du fast-food a eu un effet catastrophique sur le régime alimentaire de tous, et tout particulièrement sur les communautés vulnérables, qui avaient peu de moyens, et chez qui les lieux où on pouvait se rassembler en toute sécurité étaient rares. Les aliments et boissons sucrés ont un impact négatif sur la santé, tout comme la viande rouge et les aliments ultratransformés tels que les McNuggets.

Associés, ils ont entraîné une augmentation des décès liés au régime alimentaire, de nombreuses naissances avant terme, affectant les Noirs, autochtones et personnes de couleur (Bipoc), bien plus que les autres. Même si aujourd'hui le fast-food symbolise le régime alimentaire américain moderne, son expansion n'était que l'une des tendances alimentaires qui se sont mondialisées au cours du XIXe siècle.

Avant la guerre, la transformation des aliments était simple et compréhensible. Il s'agissait le plus souvent de les nettoyer, les trier, les couper, les émincer, de les réduire en purée et de les moudre, puis de les mettre en boîte, de les congeler ou de les conditionner.

La déconstruction des aliments pour les réduire à leurs seuls composants a commencé dans les années 1930, s'est accélérée pendant la guerre et a décollé dans les années 1950. Grâce à l'association de chaleur, de produits chimiques et de pression, l'alimentation a été décomposée, puis recombinée sous des formes nouvelles. Certaines – comme les céréales Cheerios ou les gâteaux apéritifs Cheetos – étaient de pures inventions. D'autres étaient des simulacres d'aliments familiers : on peut citer Cremora (qui ressemble à de la crème fraîche) ou des émulsions tartinables d'huile végétale visant à remplacer le beurre.

Transformer le surplus au lieu de le vendre n'était pas nouveau ; c'est ainsi que le fromage est devenu un produit de consommation courante. Mais les nouvelles aides gouvernementales et les nouvelles technologies firent passer la transformation à un autre stade. Les scientifiques de l'USDA créèrent un fromage d'une durée de conservation presque illimitée à température ambiante, qui fut ensuite vendu sous le nom de Velveeta et d'autres marques du même type. Cette "spécialité fromagère transformée pasteurisée" devait contenir un minimum de 51 % de véritable fromage, selon la loi. Le reste pouvant être des colorants, des arômes, des ingrédients laitiers, de l'eau, du sel et des inhibiteurs de moisissures. Des variations du même type donnèrent naissance à toutes sortes de produits jamais vus auparavant, désormais surnommés "en-cas" ou "snacks".

Ce qui n'était au départ que de simples techniques destinées à conserver les aliments ou à prolonger la récolte, comme le brassage, la saumure et la fabrication de vin et de fromage, a été transformé au point de ne plus être reconnaissable. Une grande partie de ces nouvelles pratiques de production concentraient les calories en ajoutant du sucre et des graisses, principalement issus du maïs et du soja. Sans aucune coïncidence, ces derniers sont les principales sources d'huiles transformées de façon chimique employées pour les fritures.

La difficulté ne consistait pas à faire en sorte que les Américains mangent ces nouveaux aliments. Le sucre, le sel et le gras se trouvent tous dans les aliments dont nous avons besoin, et nous sommes génétiquement programmés pour les désirer. Il s'agissait plutôt de faire en sorte que les Américains les consomment en quantités de plus en plus importantes, pour régler le problème des super-surplus en gavant les masses. La solution allait consister à vendre aux Américains une suralimentation chronique, qui allait les rendre malades. Et la machine marketing fut à la hauteur de la tâche.

Les "calories disponibles" – soit l'ensemble de la production moins les exportations – augmentèrent de 30 % par personne dans la seconde moitié du XXe siècle.

Pour l'essentiel, elles furent consommées, le résultat étant que l'Américain moyen pesait 12 kilos de plus en 2002 qu'en 1960, tandis qu'actuellement le poids moyen des femmes correspond au poids des hommes il y a cinquante ans. Le marketing de la malbouffe s'est assimilé à une attaque organisée contre notre santé collective.

Presque tous les changements d'après-guerre ont pris la forme d'un soutien du système alimentaire industriel. Le soutien apporté à l'industrie automobile (en particulier le réseau autoroutier entre les États), les logements de banlieue et l'amortissement accéléré des bâtiments professionnels, y compris de centres commerciaux, la combinaison de tous ces facteurs a apporté au système naissant du fast-food et aux mégacentres tels que Walmart un cadre naturel. Au même moment, la télévision est devenue omniprésente et les publicités sophistiquées ont apporté aux professionnels du marketing l'opportunité de toucher des millions de consommateurs en même temps, avec des messages associés au plaisir et au bonheur.

Il est facile d'imaginer que l'industrie de la transformation alimentaire a dû être stupéfaite de la chance qui s'offrait à elle. En présentant un produit à la télévision et en lui donnant un emballage coloré couvert de slogans, on pouvait vendre pratiquement n'importe quoi, peu importait à quel point cela s'éloignait de la véritable nourriture. Et avec la création de mascottes de marques, de plus en plus de temps télévisuel fut consacré à vendre des produits aux enfants. Pensez au génie qui a créé Frosted Flakes : des cornflakes plus croustillants et sucrés, avec Tony le Tigre sur la boîte, vantant les mérites des céréales. Imaginez maintenant que l'on présente Tony et son produit sur un nouveau support publicitaire à la plus grande génération de l'histoire – des bambins incités à harceler leur mère pour qu'elle leur achète un dessert déguisé en petit-déjeuner.

Dès 1970, nous avons assisté à l'arrivée sur le marché du sirop de maïs à haute teneur en fructose, des Cheez Whiz[1], des Fritos et des Pringles. Nous avons vu un nombre incalculable de publicités télévisées faire la promotion de bonbons pour le petit-déjeuner (les "céréales") à des enfants de quatre ans et de yaourts contenant autant de sucre qu'une glace ; de plateaux télé, du Tang (une boisson orange composée uniquement de sucre et d'"arômes") et du Quick de Nestlé ; de gaufres surgelées ; de donuts sous vide ; de margarine (et ses acides gras trans désormais interdits) se vendant plus que le beurre ; de sodas "light" ; de riz à cuisson rapide ; de porridge instantané ; de petits-déjeuners prêts à manger, comme les Froot Loops ; de préparations pour gâteau ; de succédanés de crème et de milliers d'autres produits.

En termes de profits, le maïs coûtait 1,44 dollar le boisseau en 1954. Même en supposant qu'une boîte entière de cornflakes était composée de maïs et non d'ingrédients meilleur marché, 225 grammes de

1. Produit à base de fromage fondu à tartiner. *(N.d.T.)*

cornflakes sont faits à partir de 0,0089 boisseau, soit environ 1,3 centime. Si on y ajoute le sucre, cela fait environ 2 centimes d'ingrédients bruts. Le prix au détail était plus de dix fois supérieur. Et, bien sûr, moins de 1 % de ce profit revenait à l'agriculteur qui avait cultivé le maïs.

Vient ensuite la question de la concentration en calories. Le maïs comporte 25 calories pour 30 grammes, les cornflakes plus de 100. À titre de comparaison, le gruau d'avoine, un petit-déjeuner traditionnel à base de céréales, compte 17 calories pour 30 grammes.

Considéré dans sa globalité, le nouveau système alimentaire était axé sur la restauration rapide et la malbouffe, ainsi que sur des quantités de produits d'origine animale inimaginables auparavant. La qualité de la nourriture produite n'était pas prise en considération, pas plus que ses effets sur le monde entier ou ses habitants. Ce système a ainsi créé une forme de malnutrition jamais vue jusque-là, qui allait rapidement se propager dans l'ensemble de l'Amérique, avant de s'étendre, comme la peste, au reste du monde. Accuser le seul département de l'Agriculture serait extrême. Mais son rôle fut continu, évident et désastreux.

En 1916, l'USDA subdivisa l'alimentation en cinq groupes : les céréales ; les fruits et légumes ; la viande et le lait ; les graisses et les aliments gras ; le sucre et les aliments sucrés. Deux décennies plus tard, l'agence publia ce qui est désormais connu sous le nom d'"apports nutritionnels recommandés", en ajoutant 50 % à ce qui était considéré comme les "besoins moyens estimés pour un adulte" – fixant ainsi d'emblée la suralimentation comme norme gouvernementale. En termes de besoins en nutriments, l'agence fixa seulement un taux minimal, ignorant les limites maximales, de crainte de freiner les ventes. Tandis que l'approvisionnement augmentait, la suralimentation – le plus souvent de céréales hypertransformées – est devenue la politique officielle. Et les entreprises de transformation avaient toute latitude pour commercialiser leurs produits.

Pendant un demi-siècle, le département de l'Agriculture des États-Unis ferma totalement les yeux sur le sucre, accordant un poids égal aux "quatre principaux groupes alimentaires" : viande, produits laitiers, fruits et légumes, pain et céréales. Il assura ainsi aux trois grands lobbys – le lait, la viande et les céréales – que les Américains comprendraient l'importance de consommer beaucoup de leurs produits. Le gouvernement n'émit aucune recommandation relative à la consommation de légumineuses (la principale source de protéines dans le monde) et ne fit aucune distinction entre les différents glucides. Les céréales complètes, les cookies et le pain blanc étaient présentés comme des sources nutritionnelles équivalentes.

Le texte le plus important sur la nutrition contemporaine est *Food Politics*[1], publié en 2002 par la biologiste et nutritionniste Marion Nestle. Elle y fit notamment remarquer qu'une publication de 1923 de l'USDA a tout particulièrement ouvert la voie à la suralimentation : "Le nombre des différents produits alimentaires disponibles… augmente en permanence en raison de l'amélioration des méthodes agricoles… Aucun de ces nombreux aliments ne peut être introduit dans le régime alimentaire sans contribuer à sa haute qualité nutritionnelle."

Ce sont des conneries. À moins de littéralement mourir de faim, le sucre n'est pas un nutriment utile, pas plus que les milliers d'autres créations du XXe siècle qui contiennent des calories soit vides, soit nocives, et l'échec du gouvernement à réguler ces produits équivaut à de la négligence criminelle. Car tandis que l'association de la surproduction et du marketing a fait de la surconsommation d'aliments hypertransformés la norme, les maladies chroniques liées à l'alimentation ont augmenté. Et le taux de maladies cardiovasculaires a doublé.

À l'époque, la maladie cardiaque était considérée comme l'un des effets naturels du vieillissement. Les études d'autopsies ont souvent déterminé que la cause était l'athérosclérose, c'est-à-dire la perte d'élasticité des artères. Mais alors, pourquoi ce problème a-t-il atteint des proportions épidémiques ? Cette question a attiré l'attention de la communauté médicale.

L'un des premiers chercheurs fut Ancel Keys, un physiologiste qui avait contribué à la création de la ration K, destinée à nourrir les troupes américaines pendant la Deuxième Guerre mondiale. La ration K était un repas équilibré en calories, ayant une longue durée de conservation, généralement composé de viande en boîte, d'un fruit ou d'un légume en boîte, d'une barre chocolatée et d'une variété de produits, tels que des chewing-gums, des cigarettes et du bouillon en poudre, emballés dans une boîte qui tenait dans la poche d'un uniforme. Le "K" correspondait peut-être à l'initiale de Keys, ou pas, personne ne le sait avec certitude.

---

1. *Politique en matière de santé*, traduit au Canada. *(N.d.T.)*

Après la guerre, Ancel Keys mena une étude sur la faim et en conclut que les hommes d'affaires américains bien nourris avaient un taux de maladies cardiovasculaires supérieur à celui de leurs homologues européens ayant été privés de nourriture. Cela concordait avec les recherches épidémiologiques, qui ont également découvert que, lorsqu'on leur donnait des rations alimentaires suffisantes, les Européens privés de nourriture étaient en meilleure santé qu'ils ne l'avaient été pendant les périodes de prospérité. Rappelez-vous le cas du Danemark pendant la Première Guerre mondiale.

Ancel Keys examina le rôle de l'alimentation dans le taux exponentiel de crises cardiaques, soutenant que ces décès n'avaient rien de “naturel”. Il en conclut que “la caractéristique la plus frappante de l'athérosclérose est la présence de dépôts de substance graisseuse, principalement de cholestérol, sur les parois des artères. Et, que ce soit chez l'homme ou l'animal, le facteur le plus manifeste qui affecte les lipides sanguins est l'alimentation”. Des recherches et des preuves ont mis en évidence le rôle joué par un taux de cholestérol élevé dès le milieu du XIXe siècle, mais elles ont été largement ignorées par le milieu médical.

Plus ou moins simultanément, en 1948, le président Truman signa le National Heart Act, qui sera plus connu sous le nom d'étude de Framingham, portant le nom de la petite ville dans laquelle elle avait lieu, près de Boston. Des études similaires furent menées aux États-Unis.

À ce jour, il est difficile de trouver des études nutritionnelles déterminantes permettant de faire une évaluation scientifique des causes, car intervenir sur l'alimentation des individus et enregistrer les résultats sur le nombre nécessaire de participants pour produire des statistiques exactes est impossible.

Imaginez un médecin généraliste essayant de répondre à ces questions à propos de patients dont le taux de cholestérol a augmenté : les sujets ont-ils consommé davantage de cholestérol ? Ont-ils mangé davantage d'aliments qui ont fait augmenter leur taux de cholestérol ? Lesquels ? Ou ont-ils consommé moins d'aliments le faisant baisser ? Ont-ils simplement pris de l'âge ? Ont-ils pris du poids dans le même temps ? Pourquoi ? Ont-ils fait de l'exercice ou arrêté d'en faire ? D'autres facteurs inattendus ont-ils joué un rôle ? Ont-ils développé une maladie cardiaque ? Ont-ils été victimes d'une crise cardiaque ? Sont-ils morts ? Et ainsi de suite.

À partir de la fin des années 1940, les essais contrôlés randomisés (ECR) tentant d'isoler de telles questions et d'y répondre étaient courants – pour tester des médicaments. Les chercheurs administraient simplement le médicament à un groupe et n'en donnaient pas à l'autre groupe (le groupe de "contrôle"), puis ils mesuraient qui avait été malade, qui allait mieux et qui avait conservé un état stable. C'est bien plus délicat pour l'alimentation. Contrôler ou éliminer les facteurs indiqués cidessus (et il y en a en réalité un nombre incalculable) est assez difficile, mais pour que cela soit significatif d'un point de vue statistique, il faut mesurer d'immenses populations. Des centaines ou des milliers de gens doivent suivre précisément le même régime alimentaire, tout en "contrôlant" de nombreux autres facteurs. Et ces essais doivent durer au moins cinquante ans, sinon cent ans, pour faire autorité.

De plus, les ECR ne peuvent répondre qu'aux questions que l'on pose. Nous pouvons leur demander de comparer un mauvais régime alimentaire à faible teneur en glucides *(low carb)*, par exemple riche en graisses saturées, à un très bon régime pauvre en graisses (principalement axé sur les fruits et légumes), ou *vice versa*. Nous pouvons également leur demander de nous informer sur les effets d'un régime végétarien sur la santé. Mais ce sont les chercheurs à l'origine de l'étude qui déterminent la qualité de ce régime. Un régime végétalien, par exemple, peut être optimal – composé pour l'essentiel d'aliments d'origine végétale, avec peu ou pas d'aliments transformés –, ou il peut être composé principalement de Coca-Cola, de frites et de petits gâteaux véganes.

La voie "observationnelle", comme dans l'étude de Framingham (qui se poursuit encore à l'heure actuelle), s'est avérée plus utile. On recueille de très nombreuses données sur des faits survenus de façon naturelle, en tenant compte de l'alimentation, et on tente d'en tirer différents schémas. Et parfois, on trouve une pépite : en 1957, le directeur de la Santé publique américain a conclu qu'une étude menée par des médecins britanniques avait trouvé le lien de cause à effet entre le tabagisme et le cancer du poumon.

Mais les études observationnelles sont un parcours semé d'embûches. Tout d'abord, elles sont absolument non interventionnistes. On ne peut déterminer le régime alimentaire d'un sujet à sa convenance, pas plus qu'on ne peut le contrôler. Cela rend les conclusions plus évasives. En revanche, en raison de l'importance de la taille de l'échantillon et de l'incapacité à modeler l'expérimentation, il est plus difficile de fabriquer un résultat en fonction de ce que l'on souhaite, comme le font souvent les sociétés pharmaceutiques avec les essais comparatifs randomisés.

Au début des années 1950, Ancel Keys lança l'Étude des sept pays, une étude visant à comprendre les liens entre le régime alimentaire, un taux de cholestérol élevé et les maladies cardiovasculaires. L'étude comptait presque treize mille hommes et observait à la fois l'alimentation et le mode de vie. Sa principale découverte, qui est désormais largement admise, était que les Européens du Nord et les Américains avaient un taux de maladies nettement plus élevé que les Européens du Sud et les Japonais. Pour Keys, les premières indications qu'il était sur la bonne voie furent données par une visite dans des hôpitaux d'Italie du Sud, où, selon un collègue, "la maladie coronaire était inexistante".

Peu à peu, les études ont commencé à révéler des liens manifestes entre une tension artérielle élevée et la maladie cardiaque ainsi que l'AVC. De même, deux décennies après le début de l'étude de Framingham, on a commencé à percer le mystère de la relation complexe entre le cholestérol et la maladie cardiaque. En définitive, le cholestérol HDL s'est avéré être bénéfique, tandis que le cholestérol LDL fut associé à la maladie cardiaque. L'étude de Framingham a également trouvé un lien entre l'obésité et l'hypertension artérielle, le diabète et les maladies cardiovasculaires.

Mais ces informations ne se sont pas pour autant traduites par un bénéfice pour les consommateurs. Au contraire, des décennies de désinformation ont suivi – toutes disséminées de façon à la fois accidentelle et intentionnelle –, principalement du fait de l'industrie alimentaire, avec le soutien des gouvernements, y compris lors de campagnes contre le cholestérol et les graisses alimentaires. Mais les informations issues d'études telles que celle de Framingham ont également éveillé les consciences sur les dangers des graisses saturées (que l'on peut simplement décrire comme les graisses solides à température ambiante) et, de façon plus évidente encore, des acides gras trans, créés en laboratoire, que l'on trouve dans la margarine. Mais celle-ci ainsi que de nombreuses viennoiseries ne sont toujours pas interdites aux États-Unis, loin de là. Si les études avaient été réellement prises en considération, si leurs conclusions n'avaient pas été contestées à tous les stades par l'industrie et ceux qui la soutiennent, et si la science avait été prise davantage au sérieux, les scientifiques auraient pu s'exprimer librement il y a bien longtemps sur les composantes d'une alimentation saine. Cependant, les obstacles ont été colossaux et nombreux, et ils le sont encore.

11.

GAVÉS À LA MALBOUFFE

Certains Américains pourraient rester volontairement ignorants des effets d'une alimentation hypertransformée, riche en viande, tandis que d'autres (même s'ils ne sont sans doute pas nombreux) pourraient rester légitimement dans la méconnaissance. La grande majorité des individus comprend les risques d'une trop grande consommation de graisses, de produits d'origine animale, de malbouffe, etc., en dépit des mensonges de la machine marketing de l'industrie alimentaire et des politiques gouvernementales qui contribuent à rendre les aliments malsains de plus en plus accessibles. S'opposer à ces mensonges et ces politiques a été l'une des plus grandes difficultés auxquelles les défenseurs de la santé publique ont été confrontés.

En 1957, l'American Heart Association a conclu que l'alimentation pouvait jouer un rôle important dans le développement de l'athérosclérose, les dépôts de plaque de graisses qui rétrécissent les artères. De plus, elle a découvert que la teneur en matières grasses et le nombre total de calories dans l'alimentation pouvaient être les facteurs les plus déterminants, et que le type de graisse ou l'équilibre entre certaines graisses saturées et insaturées pourraient également jouer un rôle important.

Mais l'American Heart Association, si bien intentionnée soit-elle, a commis quelques erreurs. La première fut, dans la plus pure tradition réductionniste, que ses experts n'ont pas envisagé les aliments comme un tout. Ils les ont plutôt décomposés en nutriments individuels : graisses, graisses saturées, graisses polyinsaturées, hydrates de carbone, etc. Il aurait été plus simple (et plus juste) de parler de viande, ou même de "produits d'origine animale" – la source de presque toutes les graisses saturées.

La deuxième erreur fut qu'il existait d'autres facteurs que les "graisses" ayant contribué à l'augmentation des maladies chroniques. Le sucre était l'un d'eux, et non des moindres ; il était cruellement absent de la synthèse de l'American Heart Association et a été minimisé ou ignoré pendant des décennies.

Nous savons depuis longtemps que le sucre est nocif. Aristote avait compris qu'il provoquait des caries dentaires, et nous avons appris depuis qu'il contribue à la résistance à l'insuline, à l'obésité, au diabète, aux maladies cardiovasculaires, à l'hyperactivité, etc.

Aux États-Unis, la consommation annuelle de sucre par personne a augmenté de façon constante, passant d'environ 5 kilos en 1821 à 50 kilos en 1931. Mais pendant la Deuxième Guerre mondiale, lorsque le consensus médical sur les carences nutritionnelles s'est aligné sur le désir militaire de remonter le moral des troupes grâce à un apport régulier tout en rationnant les civils, le sucre a officiellement été qualifié de non nécessaire pour ces derniers. L'American Medical Association a indiqué que "même une diminution substantielle du sucre ne devrait pas nuire à la nutrition du peuple américain". Le gouvernement a été plus catégorique. Un tract officiel a affirmé : "De quelle quantité de sucre avez-vous besoin ? Aucune !"

Peut-être n'en avons-nous "aucun" besoin, mais dès les années 1970, le développement du sirop de maïs riche en fructose – un équivalent du sucre, presque identique au niveau du goût, de l'accoutumance et de la façon dont l'organisme l'assimile – a entraîné une augmentation significative de la consommation.

Celui-ci fut créé *via* un nouveau procédé de mouture humide (la plupart des céréales sont broyées à sec), dans lequel Archer Daniels Midland (ADM) a fortement investi. Sa production engendrait un sous-produit, l'éthanol, et le produit comme le sous-produit sont tous deux devenus des tromperies industrielles.

L'éthanol dérivé du maïs, une forme d'alcool, fut le carburant d'une partie des toutes premières automobiles, dont la Model T. Mais il gagna du terrain lorsque Archer Daniels Midland commença à produire du sirop de maïs à haute teneur en fructose. D'autre part, Nixon, Ford et Carter étaient en quête d'indépendance énergétique lorsque les prix du gaz se sont envolés après l'embargo de l'Opep. Enfin, après que trois membres de l'équipe de direction d'Archer Daniels Midland ont été emprisonnés à la suite d'une entente sur les prix d'un additif alimentaire dans les années 1990, l'entreprise engagea un ex-cadre de Chevron pour réorganiser son activité autour de l'éthanol.

Non seulement l'éthanol contient moins d'énergie que l'essence, mais, selon certains calculs (compliqués et controversés), il faut davantage d'énergie pour produire de l'éthanol que le carburant n'en crée, ce qui est assez ridicule. Néanmoins, grâce à un intense travail de lobbying, ADM a convaincu le Congrès de la valeur du carburant. Il est alors devenu une mine d'or pour les transformateurs, qui ont reçu des subventions directes allant jusqu'à 51 cents par gallon (3,8 litres), (celui-ci est désormais fixé à 45 cents), garantissant ainsi quasiment un marché pour tout le maïs pouvant être cultivé par l'industrie. Actuellement, aux États-Unis, 40 % des récoltes de maïs sont employées pour produire 225 milliards de litres d'éthanol par an, ce qui signifie qu'environ 14 millions d'hectares, une surface proche de celle de l'État de l'Iowa, sont consacrés à la production d'un carburant peu performant. Là encore, l'union de l'économie et du gouvernement a trouvé une nouvelle façon d'utiliser une partie des meilleures terres agricoles du monde pour produire des biens qui ne bénéficient qu'aux gros exploitants agricoles et à l'industrie qui en dépend.

L'industrie du sirop de maïs riche en fructose est sans doute encore pire. En 1981, lorsque les prix du sucre américain ont triplé grâce à des mesures protectionnistes, ADM (qui avait fait pression en faveur du soutien d'une augmentation des prix) en a profité pour en faire la promotion, en tant qu'alternative bon marché au sucre. La consommation par habitant, qui était infime en 1970, grimpa en flèche et atteint à présent près de 20 kilos par an aux États-Unis. Comme la consommation de sucre n'a que faiblement diminué, celle d'édulcorants a donc considérablement augmenté.

Sans fanfare, le sirop de maïs s'est retrouvé dans une grande variété d'aliments ultratransformés, y compris certains n'étant pas considérés comme "sucrés". On peut citer la sauce tomate en conserve, les frites, toutes les viennoiseries possibles et imaginables et presque la totalité des sauces pour salade. Une énorme quantité fut intégrée aux sodas, dont la consommation atteignit des niveaux record en 1999, avec plus de 190 litres par personne et par an, soit plus d'un demi-litre par jour. Le soda a toujours été rentable et n'a jamais été cher à fabriquer, dans la mesure où l'eau ne coûte presque rien et que même le sucre, dont le prix est protégé, reste bon marché. Mais l'essor du sirop de maïs ne s'arrêta pas là.

On a ensuite assisté au début des portions géantes. À ses débuts, McDonald's offrait un soda de 20 centilitres, presque ce qui serait aujourd'hui considéré comme une portion normale, si on en croit les informations nutritionnelles. À l'heure actuelle, chez McDonald's, 20 centilitres correspond à la "taille enfant" et le gobelet de 50 centilitres – officiellement deux portions – est le "petit" format. Tandis que le "grand" format atteint 1,25 litre.

Ces ventes incitatives non réglementées ainsi que les tendances à vendre des desserts sous couvert de boissons caféinées – de nombreuses boissons vendues par Starbucks contiennent davantage de sucre que le Coca-Cola, cela peut aller jusqu'à 100 grammes (ou environ 20 cuillérées à café) – ont conduit à une augmentation de la consommation totale d'édulcorants de plus de 25 %.

Cela fut lourd de conséquences : les gens sont tombés malades. Tant et si bien que la diminution de la consommation de sucre est devenue une priorité de santé publique, et il est probable que celui-ci devienne le tabac du XXIe siècle.

On aurait pu le prévoir, comme certains l'ont fait. Dès les années de l'après-guerre, John Yudkin, un médecin qui avait des doutes sur l'affirmation de Keys selon laquelle la consommation de graisses était la seule cause alimentaire des maladies cardiovasculaires, commença à faire des recherches sur le rôle du sucre. Le raisonnement de John Yudkin était que l'homme était carnivore depuis une éternité, tandis que le sucre était relativement nouveau. Pourquoi un aliment tel que la viande, que les humains avaient toujours consommée, commencerait soudainement à les tuer ? Et pourquoi pas le nouveau venu ?

Ce raisonnement n'est pas totalement juste. Il peut y avoir plus d'un mauvais élève, et c'est certainement le cas. Mais, convaincu de son analyse, Yudkin commença à conseiller à ses patients d'éviter le sucre, en présentant les arguments suivants : ils seraient ainsi "moins susceptibles de grossir, d'être victimes d'une crise cardiaque, de souffrir de carences nutritionnelles, de diabète, de caries dentaires ou d'ulcère duodénal, et peut-être même… que cela réduirait leur risque de goutte, de dermatite et de certaines formes de cancer, et allongerait plus généralement leur espérance de vie". La science lui a depuis donné raison sur la majorité de ces points.

Le livre de Yudkin, *Pure, White and Deadly*[1], fut publié pour la première fois en 1972. Il fut déterminant, mais ne connut pas le même

1. *Pur, blanc et mortel.* Non traduit en français au moment de la parution de ce livre. *(N.d.T.)*

engouement que les textes d'Ancel Keys, en partie parce que ce dernier travaillait avec l'American Heart Association et le National Institute of Health. Avec leur soutien, ses théories sont devenues le modèle de référence et il ridiculisa le travail de Yudkin, le qualifiant de "montagne d'absurdités". La science était, et est toujours, entre autres choses, une série de luttes territoriales.

Dans le même temps, Yudkin était victime de sabotage par la Sugar Research Foundation (SRF). Craignant de nouvelles découvertes accablantes, son vice-président, John Hickson, décida de redoubler d'efforts pour détourner la communauté scientifique du sucre en l'incitant à s'intéresser aux graisses saturées. Il finança des recherches sur les maladies cardiovasculaires dans le but de trouver des contradictions, ou du moins des opinions divergentes, pouvant servir à "contrer nos détracteurs". Il commanda un examen de la littérature existante et demanda à Mark Hegsted, un professeur de nutrition de Harvard, qui était également l'un des directeurs du projet de recherche initial sur la maladie coronarienne de la SRF, de le rédiger. C'est ce que fit Hegsted et il le publia dans le *New England Journal of Medicine*.

La revue avança la conclusion que le cholestérol et les graisses saturées sont la seule cause de la maladie cardiaque : "Une réduction globale du taux de lipides circulants s'accompagnera d'une diminution du risque de maladie vasculaire athérosclérotique." Remplacer le sucre par des hydrates de carbone complexes "ne présentait aucun intérêt".

Autrement dit : ne vous inquiétez pas du sucre. Le gras est le coupable.

La revue n'avait pas mentionné que la SRF avait initié et financé l'étude, celle-ci était donc biaisée, partiale et peu scientifique. Ce n'était pas la première fois qu'une revue médicale se laissait duper, ni la dernière. Mais le coup était réussi : même si la science actuelle a démontré que de grandes quantités de sucre, comme de graisses saturées, sont des facteurs de mauvaise santé, l'industrie du sucre a réussi à dépeindre les graisses saturées comme la principale cause, sinon la seule, de la cardiopathie congénitale. Le rôle du sucre fut minimisé, voire totalement ignoré. Les graisses saturées étant désignées comme les seules coupables, d'autres hydrates de carbone hypertransformés qui sont presque aussi nocifs, sinon autant, passèrent inaperçus.

Le sel, en revanche, n'échappa à l'attention de personne. À l'instar du sucre, il rend presque n'importe quel aliment plus savoureux, et notre envie de sel est profondément inscrite dans nos gènes. Cependant, contrairement au sucre, le sodium – qui, associé au chlorure, crée la molécule qui a donné naissance à notre sel de table – est un nutriment essentiel : nous ne pouvons ni le fabriquer ni vivre sans lui. (Nous n'avons pas besoin de sucre alimentaire. Notre organisme convertit les hydrates de carbone et même d'autres nutriments en sucres.)

Autrefois, le sel était difficile à se procurer et extrêmement précieux. (Comme vous l'avez sans doute appris au lycée, "sel" et "salaire" ont la même racine latine.) Même à présent, un faible niveau de sodium dans le sang, ou hyponatrémie, n'est pas rare, même s'il est souvent la conséquence d'autres problèmes (les athlètes d'endurance buvant trop d'eau peuvent en souffrir) ou l'effet secondaire d'une drogue. Une personne en bonne santé qui a une alimentation correcte a extrêmement peu de risques d'être touchée par cette affection.

Mais l'extraction industrielle du sel l'a rendu bon marché et omniprésent. Ainsi, il a commencé à apparaître, avec le sucre, dans la plupart des aliments transformés, et dans des quantités que la plupart des experts de santé publique considèrent comme malsaines. Le sel peut entraîner une hypertension artérielle chez des individus en bonne santé et l'exacerber chez ceux qui sont déjà hypertendus. (Le fait que cela fasse "raidir ou durcir le pouls" est connu en Chine depuis environ quatre mille cinq cents ans.) D'une manière générale, consommer moins de sel fait baisser la tension artérielle.

Depuis les années 1970, lorsque les fast-foods et la malbouffe ont commencé à faire partie intégrante de l'alimentation occidentale, la consommation de sel a augmenté de façon régulière, passant d'un seuil à peine supérieur aux limites recommandées au double, et les cas d'hypertension se sont accrus au même rythme. Pourtant, nous ne faisons pas un usage plus intensif de la salière. Les trois quarts de notre consommation de sodium proviennent d'aliments ultratransformés, y compris ceux qui sont servis dans les restaurants. Ce sont ceux qui veulent nous faire manger davantage qui nous font ingérer davantage de sel.

Rien de tout cela ne signifie que le sel soit un poison, pas plus que le sucre.

Les sucres naturels sont partout. Le lactose du lait maternel est du sucre, le fructose des fruits aussi, et de nombreux légumes et divers aliments sont convertis en glucose, qui afflue dans notre circulation sanguine.

Le sucre n'est pas mauvais en soi, mais la quantité importe. Aucune quantité de sucre n'est nécessaire à notre alimentation. Une faible quantité est sans doute sans danger, mais beaucoup de sucre est souvent préjudiciable. La forme que prend le sucre est également importante. Lorsqu'on le trouve dans les fruits, le fructose s'allie aux fibres qui ralentissent son absorption, il est donc rarement problématique. Dans le Coca-Cola, c'est une forte dose qui arrive directement dans la circulation. Le corps réagit différemment.

Comme John Yudkin fut le premier à expliquer ce phénomène, son livre fut à nouveau d'actualité – une nouvelle publication de *Pure, White and Deadly* sortit en 2012. Son argument principal était que le sucre est transformé au niveau du foie, puis converti en glycogène, une sorte de réserve d'énergie. Lorsque le taux de glycogène atteint un certain seuil, toute consommation supplémentaire est convertie en graisses. C'est désormais un fait largement accepté.

Mon propos ici concerne la différence souvent négligée, incomprise ou totalement ignorée entre les glucides simples et complexes. Les glucides simples sont les sucres raffinés, les farines blanches et autres céréales hypertransformées, telles que le riz blanc ; les glucides complexes se trouvent dans les fruits, les légumes, les légumineuses et les céréales complètes.

Les glucides simples ou raffinés entraînent un pic de glucose qui provoque immédiatement une importante sécrétion d'insuline. Le rôle de cette hormone, une fois qu'une quantité de glucose appropriée est présente dans la circulation sanguine (une faible quantité suffit), est tout d'abord de stocker ce sucre sous forme de glycogène, puis, à un certain stade, de le convertir en graisse.

Mais ce n'est que le début du problème du stockage des graisses. Plus notre corps a tendance à utiliser l'insuline pour convertir le sucre en glycogène, plus il faut d'insuline pour mener à bien ce processus. Le besoin de davantage d'insuline s'appelle la résistance à l'insuline, ce qui n'entraîne pas toujours une prise de poids, mais il est un précurseur du diabète et des maladies hépatiques.

En revanche, les glucides complexes sont plus longs à digérer, sollicitent moins le pancréas (qui gère la production d'insuline), apportent des nutriments essentiels et prolongent la satiété. Il est de plus en plus évident que les glucides raffinés des aliments transformés font augmenter le risque de maladie cardiaque et de diabète. Il est tout aussi clair qu'une alimentation riche en fibres, composée de céréales complètes, de fruits et légumes peut prévenir et même inverser le cours de ces maladies dans la plupart des cas.

C'est pourquoi, lorsque les gens disent limiter les glucides, ils parlent des glucides raffinés – ou du moins ils le devraient. Comme l'écrit le Dr David Katz dans *The Truth about Food*[1] : "Trouvez-moi la personne qui peut attribuer l'obésité ou le diabète à un excès de carottes ou de pastèque, et je quitte mon boulot pour devenir danseur tahitien !"

Qui que vous soyez, vous savez combien il est difficile de réformer votre alimentation. Vos préférences alimentaires se sont formées avant que vous soyez assez âgé pour connaître la différence entre vérité et mensonges, et elles sont aussi difficiles à supprimer qu'une dépendance chimique, et peut-être même davantage. C'est sans doute parce que les aliments ultratransformés sont conçus pour être aussi addictifs que possible, comme cela fut décrit dans *The End of Overeating*[2], de David Kessler, et *Sucre, sel et matières grasses. Comment les industriels nous rendent accros*, de Michael Moss. David Kessler, qui fut le commissaire de la Food and Drug Administration sous George Bush et Bill Clinton, est un homme d'une grande intégrité. Michael Moss, quant à lui, est l'un de mes anciens collègues du *New York Times*, dont l'excellence lui a valu un prix Pulitzer.

Dans le demi-siècle qui débuta en 1950, le surplus produit par les États-Unis s'est traduit par un supplément de 700 calories par personne et par jour, selon une estimation de l'USDA. Les Américains ont rapporté avoir ajouté 200 calories à leur alimentation, la vérité se situe donc entre les deux. Quoi qu'il en soit, la surproduction a entraîné la surconsommation et le marketing l'a rendue possible.

Les glucides raffinés – des céréales débarrassées de tous leurs nutriments et transformées d'une façon que l'on n'imaginait pas avant le XXe siècle – ont représenté la majeure partie des aliments ultratransformés. Et c'est donc grâce à ces hydrates de carbone hypertransformés, associés au sucre et au sel, que tous les Américains ont pu goûter aux joies des aliments hypercaloriques très satisfaisants, créés en laboratoire et scientifiquement conçus pour être irrésistibles.

L'industrie alimentaire est devenue l'industrie de la malbouffe. 60 % des calories que nous mangeons sont des aliments ultratransformés. Le sucre,

1. *La Vérité sur l'alimentation*. Non traduit en français au moment de la parution de ce livre. *(N.d.T.)*

2. *La Fin de la suralimentation*. Non traduit en français au moment de la publication de ce livre. *(N.d.T.)*

le sel et les matières grasses sont ajoutés à tous les aliments transformés, tels que les soupes, les sodas, les biscuits salés, les pizzas, les pâtisseries, les pains, les chips, les yaourts, le poulet pané et des milliers d'autres produits, tous conçus pour être aussi attirants que possible.

Dans le dernier quart de siècle, le nombre de calories consommées sous forme d'en-cas a doublé, tandis que celles du dîner ont diminué d'un tiers. La préparation des repas s'est réduite au point que 50 % de la nourriture était consommée en dehors du foyer, et une grande partie de ce qui était mangé chez soi est devenu hypertransformé. Il en a résulté une prise de poids moyenne d'environ 9 kilos entre 1970 et 2000.

Comme l'écrit David Kessler, les entreprises se sont efforcées de créer des aliments "à forte densité énergétique, très stimulants, faciles à consommer. Elles les ont mis à chaque coin de rue, les ont rendus faciles à transporter et ont fait en sorte qu'il soit acceptable socialement de manger partout et tout le temps. Elles ont créé un carnaval alimentaire, et c'est le lieu dans lequel nous vivons".

Les ingénieurs agroalimentaires ont transformé les gens en sujets d'algorithmes et ont cherché à trouver ce que Michael Moss décrit comme "le point de félicité". Il s'agit du point de convergence visant à calibrer de façon optimale le taux de sucre, la sapidité et le nombre de calories. Il fallait trouver l'association de sucre, de sel, de gras et d'"arômes" la plus susceptible de créer un état d'euphorie. Ce point de félicité n'est pas aléatoire, mais déterminé par une série de tests et de mesures, y compris de données d'IRM enregistrant les réactions humaines aux différentes combinaisons d'ingrédients.

Aujourd'hui encore, on demande à des sujets de goûter d'infinies variations tandis que des ingénieurs collectent et analysent leurs réactions neurologiques. Ces données sont ensuite utilisées pour manipuler des ingrédients, et une fois qu'un produit est conçu pour être le plus irrésistible possible, une autre série de données est employée pour déterminer quel est le meilleur public – le mariage parfait du marketing et de la science dure.

La stratégie commerciale de l'industrie de la malbouffe en général, et du sucre en particulier, fut presque identique à celle du tabac. Toutes deux incluaient une campagne de publicité axée sur les jeunes. Toutes deux ont fait obstruction aux recherches sur les effets de leurs produits sur la santé humaine. Toutes deux ont menti ou caché les résultats de ces recherches, chaque fois que c'était possible. Toutes deux ont refusé d'endosser leurs responsabilités après avoir empoisonné des populations entières, rejetant la faute sur les individus, censés être maîtres de leur propre santé. Et toutes deux ont interféré avec toute politique susceptible de remédier à ce problème.

Edward Bernays – le cerveau ayant inventé Señorita Chiquita Banana – est sans doute plus connu pour sa campagne des "torches de la liberté" de 1929, qui a mis un terme à la stigmatisation du tabagisme féminin. L'un des principaux éléments de sa stratégie (et de son héritage) était "l'ingénierie du consentement", qui chercha à changer la culture pour que celle-ci s'adapte au produit, et non l'inverse. L'un des parfaits exemples de cela est l'utilisation de Betty Crocker par General Mills pour associer, chez les parents, l'acceptation des aliments transformés au désir de prendre soin de leur famille.

Lorsque le consensus scientifique a commencé à menacer les géants du tabac, ceux-ci ont prétendu se préoccuper de leurs clients et ils ont retiré les publicités revendiquant : "Nous pensons que nos produits ne sont pas préjudiciables à la santé. Nous avons toujours travaillé en étroite collaboration avec ceux dont la tâche est de protéger la santé publique et nous continuerons de le faire."

Dans le même temps, ils ont volontairement créé la controverse et semé le doute dans l'esprit du public avec des idées obscures, telles que "Nous ne connaissons pas l'ensemble des faits", comme si quiconque avait déjà pris une décision en connaissant "l'ensemble" des faits. Ils ont financé des études trompeuses et réductrices destinées à apporter des arguments à l'industrie qui, pour les béotiens, avaient une apparence scientifique. Tout comme la Sugar Research Foundation a financé des études "scientifiques" dans le but de brouiller le consensus sur le lien entre le sucre et un certain nombre de maladies, Coca-Cola a payé la chaire de nutrition de Harvard pour tourner en ridicule l'évidence irréfutable que le Coca-Cola est à l'origine de caries dentaires.

Le sucre n'entraîne peut-être pas exactement la même accoutumance que la caféine ou la nicotine, mais sa consommation stimule la dopamine – le neurotransmetteur qui active le circuit de la récompense également déclenché par la cocaïne, la nicotine et l'alcool. Nous adorons le sucre parce qu'il donne bon goût aux autres aliments, mais c'est plus que cela : beaucoup d'entre nous le consomment pour remplacer l'alcool (les ventes de bonbons ont décollé en flèche pendant la Prohibition), et tous ceux qui ont déjà essayé de le supprimer de leur alimentation savent que c'est plus qu'une simple mauvaise habitude ou un goût personnel. La dépendance est évidente.

Les tests en laboratoire ont montré que les animaux pouvaient être dépendants au sucre, il n'est donc pas exagéré de croire que les humains puissent l'être aussi. De plus, comme le souligne Robert Lustig, le médecin et auteur de *Sucre, l'amère vérité*, "la dopamine règle à la baisse son propre récepteur (qui active le circuit de la récompense). Cela signifie que la fois suivante, vous aurez besoin de plus de sucre pour libérer davantage de dopamine, qui entraînera une récompense moins importante, et ainsi de suite, jusqu'à ce que vous consommiez de grandes quantités de sucre, pour n'en tirer presque aucune récompense. C'est ce que l'on appelle l'accoutumance", un marqueur de l'addiction.

Même les édulcorants dépourvus de calories nous donnent envie d'en manger davantage, en aiguisant notre goût pour les mets sucrés, ce qui entraîne une prise de poids. Et le sucre va de pair avec d'autres vices nutritionnels : 90 % des Américains (moi y compris) consomment de la caféine chaque jour, qu'il s'agisse de boissons à forte teneur en sucre comme le soda, le thé glacé, de nombreuses boissons destinées aux "sportifs" ou énergisantes ou de café, qui a de plus en plus tendance à devenir une bombe de sucre et de gras. Même certaines bouteilles d'eau contiennent de la caféine et des édulcorants.

Que tout ce qui relève de la malbouffe entraîne une dépendance physique n'est peut-être pas le plus grave. Le problème, c'est qu'elle est partout, et que nous sommes constamment incités à la consommer. Le problème, c'est que tandis qu'elle n'est pas bonne pour nous, elle nous apporte de la satisfaction. Le problème, c'est que le fait de manger est une habitude qu'il est difficile de rompre. Ces points, du moins, sont incontestables et importants.

Alors que les aliments ultratransformés sont devenus moins chers à fabriquer, le coût le plus important est désormais celui du marketing, de la publicité et de la commercialisation. Inévitablement, ces initiatives sont devenues de plus en plus technologiques, cyniques et amorales. Et même si elles ont visé tous les segments de la population, les enfants étaient leur principale cible.

Les préférences alimentaires se forgent *in utero*. Les mères qui ont une alimentation variée, allaitent et sèvrent leurs enfants avec de la nourriture normale créent des mangeurs bien différents des mères qui ont adopté le régime occidental standard et s'en remettent au lait maternisé et aux aliments pour bébés. Pourtant, au XXe siècle, nous avons commencé à nourrir nos enfants selon les diktats des professionnels du marketing – c'est-à-dire avec des aliments aux marges bénéficiaires élevées. Si le lait maternel était aussi rentable que le lait maternisé, presque toutes les mères allaiteraient.

Le besoin d'un substitut au lait maternel était légitime. Il y a toujours eu un faible pourcentage de femmes qui, pour une raison ou une autre, ne pouvaient allaiter. Traditionnellement, la solution était soit une nourrice – une mère de substitution qui allaitait le bébé, le plus souvent un membre de la famille ou une employée, une servante ou une esclave –, soit un mélange de pain ou de céréales imbibé dans de l'eau ou du lait de vache. Le biberon en verre et la tétine en caoutchouc ont été inventés au XIXe siècle, car les nourrices devenaient rares, pour les mêmes raisons que la servitude domestique diminuait de façon générale.

Notre vieil ami Justus von Liebig – qui joua un rôle si important dans la nutrition des plantes – fit breveter la première préparation commerciale, un mélange de lait de vache, de bicarbonate de potassium et de farines de blé et de malt. Plus ou moins simultanément, le pharmacien suisse Henri Nestlé créa une formule composée de biscuits pour bébé et de lait concentré sucré, ce qui ne provoquait pas autant de problèmes digestifs chez les nourrissons que le simple lait de vache. Ainsi, peu à peu, le remplacement généralisé du lait maternel par une création de laboratoire a commencé.

Pour de nombreuses raisons, l'allaitement – qui est aussi naturel que de respirer – est indispensable. Malgré tout, selon Justus von Liebig, le lait maternel, au même titre que d'autres aliments, n'était guère plus qu'un mélange d'hydrates de carbone, de protéines et de graisses, pouvant facilement être reproduit dans une "formule". Une fonction qui était plus ancienne que l'humanité même est devenue une opportunité marketing. On faisait désormais la promotion du lait de vache, supposé être plus nutritif que le lait maternel !

Les jeunes femmes ont appris à allaiter auprès de leurs aînées depuis que la maternité existe. Mais cette période est révolue, et le lait maternisé ainsi que le marketing qui l'accompagnait ont rapidement évolué : des graisses et des sucres ont été ajoutés, puis des nutriments tels que le calcium et les vitamines, tout cela dans le but de copier le lait maternel. Ce faisant, les mères étaient "éduquées" aux soins des nourrissons par la publicité et les médecins (masculins), qui remplaçaient de plus en plus les sages-femmes. *Via* un mélange d'ignorance, de désintérêt, de pudibonderie, de misogynie et d'encouragements de la part des entreprises commercialisant du lait maternisé, ces médecins ont presque tous ignoré l'allaitement et vanté le mérite de l'alternative "moderne". De plus en plus, les nouvelles mères sont passées de la nourriture la plus importante et naturelle à une substance manufacturée.

Pourtant, le lait maternel ne peut être reproduit dans une "formule", car il varie d'une mère à l'autre, d'un enfant à l'autre, et même d'une tétée à l'autre, les besoins de l'enfant étant "transmis" *via* la salive et d'autres moyens. On ne sait pas encore clairement comment ni dans quelles proportions, mais le lait maternisé prépare le terrain des goûts alimentaires à venir. Et comme de nombreuses formules contiennent des sucres ajoutés, il est impossible d'imaginer que cette influence soit positive.

Au XXe siècle, de plus en plus de gens ont perdu la bataille de la bonne santé à la naissance. La troisième substance la plus abondante dans le lait maternel est les oligosaccharides. Les nourrissons ne les digèrent pas directement ; elles nourrissent une bactérie nommée *Bifidobacterium infantis*, transmise au moment de l'accouchement par voie vaginale, qui est détruite par les antibiotiques, et fait désormais défaut à la majorité des bébés occidentaux.

B. infantis est essentielle à la programmation de nos activités métaboliques. Les individus qui conservent une population saine de cette bactérie sont moins susceptibles de souffrir de surpoids, d'allergies ou de diabète de type 1. Mais la majorité des individus en sont privés, ce qui les expose au risque de contracter de nombreuses maladies auto-immunes, le cancer du côlon et du rectum, des allergies, de l'asthme, du diabète de type 1 et de l'eczéma. L'incidence de ces maladies a augmenté à mesure que l'allaitement a diminué.

Il existe en outre de nombreuses autres raisons, mieux documentées, d'allaiter son enfant. L'organisation humanitaire internationale Save the Children les résume parfaitement, lorsqu'elle déclare que l'allaitement "est l'intervention la plus efficace pour la prévention de la mortalité chez les enfants de moins de cinq ans". Pour la plupart des mères, c'est en réalité plus pratique et hygiénique. Et c'est certainement moins onéreux.

Pourtant, les fabricants de lait maternisé ont pris le contrôle de l'éducation des jeunes femmes et des soins qu'elles prodiguent à leurs enfants dans le monde entier. Les maternités se sont dotées d'importants stocks de lait maternisé, coupons et échantillons. Des représentants habillés en infirmiers ont encouragé les femmes à ignorer la nature et les médecins ont été achetés pour faire la promotion du lait maternisé.

Les professionnels du marketing ont également ciblé les mères anxieuses. Nestlé a rappelé aux jeunes mamans que "des millions de bébés ont fait leurs dents facilement et naturellement grâce à l'alimentation Nestlé". De même, Carnation (lait condensé de Nestlé) a assuré aux femmes que, "pendant des générations, Carnation a été recommandé par de célèbres spécialistes en pédiatrie et employé dans les principaux hôpitaux américains".

À partir des années 1950, plus de la moitié des bébés américains étaient nourris au lait maternisé, mais de nombreuses formules font figurer le sucre dans la liste des ingrédients, et il s'agit même parfois d'un des ingrédients principaux.

Et le marketing ne s'est pas non plus arrêté à nos frontières. La coercition et la manipulation des mères touchées par la pauvreté dans le monde entier est l'un des pires crimes commis par des entreprises privées depuis l'ère coloniale. Il y eut quelques résistances lorsque le lait maternisé s'est mondialisé, portant atteinte à la nutrition et à l'économie domestique, lorsqu'on a trouvé une corrélation directe entre l'allaitement au biberon et la mortalité infantile.

Dans les années 1970, Nestlé fut forcé de lutter contre un boycott international lancé par un groupe d'activistes américains appelé Infact (Infant Formula Action Coalition). Un article du magazine *Fortune* qui avait qualifié les activistes d'Infact de "marxistes marchant sous la bannière du Christ" fut commandé et réimprimé par un groupe de réflexion de droite, dont Nestlé était l'un des donateurs discrets. L'entreprise réussit à mettre un terme au slogan "Nestlé tue des bébés", mais pas avant qu'Infact n'attire l'attention du monde entier. En 1981, l'Organisation mondiale de la santé essaya d'établir un semblant de régulation.

Sa solution était le Code international de la commercialisation des substituts du lait maternel, également connu comme "le Code", une série de recommandations marketing, fruit d'accords internationaux. L'une d'elles étant que l'ensemble des formules marketing "devraient" (notez qu'il n'est pas indiqué "doivent") apporter des informations relatives aux "bénéfices de l'allaitement et à sa supériorité", ainsi que des informations nécessaires à l'allaitement et sur les inconvénients du lait maternisé.

Les États-Unis furent le seul pays à ne pas accepter le Code qui, s'il était devenu une loi internationale, aurait réellement pu prendre des mesures contre les campagnes marketing irresponsables. Mais comme il ne s'agissait que de simples recommandations, de façon prévisible, elles furent continuellement ignorées. C'est ce qui se passe chaque fois qu'un gouvernement émet des recommandations au lieu d'imposer une loi. (Tout comme l'Accord de Paris n'a rien fait pour ralentir la crise climatique.) Les producteurs continuent de distribuer des échantillons de lait maternisé dans les hôpitaux, d'indiquer la liste des ingrédients dans une langue autre que celle du pays où le produit est commercialisé, de payer des professionnels de santé pour recommander leur substitut et de faire la publicité de recommandations allant à l'encontre du Code. Save the Children estime que les violations du Code entraînent le décès évitable de presque quatre mille enfants *par jour*.

Et le problème ne s'arrête pas une fois que les enfants cessent de consommer le lait maternisé. Jusqu'au XXe siècle, les enfants passaient peu à peu de l'allaitement à la consommation de la même nourriture que leurs parents. Mais avec l'invention de "l'alimentation pour bébé" industrielle, une autre forme de nourriture ultratransformée, les parents ont commencé la transition alimentaire de leurs enfants avec une préparation d'aliments en purée, souvent sucrés, vendus dans des petits pots. Comme le fait remarquer Kristin Lawless dans *Formerly Known as Food*[1], même le fait que l'on croie que les enfants préfèrent "les aliments blancs et fades… n'a aucun précédent historique ou fondement scientifique… Nous ne nous demandons jamais pourquoi ces enfants sont si difficiles dès lors qu'il est question de manger".

Et tandis que la transition alimentaire des enfants se faisait en passant du lait maternisé à la nourriture pour bébés, d'une nourriture ultratransformée à une autre, on les a ainsi préparés à une vie entière d'alimentation riche en sucre. Les céréales du petit-déjeuner sont venues ensuite, et, peu après, un déluge de nouveaux aliments sucrés ont été inventés spécifiquement pour les enfants. Cependant, la résistance persista.

Après John Yudkin, la majorité de la communauté scientifique resta silencieuse au sujet du sucre. Mais quelques frondeurs s'engouffrèrent dans la brèche. L'un d'eux était Robert Atkins, un cardiologue qui, en 1972, commença à promouvoir le régime Atkins, le premier des régimes *low carb* extrêmes, dont le seul intérêt est de prétendument

1. *Ce que l'on appelait autrefois nourriture.* Non traduit en français au moment de la parution de ce livre. *(N.d.T.)*

éviter la malbouffe. (Presque tous les aliments contiennent des glucides, des protéines et des lipides. Lorsque les gens parlent de diminuer leur consommation de glucides, ils parlent en général des céréales ultratransformées, et non des véritables aliments. Mettre sur le même plan le pain de mie industriel, les grains de blé et les pommes de terre est idiot ou volontairement trompeur.)

Atkins était convaincu du lien entre le sucre et les maladies chroniques, tout comme Robert Choate, l'homme qui partit en campagne contre les céréales de petit-déjeuner et connut son heure de gloire. Même si le nom d'Atkins est aujourd'hui familier – la plupart des régimes paléo et cétogènes sont fondés sur le régime Atkins –, peu de gens se souviennent de Choate.

C'était un "citoyen lobbyiste" autoproclamé qui affirmait que les céréales sucrées n'apportaient rien d'autre que des "calories vides", et qu'elles étaient par conséquent une arnaque dangereuse. Il témoigna devant le Congrès, affirmant que de nombreuses céréales populaires n'avaient aucune valeur nutritionnelle, citant une étude de l'université du Wisconsin qui avait découvert que des rats qu'on avait nourris avec des boîtes en carton mélangées à du lait, du sucre et des raisins secs avaient ingéré davantage de nutriments que ceux qui avaient été nourris avec des céréales populaires à l'époque. L'étude avait conclu qu'un grand nombre de ces céréales ne favorisent "pas ou peu la croissance" ou "ne sont pas propices à la vie, même lorsqu'elles sont enrichies" en vitamines et en minéraux.

Devant le Congrès, il présenta un tableau soulignant la faible valeur nutritionnelle de 40 céréales de petit-déjeuner sur les 60 qui existaient à l'époque. Lorsqu'on lui dit qu'il n'avait pas pris en compte le lait, Choate recommença ses expérimentations. Il revint devant le Sénat en 1972, et les résultats étaient toujours aussi mauvais.

Tandis que les ventes commençaient à baisser, la réponse de General Foods, en dehors de bourrer ses céréales de vitamines, fut simplement de dire que les enfants ne mangent pas ce qu'ils n'aiment pas, une phrase que l'on entend encore aujourd'hui. Pendant des années, le slogan des céréales Apple Jack était : "On mange ce qu'on aime", prononcé par un enfant. Cependant, la vérité est tout autre : nous avons tendance à apprendre à aimer ce que nous mangeons. Robert Choate riposta que le marketing ciblait directement les enfants, qui étaient "contre-éduqués et ainsi privés de connaissances en nutrition". Il qualifia les publicitaires de bonimenteurs et s'éleva contre la guerre qui opposait des hommes adultes à des enfants encore en plein développement.

À l'instar d'Edward Bernays, le gourou de la publicité Leo Burnett reconnut qu'un marketing efficace consistait à créer le désir chez les consommateurs. Burnett créa le Géant vert, Tony le Tigre et le cow-boy Marlboro, et ils eurent tous presque autant de succès que le Père Noël.

Il était facile de vendre un nouvel ami imaginaire à des enfants : ils passaient, à l'époque, autant de temps devant la télévision que sur les bancs de l'école – soit environ vingt-cinq heures par semaine. Ce chiffre était encore plus élevé chez les enfants de maternelle, et il l'est encore davantage maintenant pour l'ensemble des enfants, si l'on substitue le mot "écrans" à "télévision".

De plus, faire de la publicité pour les enfants était bon marché. En 1972, trente secondes de diffusion un samedi matin coûtaient 4 000 dollars. Le budget TV de Kellog's, General Mills et General Foods était de 42 millions de dollars, soit environ le même montant que celui de General Motors pour faire la promotion de ses voitures. Par conséquent, de nombreux enfants pouvaient regarder jusqu'à 20 000 spots publicitaires par an. Tout au long des années 1977 et 1978, le Center for Science in the Public Interest (CSPI), Consumers Union et Action for Children's Television ont adressé des pétitions à la Federal Trade Commission (FTC, Commission fédérale du commerce américaine) lui demandant de contrôler le marketing s'adressant aux enfants.

La FTC, dirigée par son héroïque directeur adjoint Tracy Westen, a fini par proposer d'interdire la publicité adressée aux enfants de moins de huit ans après avoir rassemblé des témoignages d'experts indiquant que la publicité dirigée vers les enfants était perfide et horriblement efficace. Une description d'un psychologue sur la façon dont un jeune enfant pouvait comprendre une publicité était assez édifiante : "Salut, je suis Tony le Tigre, et je t'aime. Je suis ton ami et je veux que tu manges des Frosted Flakes parce que je veux que tu grandisses pour devenir aussi grand et fort que moi."

Pendant ce temps, l'opposition rassembla 30 millions de dollars – plus de la moitié du budget de l'ensemble de la FTC – pour faire opposition à la campagne et accusa la commission de dépasser le cadre de sa zone de compétence. L'industrie du sucre était au centre de la bataille et fit pression pour l'adoption d'un amendement *via* un sous-comité de la Chambre des représentants qui paralysa la FTC. Au lieu de prendre des mesures contre les publicités qu'elle pouvait qualifier de "déloyales", la Chambre des représentants mit la barre plus haut et exigea qu'il soit prouvé qu'une publicité est "fausse et trompeuse" avant d'être interdite.

La campagne de l'industrie du sucre incita le *Washington Post* à qualifier la FTC de "Nounou nationale". Le coup de grâce fut porté en 1981, lorsque Ronald Reagan nomma un président de la FTC qui aida le Congrès à mettre en œuvre ce que le précédent président avait désigné comme "une lobotomie législative préfrontale". C'est exactement ce qui s'est passé. La FTC ne s'est jamais remise de ce coup bas.

Bien sûr, le marketing ciblant les enfants a ensuite largement dépassé le cadre des céréales. Le Happy Meal de McDonald's est sans doute l'exemple le plus connu. Selon des propos célèbres de son fondateur, Ray Kroc, le projet initial pour créer de nouveaux points de vente McDonald's était de survoler les communautés et de chercher les écoles. Mais on sent la présence de l'industrie agroalimentaire dans tous les médias qui s'adressent aux enfants, dans presque toutes les écoles américaines, où elle sponsorise tout, des équipes de sport aux documents imprimés, en passant par les programmes "éducatifs", qui comportent presque tous au moins des logos, si ce n'est de véritables publicités.

Rétrospectivement, Tony le Tigre et Ronald McDonald peuvent paraître comme des symboles risibles. Mais à travers ces mascottes radieuses, les professionnels du marketing ont découvert qu'ils pouvaient transformer un dessert en petit-déjeuner – une portion de céréales contient très souvent plus de sucre que quelques cookies ou une barre chocolatée. Ils pouvaient créer des aliments permettant d'atteindre le point de félicité parfait, diffuser des publicités destinées à plaire aux enfants, les convaincre (ainsi que les adultes) de manger presque n'importe quoi, puis regarder la malbouffe se vendre comme des petits pains.

Lutter contre cette machine est l'un des plus grands défis de la nutrition moderne. Si le lait maternisé, un produit inférieur et souvent nocif, peut être vendu légalement avec la formule "recommandé par les médecins", où sont les limites ? Si les marques affirment que les céréales sucrées sont une question de "choix", tandis que les enfants sont entraînés par les médias à choisir des produits nocifs, comment faire pour créer une communauté en bonne santé ? Et, comme nous le verrons, maintenant que nous vivons depuis trois ou quatre générations dans un système alimentaire qui nous tue à petit feu, il s'agit davantage de corriger le cap que d'apporter aux parents une "éducation" sur la bonne façon de manger.

12.

LA PRÉTENDUE “RÉVOLUTION VERTE”

La Révolution Verte est généralement présentée comme un cadeau de l’Amérique au monde en voie de développement, l’introduction d’un système agricole qui a remédié à la faim et créé des richesses, en particulier pour les agriculteurs. Mais comme nous l’avons vu, l’industrie agricole n’a guère profité à la plupart des Américains, et son expansion aux quatre coins du monde n’a pas été dépourvue de complications.

La révolution de 1949, qui a créé la République populaire de Chine, a effrayé les chefs d’État occidentaux, redoutant que des révoltes similaires ne s’étendent ailleurs. Et avec la mort de l’ancien colonialisme après la Deuxième Guerre mondiale, les nouveaux pays autonomes furent confrontés à un choix entre l’Est et l’Ouest.

La plupart des paysans du monde – qui se décrivent comme tels, sans aucune connotation négative – voulaient simplement contrôler la terre qu’ils cultivaient. Mais la redistribution des terres était (et est toujours) peu répandue. Même là où les gouvernements l’ont considérée comme souhaitable, il n’y eut pas de mécanismes démocratiques acceptés pour le transfert de terres des riches propriétaires aux paysans, surtout lorsque les premiers avaient largement voix au chapitre sur le fonctionnement de ces “mécanismes acceptés démocratiquement”.

De façon exceptionnelle et paradoxale, les occupants du Japon de l’après-guerre, dirigés par le général Douglas MacArthur, conçurent et exécutèrent un plan de sept ans pour s’assurer que les terres soient possédées par ceux qui les labouraient. Des programmes similaires ont été mis en place en Corée du Sud et à Taiwan, et beaucoup affirmèrent que cette réforme initiée par les États-Unis était le socle économique du premier “miracle asiatique” – la période d’industrialisation en douceur et relativement égalitaire du Japon, de la Corée du Sud, de Hong Kong, de Taiwan et de Singapour entre les années 1950 et 1990.

Un autre type de réforme agraire eut lieu en Chine où, à partir de 1950, les propriétaires terriens furent éliminés – au sens littéral. L'État divisa les terres en parcelles et imposa le modèle de collectivisation de Staline. Cela n'était pas sans bénéfice : 300 millions de paysans chinois reçurent une terre, des outils, du bétail et une infrastructure, et furent dispensés de payer un loyer. Certains aspects de cette politique ont dû sembler séduisants, jusqu'à ce que Mao force des millions de gens à émigrer dans les villes tandis qu'il tuait des millions d'autres Chinois ; la famine la plus catastrophique de l'histoire de l'humanité s'ensuivit moins d'une décennie plus tard.

La situation est complexe : pendant des siècles, les paysans avaient vécu dans des conditions d'oppression, et l'argument selon lequel tout le monde mérite suffisamment de terre pour nourrir sa famille est convaincant. En fait, le concept est de plus en plus accepté comme un droit humain aujourd'hui, et il est couramment désigné sous le terme de "souveraineté alimentaire". Il est également important de reconnaître qu'aucun système n'est idéologiquement pur. L'Occident comme l'Orient ont tous deux eu recours à une rhétorique égalitaire, mais ils ont soutenu et réprimé les mouvements démocratiques en fonction de ce qui était jugé opportun ; il y eut peu de constance.

L'Occident voulait persuader les gouvernements en voie de développement et leurs peuples que, contrairement à Mao et Staline, il offrait une voie vers la prospérité non violente, grâce à l'agriculture industrielle à grande échelle. Et personne ne pouvait affirmer que le système agricole américain n'était pas un miracle d'ingénuité humaine, produisant énormément de richesse et des surplus sans précédent.

Mais même lorsque les pays en voie de développement ont fait pression pour obtenir des subventions pour les aider à rétablir l'autonomie alimentaire démantelée par le colonialisme, les États-Unis ont vendu des machines, des produits chimiques et des semences, parfois à des conditions favorables, parfois non.

En 1968, William Gaud, le directeur de l'Agence des États-Unis pour le développement international, a pour la première fois donné un nom à l'expansion de l'agriculture industrielle soutenue par les États-Unis : "Ces innovations dans le domaine de l'agriculture contiennent les ingrédients d'une nouvelle révolution. Ce n'est pas une Révolution Rouge violente comme celle des Soviétiques, ni une Révolution Blanche comme celle du Shah d'Iran. Je l'appelle la Révolution Verte."

La Révolution Verte a-t-elle été un miracle technologique, qui a montré la voie pour mettre un terme à la faim dans le monde, libérer les agriculteurs pauvres tout en augmentant les récoltes en promettant toutes les richesses et les plaisirs des États-Unis d'après-guerre ? La véritable réponse n'est pas celle à laquelle ses partisans veulent que vous croyiez.

La Révolution Verte a commencé dans les années 1940 (avant qu'elle ne porte ce nom), lorsque le pionnier des semences hybrides Henry Wallace, la Fondation Rockefeller et le gouvernement mexicain ont fondé le Programme agricole mexicain. Le jeune agronome américain Norman Borlaug s'associa à cet effort, tout en ignorant presque totalement ce qui était cultivé traditionnellement. Il créa et introduisit des semences hybrides à haut rendement, ainsi que des pesticides et des fertilisants, dans le but de produire des cultures de rapport destinées au marché mondial.

Si on observe certains chiffres issus de cette stratégie, la Révolution Verte semble en effet miraculeuse. Dans l'ensemble, la production alimentaire dans les pays en voie de développement a doublé – et parfois plus que doublé – entre le début des années 1960 et la fin des années 1980, connaissant une croissance plus rapide que la population elle-même. Le Mexique, qui était importateur de blé, est devenu exportateur. En Indonésie, les très hauts rendements ont entraîné une augmentation de presque 300 % de la production de riz. En Amérique latine, la production de maïs a augmenté d'un tiers.

Dès les années 1990, environ 75 % du riz en Asie et la moitié du blé en Afrique, en Amérique latine et en Asie étaient cultivés en utilisant des variétés hybrides. Selon certaines sources, la Révolution Verte aurait doublé l'approvisionnement alimentaire en Asie en seulement vingt-cinq ans. Ce rythme a nettement dépassé celui de la croissance démographique et, à partir de l'an 2000, les réserves alimentaires mondiales par personne étaient 20 % plus élevées qu'en 1961. Le nombre d'individus souffrant de la faim diminua de 16 % entre 1970 et 1990. Les adeptes de la Révolution Verte mettent souvent en avant des chiffres montrant des récoltes mondiales de riz, de maïs et de pommes de terre qui doublent, et même triplent en ce qui concerne le blé.

La Révolution Verte sembla être une telle réussite que Norman Borlaug, sa figure de proue, se vit décerner le prix Nobel de la paix en 1970. À cette occasion, il tint ces propos : “Aux millions de malheureux qui ont longtemps vécu dans le désespoir, la révolution verte semble être un miracle qui a créé un nouvel espoir pour l'avenir."

Pourtant, la Révolution Verte n'a pas mis un terme à la famine. Et même l'analyse des principaux médias a changé, si toutefois les gros titres peuvent être de bons indicateurs : "La Révolution Verte faiblit en Inde tandis que les subventions se retournent contre elle" *(Wall Street Journal)*, "La « révolution » agricole indienne court à la faillite" (NPR, Radio publique nationale), "Les conséquences toxiques de la Révolution Verte" *(US News and World Report)*.

C'est parce qu'un meilleur rendement n'est pas forcément gage d'une vie meilleure ; davantage de nourriture sur le marché n'a jamais signifié qu'il y avait moins de gens dans le besoin ; et enfin, une agriculture fondée sur les produits chimiques, les capitaux et l'endettement a entraîné des dommages incommensurables.

En vérité, l'enjeu de la Révolution Verte n'a jamais été de "nourrir le monde entier". C'était, et c'est toujours, à des fins de relations publiques. Il s'agissait plutôt d'une vitrine pour vendre les machines agricoles, les produits chimiques et les semences américains – des ventes destinées principalement à des agriculteurs ou des investisseurs possédant le capital substantiel nécessaire à l'achat de terres et d'équipement agricole.

En fait, l'augmentation des récoltes mondiales provient d'une combinaison de facteurs parfaitement résumés dans un article du *Geographical Journal* par l'anthropologue Glenn Davis Stone : "Les triomphes légendaires des champs de blé sont nés d'incitations financières, de l'irrigation et du retour des pluies, et ils furent possibles au prix de récoltes alimentaires plus importantes. La tendance de la croissance à long terme dans la production alimentaire et la production alimentaire par habitant n'a pas changé, [et] les années de Révolution Verte, de façon isolée, ont en réalité marqué un ralentissement."

Par exemple, on attribue l'augmentation des rendements en Inde à la Révolution Verte. Mais comme il y eut plusieurs années de sécheresse avant que les variétés de blé et de riz "miracles" ne soient plantées, la base de comparaison était donc très basse. Et tandis que le rendement de ces nouvelles récoltes augmentait, il en allait de même pour des cultures plus traditionnelles telles que l'orge ou les pois chiches. Le tabac, le jute, le coton et le thé – qui ne sont pas des cultures propres à la Révolution Verte – ont également connu de meilleurs rendements entre 1967 et 1970. En fait, sur le long terme, la production de céréales en Inde avait augmenté de façon régulière sans nouvelles semences ou techniques, cela n'a donc guère modifié les tendances. La production de blé avait augmenté, mais comme les céréales remplaçaient souvent les légumineuses, cela fut préjudiciable aux sols et au régime alimentaire de la population. Quant au riz, qui nourrissait de plus en plus de gens, le rendement avait en réalité décliné.

L'augmentation de la production de blé n'aida pas la plupart des agriculteurs mexicains non plus, car les terres consacrées au blé étaient retirées aux fermiers de subsistance, ce qui priva de nombreux individus de maïs, de courges et de haricots, qui constituaient leur régime alimentaire traditionnel.

Ce ne sont pas tant les miracles scientifiques qui ont fait augmenter la production que les subventions massives. Comme le souligne Raj Patel, aux Philippines, "le soutien des prix du riz augmenta de 50 %. Au Mexique, le gouvernement achetait le blé cultivé localement à 33 % au-dessus du prix du marché mondial. Et l'Inde et le Pakistan payaient 100 % de plus pour leur blé".

Gordon Conway, un scientifique britannique et ancien président de la Fondation Rockefeller, précise : "Au milieu des années 1980, les subventions représentaient 68 % du prix mondial des pesticides, 40 % du prix des fertilisants et presque 90 % du prix de l'eau." Et l'historien Kapil Subramanian a indiqué à l'aide d'arguments convaincants qu'un investissement majeur du gouvernement au niveau des puits privés dans l'ensemble des campagnes indiennes fut particulièrement utile à la riziculture, tandis que les nouvelles semences ont eu peu d'incidence.

Le pourcentage de gens affamés dans le monde a indiscutablement diminué depuis les années 1960, mais la faim n'a reculé nulle part de façon aussi prononcée qu'en Chine, où il n'y a eu aucune intervention de la Révolution Verte. Dans ce pays, de saines réformes agraires, la distribution de graines hybrides (nationales), des investissements et des subventions des prix plus généreuses versées directement aux paysans ruraux ont entraîné une révolution agricole à l'échelle nationale qui ne devait rien ou presque à l'Occident.

La Chine a permis aux familles individuelles de produire leur propre nourriture et de la vendre sur un marché semi-ouvert mais contrôlé, tandis que la politique sociale protégeait la sécurité alimentaire et la production locale. L'objectif n'était pas d'augmenter le rendement mais de réduire la pauvreté et d'améliorer le bien-être. Et ce fut une réussite : la production tripla à l'ère post-Mao mais, plus important, on a assisté au déclin de la pauvreté le plus spectaculaire que l'on ait jamais vu. Les statistiques de 2016 de la Banque mondiale rapportent que le nombre d'individus pauvres en Chine rurale – définis comme étant ceux qui vivent avec moins de 1 dollar par jour – est passé de 490 millions environ en 1979 à près de 82 millions en 2014, soit de 50 % de la population à un peu moins de 6 %.

Si l'on exclut la Chine, le nombre de gens qui souffrent de la faim dans le monde a en réalité augmenté pendant l'âge d'or de la Révolution Verte, en dépit de l'accroissement des récoltes. En Amérique du Sud, par exemple, l'approvisionnement alimentaire par habitant s'est accru de presque 8 %, tandis que la proportion de gens affamés a augmenté de 19 %. De même, en Asie du Sud, il y eut une hausse de 9 % de l'approvisionnement alimentaire par habitant en 1990, alors que le taux de personnes souffrant de la faim s'est accru de 9 %. Les fruits de la Révolution Verte n'ont pas nourri les gens *in situ* ; ils étaient vendus sur le marché mondial.

D'autres problèmes se posaient, même en Chine, qui était loin d'être un modèle parfait. Les semences hybrides n'avaient de valeur que si l'on pouvait se permettre d'acheter des pesticides pour les protéger. En Inde, par exemple, l'utilisation des pesticides a été multipliée par vingt pendant la seconde moitié du XXe siècle. Plus généralement, on estime que 1 million d'individus meurent chaque année ou ont une espérance de vie diminuée à la suite d'un empoisonnement aux pesticides.

Le style d'agriculture lié à la Révolution Verte nécessitait également de nouveaux équipements ainsi que de plus grandes parcelles de terre, pour lesquels un crédit était indispensable. Cela disqualifiait la majorité des paysans et signifiait que, comme au début du XXe siècle aux États-Unis, les nouvelles technologies bénéficiaient presque exclusivement aux agriculteurs les plus riches. La plupart des petits actionnaires n'avaient pas la terre nécessaire, et ils ne pouvaient pas non plus investir dans des équipements, même s'ils l'avaient souhaité. De plus, la plupart de ceux qui ont emprunté de l'argent pour basculer vers des techniques “modernes” ont fait faillite. En conséquence, en Inde et ailleurs, les suicides d'agriculteurs ont considérablement augmenté. En outre, le nouveau style d'agriculture a également réduit au minimum la main-d'œuvre. Cela a conduit les paysans vers les villes, là où le chômage attendait beaucoup d'entre eux.

Les partisans de la Révolution Verte ont considéré les économies locales, fondées sur les agriculteurs, comme dépassées, voire impossibles.

Dans leur arrogance et leur naïveté, ils ont cru que la nature n'existait que pour nous servir, et qu'en l'exploitant la science pourrait régler tous les problèmes de justice et d'inégalité.

Ces croyances ont persisté, même si les conséquences ont été désastreuses. L'agriculture chimique a empoisonné la terre, l'air, l'eau et les autres ressources, détruisant les moyens de subsistance de millions d'individus et altérant l'alimentation de façon inattendue et néfaste, tout en ne remédiant que très peu à la famine. Certains "révolutionnaires verts" ont sans doute été motivés par l'idéalisme, même si cela était peu avisé. Mais pour la plupart d'entre eux, l'argent était le moteur.

Pour être plus précis, les agriculteurs pauvres savaient comment faire leur boulot ; la grande majorité de l'alimentation mondiale provient de petits fermiers disposant de bien moins de ressources que leurs homologues plus aisés. Si l'énergie, les études scientifiques et les subventions gouvernementales qui ont encouragé l'agriculture industrielle avaient plutôt été consacrées à l'amélioration de l'agriculture paysanne, à la diminution de la pauvreté et à rendre l'utilisation de la terre plus juste, le progrès aurait été plus profond et bien plus tangible que la médiatisation à outrance de la Révolution Verte et son slogan "Nous pouvons nourrir le monde entier".

Il est impossible de savoir comment les stratégies de l'agriculture durable auraient tourné si elles avaient été financées par les États-Unis. Mais encourager une utilisation rationnelle des terres et rechercher des moyens de soutenir et améliorer l'agriculture traditionnelle n'a jamais été l'objectif. Ces méthodes n'avaient tout simplement pas le même potentiel de rentabilité que l'agriculture industrielle.

Et les bénéfices de l'augmentation du rendement des céréales annoncés par la Révolution Verte n'ont pas été récoltés par les agriculteurs mais par les marchands, pour qui le système fonctionnait merveilleusement bien.

Dans les années 1970, l'Europe s'était redressée depuis longtemps des suites de la guerre, et le Brésil, l'Argentine, la Chine, l'Afrique du Sud et d'autres pays avaient commencé à industrialiser leur agriculture. Ajoutez à cela l'Opep, des variations de la valeur des devises et le pouvoir croissant des grandes entreprises… tous ces ingrédients ont rendu la scène du commerce international de plus en plus obscure. Ceux qui la comprenaient le mieux étaient en général des entreprises privées, intégrées verticalement et horizontalement, désormais connues sous le nom d'ABCD : Archer Daniels, Midland, Bunge, Cargill et Louis Dreyfus. Elles ont contrôlé le marché, manœuvré en secret et connaissaient mieux les prix et les lieux où étaient situées les denrées que certains gouvernements. Cela a entraîné un épisode dramatique, nommé par Martha McNeil Hamilton le Grand Vol de céréales.

Des centaines de millions de tonnes de céréales ont été moulues, transformées et vendues chaque année. Et les programmes d'exportation américains ont assuré que lorsque les négociants achetaient des céréales américaines, le département de l'Agriculture des États-Unis (l'USDA) subventionnait la différence entre des prix mondiaux bas et des prix nationaux plus élevés. En manipulant ces subventions, les négociants avaient des profits garantis.

Ainsi, les États-Unis ont maintenu une sorte de stabilité géopolitique en entretenant la dépendance des autres pays à leur alimentation. Cela s'opéra en grande partie à travers le "dumping" – la vente de marchandises subventionnées au marché mondial à des prix inférieurs, affaiblissant la vente de denrées produites localement. Le dumping fut officiellement interdit par le General Agreement on Tariffs and Trade (Gatt), mais dès lors qu'il était question d'agriculture, les failles dans la législation abondaient et les interdictions légales étaient rarement appliquées.

Au cours de l'été 1972, l'Union soviétique, anticipant une diminution de ses récoltes de céréales, passa un contrat avec des négociants pour des achats massifs qui, à l'insu du monde entier, s'élevèrent à un tiers de la récolte de blé américaine. Il s'agissait, de loin, du plus gros contrat de l'histoire. Cela coûta environ 300 millions de dollars de subventions pour l'exportation agricole à l'USDA, tout en faisant chuter les réserves de céréales. L'USDA avait été informé à l'avance de ce marché et aurait pu ajuster les prix ou les réserves pour donner aux agriculteurs une part du marché et/ou diminuer les effets de la crise alimentaire qui s'en est suivie. Pourtant, l'agence ignora les signes avant-coureurs, puis elle mentit au Congrès.

À partir de 1974, les réserves de blé avaient diminué de deux tiers et les prix avaient presque triplé. Il va sans dire que les agriculteurs ne firent aucun profit. Cependant, les revenus de Cargill furent multipliés par plus de sept en une année.

Moins de céréales signifiait moins de bétail ; le bœuf était devenu relativement rare et cher. Cela donna au secrétaire à l'Agriculture Earl Butz une excuse pour mettre un terme aux programmes de conservation, tandis qu'il restera célèbre pour avoir demandé aux agriculteurs de planter "de clôture à clôture", en supposant pouvoir acheter les récoltes à bas prix pour les revendre au "nouveau" prix élevé, ce qui représentait un gain pour ses amis de l'agroalimentaire. Rappelons son fameux mot d'ordre : "Grossis ou disparais." Plus tard au cours de cette décennie, Jimmy Carter interrompit l'expédition de céréales en URSS après que celle-ci a envahi l'Afghanistan. Par conséquent, le marché américain fut de nouveau inondé. Les prix se sont donc effondrés et les taux d'intérêt ont atteint 20 %, un désastre pour les agriculteurs et tous ceux qui s'étaient récemment endettés. Cela s'est donc traduit par la saisie des exploitations agricoles des années 1980, ce qui a sans doute été le coup de grâce porté aux exploitations familiales. Le gouvernement ne s'est d'ailleurs pas montré très compatissant à leur égard, faisant une apparition devant les sénateurs de l'Amérique rurale, le président Reagan ajouta par boutade : "Je pense que nous devrions conserver les céréales et exporter les agriculteurs."

Le jovial Ronald Reagan garantit presque que son souhait devienne réalité en diminuant le soutien des prix et en supprimant les lois antitrusts, ce qui surprit sans doute même les hommes d'affaires les plus avides. Une vague majeure de fusions-acquisitions s'ensuivit, en dépit de la rhétorique du "marché libre", le pouvoir des grandes entreprises augmenta et la concurrence diminua.

La plupart des récits contemporains du déclin de l'agriculture américaine et des communautés rurales commencent à ce moment-là. Mais tandis que la crise agricole des années 1980 était une période particulièrement sombre, cela n'était certainement pas une anomalie. Les petites fermes qui n'avaient pas été condamnées dès le départ par la géographie, les conditions météorologiques ou des innovations telles que le tracteur ont succombé aux fusions. Des exploitations agricoles furent saisies, ce qui entraîna la fermeture d'abattoirs, puis d'épiceries, de quincailleries, ainsi que de marchands de semences, d'aliments pour animaux et de matériel agricole. Walmart a mis des centres-villes entiers en faillite et les fast-foods ont tué tous les petits restaurants locaux. Les fusions ont déplacé 1 million d'individus ruraux et des communautés autrefois prospères se sont transformées en villes fantômes.

La grande expérimentation américaine des petites fermes était arrivée à son terme. En revanche, les grandes exploitations agricoles avaient encore une marge de développement. Mais les questions habituelles étaient toujours d'actualité : vers quoi toutes ces cultures – en particulier, à cette époque, le maïs – allaient-elles évoluer ? Nous avons déjà vu un élément de réponse : l'éthanol et le sirop de maïs riche en fructose. Une grande partie des invendus étaient exportés.

Le Mexique était une cible de choix pour les surplus des produits agricoles américains, d'une part parce qu'il était déjà un voisin semi-dépendant, et d'autre part parce qu'il pouvait être utilisé comme terrain d'essai pour la théorie économique en vogue connue sous le terme d'"avantage comparatif". D'après celle-ci, si un pays peut produire un bien plus efficacement qu'un autre, il est préférable que le producteur le plus faible abandonne la production de ce bien pour pratiquer le libre-échange afin de se procurer ce dont il a besoin.

Cela *paraît* logique, mais pour les agriculteurs, et de manière générale les gens, la terre, les émissions de carbone et une demi-douzaine d'autres facteurs, c'est une très mauvaise idée, qui a lamentablement échoué. Nous avons un exemple frappant de cet échec avec le commerce du maïs entre les États-Unis et le Mexique.

Le Mexique soutenait sa population paysanne, y compris en achetant des denrées de base à ses fermiers de subsistance et en vendant ces aliments à bas prix. Mais comme d'autres pays tels que le Brésil ou l'Inde, il a été confronté à un choix : adapter son agriculture aux méthodes industrielles, produire autant que possible, supprimer la paysannerie et devenir une machine à exporter l'alimentation… ou renforcer l'autonomie des petits propriétaires terriens pour qu'ils restent au cœur d'une économie saine ?

Le choix était sans doute une illusion, compte tenu de la pression internationale et du gouvernement mexicain vacillant et souvent corrompu. Une fédération informelle composée des États-Unis, de multinationales, de membres de l'élite mexicaine et d'organismes de prêt tels que la Banque mondiale et le Fonds monétaire international a ouvert la voie à une nouvelle forme de domination qui était bien plus subtile que les guerres de l'Opium, la colonisation éhontée de l'Afrique ou le renversement des gouvernements d'Amérique centrale.

C'est ainsi que naquit l'Accord de libre-échange nord-américain, connu sous l'acronyme Alena, qui prétendait uniformiser les règles en éliminant autant de tarifs douaniers et de réglementations que possible, permettant à la richesse de circuler plus librement entre les pays.

Cependant, une concurrence équitable est impossible si un pays est cinquante fois plus puissant qu'un autre. Et en 1994, c'était le ratio du

PIB des États-Unis, comparé à celui du Mexique. La richesse circula certes plus librement, mais pas dans les deux sens entre les deux pays. Il ne circula que vers le nord. (Le Canada fait partie de l'Alena, mais dans ce cas on peut le considérer comme un sous-ensemble économique des États-Unis.)

Néanmoins, l'Alena a commencé le démantèlement des lois protectionnistes et d'autres réglementations. Une fois ces réglementations supprimées, les entreprises américaines ont pu augmenter leurs investissements et chasser les agriculteurs de subsistance de leurs terres pour qu'ils deviennent des ouvriers travaillant en usine.

Jusque-là, les petites exploitations agricoles mexicaines, qui nécessitaient peu de produits chimiques et d'infrastructures de combustibles fossiles, produisaient une alimentation nutritive fondée sur le maïs, les courges, les haricots et les légumes verts. Avec des coûts de transport et une empreinte carbone minimes, elles subvenaient aux besoins de la population locale en cultivant, élevant du bétail, vendant les récoltes sur les marchés et grâce aux meuniers et autres transformateurs. Dans ces petites communautés rurales, les non-agriculteurs faisaient de petits métiers et dirigeaient de petites entreprises. Ce n'était pas la sécurité absolue, mais ce n'était pas le désastre que c'est devenu depuis.

Cependant, dans le cadre du paradigme de la Révolution Verte et des dogmes de l'avantage comparatif du libre-échange, les Mexicains n'avaient aucun intérêt à cultiver du maïs pour eux-mêmes. Comme l'a écrit en 2004 Alyshia Gálvez dans *Eating NAFTA*[1], “produire une tonne de maïs demande 17,8 *jours* de travail au Mexique contre 1,2 *heure* aux États-Unis”. Comme les économies “efficaces” fabriquaient ce pour quoi elles étaient les plus compétentes, puis répondaient à leurs autres besoins *via* le commerce international… et comme personne n'était mieux habilité à produire le maïs que les États-Unis, le Mexique a dû à la fois prendre une partie du surplus des États-Unis et trouver de nouvelles denrées pour contribuer au marché mondial. Comme ses agriculteurs n'avaient pas de marché local et perdaient rapidement leurs terres, cette “denrée” était la main-d'œuvre bon marché.

Pour reprendre les termes d'un agriculteur mexicain, “les États-Unis envoient du maïs subventionné au Mexique, le transportent *via* des

1. *Manger sous le règne de l'Alena*. Non traduit en français au moment de la parution de ce livre. *(N.d.T.)*

trains équipés de bancs pour ramener les fermiers mexicains en quête de travail". Si on exclut les bancs, c'est exactement ce qui s'est passé. Deux millions de fermiers ont perdu leur travail, le chômage a augmenté, l'émigration a grimpé en flèche et les revenus ont stagné. Et les importations mexicaines de maïs américain ont été multipliées par six au cours des vingt années qui ont suivi l'entrée en vigueur de l'Alena. Depuis, elles ont encore doublé.

Vingt-cinq ans plus tard, les États-Unis fournissent au Mexique 42 % de son alimentation. Les exportations de porcs américains au Mexique, par exemple, ont été multipliées par neuf. Au lieu des cultures de subsistance, les exploitations agricoles industrielles mexicaines produisent désormais des baies et des tomates pour les Nord-Américains, dont la plupart ignorent les coûts humains de cette production – une exploitation abusive de la main-d'œuvre adulte et des enfants, des retenues et vols de salaires, et plus généralement des conditions de vie et de travail horribles. De plus, les emplois manufacturiers bien rémunérés se sont déplacés des États-Unis au Mexique, où les salaires étaient plus bas, ce qui a paralysé les organisations syndicales américaines.

L'Alena a également apporté la malbouffe au Mexique. Les importations de sirop de maïs riche en fructose ont été multipliées par *neuf cents* et la consommation de soda a presque doublé. Le Mexique atteint à présent le quatrième rang mondial de la consommation de soda par habitant. En dépit de la destruction des moyens de subsistance, des conséquences environnementales et du transfert de pouvoirs (les États-Unis appellent cela le "développement"), ce sont sans doute les conséquences de l'Alena sur la santé qui sont les plus préjudiciables. Le Mexique détient désormais le record mondial d'obésité et de diabète des nations les plus peuplées – ce qui est presque toujours la conséquence de l'alimentation occidentale.

Le Mexique est un exemple de ce qui s'est ensuite produit ailleurs, et il est difficile de percevoir la voie d'un changement, vu que l'économie mondiale permet aux grandes entreprises de se moquer totalement des frontières nationales. Pourtant, même les pays qui ont le plus bénéficié de l'économie mondialisée – et en premier lieu les États-Unis – connaissent les affres d'une santé déclinante (principalement en raison de l'alimentation créée par les surplus), la montée des inégalités et un environnement pollué.

Certains des premiers indices de ce désastre écologique ont commencé à apparaître avant que la Révolution Verte ne mondialise les pesticides chimiques.

Les pesticides ne sont pas nouveaux. (Le mot englobe les tueurs d'insectes, de mauvaises herbes, de champignons, de moisissures et de mildiou – tout ce qui cible les cultures.) Les Sumériens utilisaient du soufre en guise d'insecticide il y a quatre mille cinq cents ans. Les Chinois de l'Antiquité ont créé le premier pesticide, le pyrèthre, un dérivé du chrysanthème qui est toujours employé dans les pesticides biologiques.

Plus ou moins à la même époque, dans l'ensemble de l'Asie, des cultivateurs utilisaient des insectes prédateurs bénéfiques. (En Occident, une pratique désespérée, bizarre et sans doute moins efficace impliquait d'excommunier des vers gris des églises.) En fin de compte, de véritables poisons tels que l'arsenic et le mercure sont devenus populaires, et ils étaient encore couramment employés au XXe siècle. Alors que le mercure a été abandonné en tant que pesticide, l'arsenic, même s'il a été interdit dans les agricultures américaine et européenne, est encore utilisé dans d'autres pays.

Les agriculteurs ont toutes les raisons de prendre au sérieux les insectes nuisibles et le mildiou, mais les exploitations agricoles respectueuses de la biodiversité qui ont les mêmes préoccupations n'ont pas recours à des produits chimiques mortels. Une lutte contre les nuisibles moins néfaste nécessite davantage de main-d'œuvre, bien sûr, ainsi qu'une compréhension de la meilleure culture possible pour chaque parcelle de terre. De plus, une variété d'espèces est indispensable à la santé des sols.

Mais le principe de la monoculture consiste à tuer absolument tout, excepté la culture principale, car il est impossible d'obtenir d'immenses récoltes de maïs sans utiliser de pesticides – et cela est particulièrement vrai des variétés conçues pour pousser uniquement à l'aide de ces produits chimiques.

Il n'est pas surprenant que la plupart des producteurs de pesticides aient essayé d'autres molécules. Bayer et Monsanto (qui ne sont plus qu'une seule et même entreprise désormais, le premier ayant acheté le second) et DuPont and Dow (qui ont fusionné) ont tous conçu des agents de destruction, allant du gaz neurotoxique à l'agent orange. Le Zyklon B, le produit chimique qui fut utilisé dans les chambres à gaz, a été conçu par une filiale de la société IG Farben alliée des nazis, qui fut ensuite divisée après la guerre entre plusieurs entreprises, dont Bayer ; quant à DuPont, il a joué un rôle dans le projet Manhattan.

Tout comme les fertilisants chimiques ont été développés en tandem avec les armes de la Première Guerre mondiale, une nouvelle génération de pesticides destinés à tuer les insectes et les mauvaises herbes a vu le jour pendant la Deuxième Guerre mondiale. Principalement, on peut citer le dichlorodiphényltrichloroéthane : le DDT.

Le DDT a été synthétisé en 1874, mais il fut largement ignoré jusqu'à ce que l'on découvre, en 1939, qu'il pouvait être un pesticide efficace. Juste à temps pour que les États-Unis s'en servent dans le théâtre des opérations du Pacifique, où les troupes luttaient contre les moustiques porteurs de la malaria, ainsi que contre les soldats ennemis.

Puissant, efficace, bon marché et autrefois considéré comme presque sans danger – il était employé à même la peau sous forme de poudre en guise de traitement –, le DDT a éliminé les moustiques et la malaria d'une grande partie des tropiques. À partir des années 1950, il fut pulvérisé sans aucune restriction et était très populaire dans de nombreux domaines. Il fut largement employé dans l'agriculture (les pilotes pulvérisant les récoltes étaient payés en fonction des quantités de produits déversées) et il rendait les soirées hors des villes plus agréables. Si vous avez un certain âge et que vous avez passé des vacances d'été dans le Sud-Est des États-Unis, vous vous rappellerez sans doute les camions pulvérisateurs passant au milieu de la rue à la nuit tombante, d'où se dégageait de la brume au doux parfum de DDT. De la fin de la guerre jusqu'au milieu des années 1970, plus d'un demi-milliard de kilos de pesticide ont été pulvérisés ou saupoudrés – soit près de 3,5 kilos par Américain.

Est-il nécessaire d'ajouter que cela a eu des conséquences ? Les insectes sont devenus résistants au DDT qui, comme tous les autres insecticides chimiques, attaque sans distinction les insectes et les plantes bénéfiques, et même certains animaux sous les plus hautes latitudes tropicales, tels que les poissons et les mammifères. Lorsqu'une plante vaporisée avec du DDT est mangée par un animal, le DDT est concentré dans le corps de l'animal. Lorsque *cet* animal est mangé par un prédateur, le produit chimique se concentre encore davantage, *via* le processus nommé "biomagnification". En bout de chaîne alimentaire, cela entraîne un amincissement des coquilles d'œufs chez les oiseaux, ainsi que des anomalies congénitales chez les mammifères, y compris les humains.

L'utilisation massive et généralisée de pesticides ne s'est pas arrêtée avec le DDT, et il n'a pas non plus été employé uniquement dans l'agriculture ou la lutte contre les moustiques. Au Viêtnam et au Laos, plus de 1,5 million d'hectares ont été défoliés pendant l'incursion américaine en Asie du Sud-Est *via* l'utilisation de l'agent orange, tristement célèbre. Même en faisant abstraction des dommages environnementaux, ces pesticides ont été responsables d'un nombre incalculable de cancers dans la population locale et chez les soldats américains exposés.

Ces produits chimiques sont destinés à tuer, et les dommages collatéraux sont une évidence. L'empoisonnement chimique est pire chez les humains en contact direct avec le produit (à l'heure actuelle, cela concerne principalement les agriculteurs), mais l'utilisation généralisée des pesticides contamine également les rivières, les ruisseaux, les lacs, les nappes phréatiques, et même les baies et les océans. Il endommage ou détruit les populations microbiennes des sols, ce qui les rend encore plus dépendants des fertilisants chimiques. Il contribue même à la pollution de l'air et, bien sûr, a des répercussions sur les animaux et les plantes non ciblés qui entrent en contact avec les substances chimiques. Parmi ces animaux non ciblés, on peut notamment citer les humains – nous consommons tous régulièrement des pesticides qui se retrouvent à la surface et à l'intérieur de nos aliments.

Le fait que les pesticides ne fassent aucune distinction est important : ce sont simplement des poisons, qui détruisent tout de façon non ciblée. Pour l'essentiel, ils tuent ou endommagent tout ce qu'ils touchent.

L'une des grandes promesses de la fin du XXe siècle était de remédier à cela, de créer des pesticides pouvant cibler plutôt que de simplement tuer tout ce qui se trouve sur leur passage. Cela a conduit à l'une des grandes déceptions de notre époque : les semences génétiquement modifiées.

Élaboré pour la première fois dans les années 1970, le génie génétique implique de créer ou de modifier des gènes, puis de les introduire dans des organismes pour en modifier les caractéristiques. Le processus promet des plantes résistantes aux insectes nuisibles, tolérantes à la sécheresse et aux inondations. Mais dans le domaine agricole, à ce jour, il a fait beaucoup plus de mal que de bien. Et la création de nouvelles semences génétiquement modifiées n'a certainement pas été aussi rapide ou exceptionnelle qu'on avait pu l'espérer.

Cependant, les résultats ont été lucratifs. Les nouvelles semences génétiquement modifiées, plus performantes que les hybrides existants, nécessitent que les agriculteurs achètent encore plus de produits

– certains pesticides spécifiques, par exemple – pour obtenir de meilleurs résultats. Monsanto fut l'un des premiers à entrer dans le jeu et fut assez habile pour remporter la bataille des brevets, qui est d'une importance cruciale pour des semences génétiquement modifiées. Ces brevets, et les substances chimiques qui les accompagnent, essentielles à la culture de ces semences, sont la clé d'importants profits.

C'est un système simple. Les semences génétiquement modifiées sont vendues avec des contrats de licence, qui établissent que les agriculteurs exploitent sous licence les caractéristiques spécifiques des semences pour une saison de plantations. La saison suivante, ils doivent payer de nouveau. Monsanto défend fermement ce système, poursuivant en justice des agriculteurs ayant conservé des graines, et attaquant même certains d'entre eux qui n'ont pas détruit des graines portées par le vent ayant pris racine dans leurs champs.

Le premier aliment transgénique commercialisé fut la tomate flavr savr de 1994. Son processus de maturation était ralenti, de sorte que les tomates pouvaient être récoltées rouges et non vertes, comme on le fait habituellement. Mais la tomate flavr savr perdait sa fermeté aussi vite que les tomates traditionnelles et elle posait de nombreux problèmes en termes de relations publiques. Les gens craignaient que le mélange de gènes provenant de différentes variétés – et même d'espèces et de genres divers – ne crée des semences aux propriétés indésirables et incontrôlables… des "aliments Frankenstein" en fait.

L'idée selon laquelle les organismes génétiquement modifiés (OGM) seraient nocifs en soi n'est (à ce jour) pas avérée. Mais même si les semences ou les cultures qu'elles produisent ne sont pas néfastes, et même si les OGM ne sont pas en soi si effrayants, les produits chimiques nécessaires pour cultiver ces semences sont aussi destructeurs que d'autres pesticides.

En termes de sécurité, la Food and Drug Admnistration (FDA) a déclaré "une équivalence substantielle" entre les cultures traditionnelles et les cultures OGM (on pourrait penser que cette "équivalence substantielle" rendrait les brevets nuls et non avenus, mais ce n'est pas le cas). La FDA a également décrété que les analyses de sécurité sanitaire des OGM avant la mise sur le marché n'étaient pas nécessaires, à moins qu'il ne soit *reconnu* que les gènes en question provoquent des allergies ou d'autres réactions. (Comment peut-on être informé de ces réactions sans contrôle avant mise sur le marché ? Mystère…) Mais les États-Unis n'ont jamais donné la priorité au principe de précaution, le processus déterminant qu'un nouveau produit ne sera pas nocif avant sa mise sur le marché. L'approche de l'Europe est différente. Les produits agricoles génétiquement modifiés ne peuvent y être vendus qu'après avoir fait l'objet d'une évaluation.

Non seulement les OGM sont présents dans des centaines de milliers d'aliments, mais ceux-ci ne sont pas identifiés. Aux États-Unis, si un produit contient du maïs ou du soja et qu'il n'est pas certifié biologique, il est presque certain qu'il contient des OGM. Cela en dépit des très nombreux sondages qui indiquent que jusqu'à 90 % des Américains ont affirmé qu'ils préféreraient savoir si l'aliment qu'ils mangent a été cultivé à partir de semences génétiquement modifiées.

La tomate flavr savr n'est pas le seul exemple connu d'une modification ayant échoué. L'hormone de croissance bovine recombinante (rbGH), une hormone génétiquement modifiée qui augmente la production de lait de la vache, a massivement été rejetée par les buveurs de lait, car on savait que cela rendait les vaches malades. (Monsanto essaya sans succès de cacher les preuves accablantes.)

Mais aucun de ces produits retirés de la vente n'eut beaucoup d'importance une fois que Monsanto a lancé l'assaut final. À partir de 2013, rapporte Jennifer Clapp, “Monsanto à lui seul représentait 90 % des semences génétiquement modifiées sur le marché mondial”. L'entreprise devait ce succès en grande partie à sa gamme de produits “Roundup Ready”, des semences résistantes à son herbicide “à large spectre” Roundup. Le principal ingrédient du Roundup est le glyphosate, une substance chimique qui détruit presque toutes les plantes avec lesquelles elle entre en contact en empêchant la photosynthèse.

Dans un premier temps, le Roundup fut utile, seulement dans la mesure où on pouvait le vaporiser avec précision. Si vous manquiez le lierre et que le produit entrait en contact avec l'azalée – eh bien, adieu l'azalée ! De même, si vous manquiez l'ambroisie et que vous atteigniez le maïs…

Mais avec le développement des semences Roundup, on pouvait pulvériser sans distinction et tout tuer, excepté la plante que l'on cultivait, principalement le maïs et le soja. Du moins en théorie.

Pour les agriculteurs des grandes exploitations agricoles, cela semblait idéal. L'utilisation du glyphosate aux États-Unis est passée de 6 350 tonnes en 1992 à environ 137 000 tonnes à l'heure actuelle ; son utilisation dans le monde est supérieure à 900 000 tonnes par an.

Mais si cela semblait trop beau pour être vrai, c'est parce que ça l'était. Depuis les premières années du Roundup, un grand nombre de plantes sont devenues résistantes au glyphosate, ce qui a donné naissance à une génération de mauvaises herbes qui ne sont pas éradiquées par la substance chimique. La réponse de Monsanto a consisté à associer d'autres herbicides au glyphosate et à financer des études qui donnent l'impression que le glyphosate est essentiel et "prouvent" son innocuité.

Les promesses des semences génétiquement modifiées incluaient une diminution de l'usage des pesticides et une augmentation du rendement. Les produits de Monsanto n'ont atteint aucun de ces objectifs : l'usage des pesticides a *augmenté*, et aucun consensus scientifique ne s'accorde à dire que les semences génétiquement modifiées – cela inclut les semences Roundup Ready, mais ne se limite pas à celles-ci – ont un rendement supérieur aux semences traditionnelles.

En fait, pour tout le monde excepté Monsanto, le Roundup a apporté très peu de bénéfices : il a augmenté les coûts de production des agriculteurs, sans valoriser leurs revenus, et créé des générations de mauvaises herbes résistantes aux pesticides. De plus, il semble avoir provoqué des cancers chez les jardiniers, les propriétaires de fermes, les ouvriers agricoles et même des tiers vivant à proximité des exploitations.

Bayer a racheté Monsanto en 2016 pour une somme de 66 milliards de dollars, ce que la société mère regrette certainement à présent. Au moment de l'écriture de ce livre, trois procès ont jugé Monsanto responsable de la survenue de cancers. Les jurys ont accordé près de 2 milliards de dollars de dommages et intérêts au total et, en juin 2020, Monsanto a conclu un accord avec presque 100 000 plaignants ayant fait un recours collectif en leur versant 10 milliards de dollars, une somme jugée comme étant "l'un des plus importants dédommagements dans un procès civil".

Cela n'a pas suffi pour considérer le génie génétique dans le domaine de l'agriculture comme un échec, car d'autres produits s'en sont mieux sortis et semblent *a priori* plus défendables. Ces cultures exploitent une bactérie appelée *Bacillus thuringiensis* (Bt), et elles sont devenues aussi importantes pour le coton que le Roundup l'est pour le maïs.

Lorsque le Bt est utilisé de façon responsable en tant qu'insecticide, ses effets se dissipent au bout d'une semaine. (Il est même autorisé par les normes biologiques.) Mais les cultures OGM, dont les gènes codent la toxine Bt, ne remplacent pas les insecticides – elles produisent elles-mêmes des insecticides, émettant en permanence une brume de la bactérie. De façon prévisible, la présence constante de Bt a augmenté la résistance au fil du temps, et un autre pesticide a dû être ajouté à la rotation. Dans la plupart des cas, la substance ajoutée est un néonicotinoïde, une classe de pesticides responsable de l'éradication de nombreuses colonies d'abeilles. Telle est la rançon du "succès" du génie génétique.

Il existe d'autres exemples… Les défenseurs du "riz doré" *(golden rice)* se plaindront du peu de crédit que j'y accorde, mais cette autre "révolution agricole" s'est avérée décevante. Je pense que je peux conclure que jusqu'à présent les produits du génie génétique n'ont pas apporté grand-chose si ce n'est d'avoir permis le développement des méthodes industrielles et aggravé les problèmes existants – en particulier en augmentant la vente de produits chimiques et en soutenant la monoculture – tout en en créant de nouveaux.

TROISIÈME PARTIE

LE CHANGEMENT

13.

LA RÉSISTANCE

Il est plus juste de considérer l'agriculture industrielle comme une forme d'exploitation minière – les extractions des sols, l'eau, les éléments, les combustibles fossiles et autres épuisent rapidement des richesses créées sur des milliards d'années. De ce fait, il n'est pas difficile de voir que cela ne peut pas durer – pour employer un langage contemporain, cela n'est pas durable.

Justus von Liebig l'avait déjà reconnu au XIXe siècle, lorsqu'il souligna la "folie" de faire comme si "la Terre était inépuisable dans ses dons". Et notre compréhension des limites de la nature remonte encore plus loin. Les lois de Newton traitaient de la nature finie de la matière et Épicure, le philosophe de la Grèce antique, affirmait : "Le Tout a toujours été tel qu'il est maintenant et le restera toujours."

Pourtant, en dépit des lois de la nature, la pensée économique dominante nous porte à croire qu'une croissance économique illimitée dans tous les domaines, y compris l'agriculture, est synonyme d'une société en bonne santé – même si cette croissance signifie la destruction totale de l'environnement. Elle voudrait également nous faire croire que le complexe agroalimentaire (comme l'industrie des combustibles fossiles) a tous les droits et peut éviter de façon immuable de payer les "externalités" – le jargon économique désignant les conséquences involontaires du commerce, telles que les dommages environnementaux ou la maladie.

Ces conséquences sont à la fois réelles et désastreuses. À l'instar de ses ressources, la capacité de la nature à absorber les mauvais traitements physiques et chimiques est limitée. Et, bien sûr, il en est de même pour le corps humain.

Jusqu'aux années 1950, la croissance, la dépression et la guerre furent des distractions d'une telle envergure que l'agriculture industrielle est devenue dominante sans trop attirer l'attention. Si toutefois elle a été le fruit d'une réflexion, elle a pris la forme d'une machine merveilleuse, productive et pratique. Et la plupart des gens n'avaient pas la moindre idée de la façon dont elle fonctionnait : la génération de mes parents fut la première pour laquelle la plupart des Américains ne connaissaient pas un seul agriculteur.

Néanmoins, dès le milieu du siècle, les indices montrant que l'agriculture et la production alimentaire industrielles étaient néfastes commencèrent à devenir plus clairs.

À l'évidence, les dommages environnementaux de l'agriculture ont toujours été observables – après tout, ils ont commencé par les incendies de forêts. Mais lorsque les populations étaient moins importantes, les pertes étaient tolérables. Ce nouveau type d'agriculture dégradait rapidement les terres (l'Iowa, par exemple, avait perdu environ 18 centimètres de couche arable depuis que les Européens les avaient rachetées) et y instillait même des poisons.

Certains penseurs ouverts d'esprit ont commencé à prendre conscience que l'approche réductionniste dépourvue d'affect – le fait qu'une ferme, un environnement local, un système alimentaire ou une planète peuvent être compris autrement que simplement comme la somme de leurs parties – ne saisit pas le mystère du monde naturel. Et lorsque des disciplines telles que l'écologie ont vu le jour, on a commencé à observer de plus près les systèmes complexes de la terre. On a constaté que des interactions entre des forces facilement explicables entraînent des conséquences difficiles, et parfois impossibles, à comprendre.

Les scientifiques appellent cela "l'émergence" : l'idée que le tout est davantage que la somme de ses parties, que les éléments peuvent entrer en synergie pour créer quelque chose de plus grand. La vie elle-même est l'émergence d'un certain nombre d'interactions entre différents systèmes, chacun étant explicable individuellement, mais considérés ensemble, ils deviennent bien plus mystérieux.

Nos ancêtres "primitifs" savaient que les humains font partie de la nature, et ne sont pas au-dessus d'elle. Après la Deuxième Guerre mondiale, cette vérité fondamentale est devenue un contre-courant philosophique à la propagande régnante de la croissance industrielle. Barry Commoner, qui était initialement biologiste, a élaboré "les quatre lois de l'écologie". Même si elles peuvent sembler évidentes à présent, à l'époque elles étaient radicales. Cependant, leur impact sur l'industrie et les gouvernements est loin de ce qu'il devrait être. Les lois de Commoner étaient simples :

Tout est connecté à tout le reste. Il s'agit d'une version de la troisième loi de Newton, qui affirme que l'action est toujours égale à la réaction et de sens contraire. Barry Commoner, comme de nombreux analystes du XIXe et du XXe siècle, pensait que toutes les causes de justice sociale – du racisme à l'inégalité des revenus – sont interdépendantes, et qu'elles sont toutes liées à la nature.

Tout doit aller quelque part, la deuxième loi, était une réaffirmation de la loi de conservation de la masse et de l'énergie de Lavoisier, qui énonce que la masse et l'énergie peuvent changer de forme, mais qu'elles ne peuvent être créées ou détruites. Par conséquent, on ne peut faire disparaître les déchets, qu'ils soient humains ou nucléaires par exemple, ils auront donc toujours un impact sur l'environnement.

La Nature sait est la règle la plus simple de Commoner. Il avance que travailler avec la nature est la façon la plus intelligente de vivre sur cette planète.

Enfin, la dernière loi est celle qui est de plus mauvais augure : *Il n'y a pas de repas gratuit.* Ici, Commoner affirme que tout "gain" a un coût. Parménide avait dit avant lui : *"En nihili nihil fit"* – "Rien ne vient de rien".

Bien moins connues mais tout aussi importantes, on peut citer les quatre lois du capitalisme du sociologue John Bellamy Foster, inspirées de Commoner, qui démontrent combien le système actuel est à l'opposé d'une écologie raisonnée :

Le seul lien durable entre les choses est en relation avec l'argent. Toute relation est fondée sur l'argent, y compris celle entre les humains et la nature.

Peu importe où vont les choses, tant qu'elles ne réintègrent pas le circuit du capital. Les producteurs ignoreront toujours les dégâts causés par la production. Par exemple, les agro-industriels ignorent les conséquences néfastes de leur intervention et de leurs produits, comme la pollution et le diabète. Parfois, ils ne se soucient pas non plus des déchets.

Le marché autorégulé affirme que peu importe ce que l'on vend – malbouffe, pesticides, fusils d'assaut –, tant que cela est rentable.

Enfin : *la générosité de la nature est un cadeau gratuit fait au propriétaire foncier.* John Bellamy Foster l'a exprimé ainsi : "Nulle part dans les modèles économiques établis on ne trouve un équivalent comptable adéquat pour la contribution de la nature."

Les écologistes ont reconnu que les ressources ne sont pas infinies et que la nature est aux commandes. C'est simplement de la science. Les capitalistes croient que la nature existe pour être exploitée par les humains, un principe qui s'accorde parfaitement avec la religion occidentale.

Ce n'est donc pas une coïncidence s'il y a eu une corrélation flagrante entre la progression du capitalisme et les menaces qui pèsent sur la survie de notre espèce. Les capitalistes comprennent peut-être que les ressources sont limitées, mais ils choisissent de l'ignorer (tout comme ils ignorent la crise climatique), prétendant au contraire qu'il est possible de maintenir une croissance sans fin. On pourrait rétorquer que cela a été bien utile à une partie de l'humanité par le passé, mais il serait vain de prétendre que ce fut bénéfique à *l'ensemble* de l'humanité, et cela menace à présent notre existence même.

Sans surprise, les limites de la croissance ont commencé à être reconnues parallèlement à la révolution industrielle. Le mot "écologie" fut inventé en 1873, une période à laquelle des visionnaires ont commencé à parler d'alternatives à ce qui était en train de devenir l'agriculture industrielle. Parmi ces visionnaires, on peut citer George Washington Carver, un descendant d'esclaves.

Carver, qui fut élevé dans l'Ouest du Missouri dans les années 1860, semble être né génie. L'un de ses biographes, Christina Vella, écrit : "Avant l'âge de 10 ans, les gens de la région… lui apportaient des plantes malades qu'il « traitait » en modifiant la terre, l'eau ou la quantité d'ensoleillement, ou en diagnostiquant des moisissures ou un insecte parasite."

Carver poursuivit son éducation avec application et, après une série d'épreuves liées au racisme, il se retrouva à l'Université d'agriculture et des arts mécaniques de l'Iowa. Il y trouva sa vocation : aider les Sudistes noirs à acquérir le savoir nécessaire pour améliorer leur agriculture et leur régime alimentaire.

Carver misait sur la polyculture traditionnelle, avec une quantité minime d'engins agricoles et presque aucun produit chimique. Ses méthodes et son enseignement symbolisent ce que le département de l'Agriculture des États-Unis aurait dû être – ce que Lincoln, son créateur, appelait "le département du Peuple". Carver n'enseigna pas aux gens à être les consommateurs dévoués des produits de l'agro-industrie. Il les aida à être plus indépendants, à entretenir les sols et à mieux nourrir leur famille.

Lorsqu'il quitta l'université, en 1894, en tant que premier Noir diplômé de l'État de l'Iowa, il fut très courtisé. Il choisit de travailler pour Booker T. Washington, célèbre pour son charisme, qui avait besoin d'un botaniste pour son Tuskegee Institute[1] en pleine expansion, en Alabama. Carver y dirigea tous les programmes agricoles, ainsi que la station expérimentale de l'USDA, où il mena des études destinées à aider les fermiers pauvres. Son livre légendaire *How to Grow the Peanut and 105 Ways of Preparing It for Human Consumption*[2] est toujours publié.

Même s'il était submergé de travail et croulait sous les demandes, Carver répondit indéfectiblement aux préoccupations des agriculteurs et beaucoup d'entre eux parcouraient souvent de grandes distances pour le voir. Il les emmenait voir ses parcelles, sur lesquelles il n'utilisait "aucun fertilisant commercial" et où il faisait "un profit de 75 dollars par acre[3]. Pour le métayer en manque d'argent, essayant de survivre avec 15 ou 20 acres, 75 dollars représentaient une fortune".

À peu près au même moment, un trio d'Européens avançait qu'un retour à des traditions plus anciennes était la voie intelligente à suivre. L'Autrichien Rudolf Steiner prit fait et cause pour un usage raisonné des déchets en tant que fertilisants et pour améliorer la qualité de la terre. Il mit en garde contre l'utilisation répétée des fertilisants chimiques qui risquent de détruire les sols. La "biodynamie", selon le nom qui fut donné à sa méthode, nécessitait que tous les nutriments proviennent de la terre, qu'il qualifiait d'"organisme vivant" – ce qui n'a rien d'une exagération. Son approche holistique de l'agriculture incluait des techniques inspirées de traditions spirituelles qui, comme la plupart des pratiques traditionnelles, furent rejetées par la science au prétexte qu'elles étaient infondées.

Au début de l'année 1905, Sir Albert Howard, un contemporain de Steiner, passa deux décennies en Inde, où il s'installa pour enseigner aux paysans locaux l'agriculture "moderne".

Sir Albert Howard prit rapidement conscience qu'il avait plus à apprendre qu'à enseigner. (Un de ses collègues nota que celui-ci disait toujours qu'il "apprenait davantage des paysans dans ses champs que dans les livres et auprès des premiers de la classe".) Son livre publié en 1940, *Testament agricole*, présentait "la grande loi du retour", qui

1. Université américaine historiquement noire fondée en 1881. *(N.d.T.)*

2. *Comment cultiver l'arachide et 105 façons de la préparer pour la consommation humaine.* Non traduit en français au moment de la parution de ce livre. *(N.d.T.)*

3. Environ un demi-hectare. *(N.d.T.)*

avançait que toutes les matières organiques, y compris les déjections humaines, devraient être rendues à la ferme, et que ce qui était pris à la terre sous une forme devait lui être rendu sous une autre. La vie commence dans la terre, et dans la mort ses nutriments lui sont rendus. "Il n'y a pas de perte, écrivit Howard, le cycle de vie consiste en deux processus, croissance et décomposition, l'un étant la contrepartie de l'autre."

Howard affirma que lorsque les matières organiques sont recyclées par le biais du compostage, "il n'y a aucune carence minérale" ; la maladie et les insectes nuisibles sont les symptômes de pratiques inadéquates. "La règle [devrait être] l'agriculture mixte [de] nombreuses espèces de plantes et d'animaux [vivant] ensemble." Plusieurs décennies plus tard, toutes les idées d'Howard se sont révélées vraies.

Lady Eve Balfour fut l'une des pionnières de l'agriculture biologique ; elle fut la cofondatrice de la Soil Association en Grande-Bretagne en 1946. Elle synthétisa les connaissances existantes dans son livre déterminant *The Living Soil*[1]. Elle mena la première expérimentation qui s'étendit sur trois décennies pour comparer l'agriculture biologique et conventionnelle. Elle se concentra sur le lien entre la santé des sols et la santé humaine. Là encore, ses opinions qui semblaient autrefois radicales sont désormais communément admises.

Tout cela n'était guère nouveau pour les milliards de paysans du monde "en voie de développement", qui pratiquaient toujours une agriculture durable (biologique, régénératrice ou traditionnelle), comme on peut le lire dans l'ouvrage de 1911 de Franklin Hiram King, originaire du Wisconsin, *Farmers of Forty Centuries ; or Permanent Agriculture in China, Korea and Japan*[2]. Mais les petits exploitants agricoles de l'hémisphère sud ne faisaient ni prosélytisme ni commerce, et ils ne faisaient pression sur personne.

Ainsi, la rumeur de ce "nouveau" style d'agriculture durable – qui est, bien sûr, l'ancien style – devait se répandre par des moyens moins officiels : le bouche à oreille chez ceux qui menaient des expériences ou les fermiers qui voyageaient à l'étranger, les discussions avec des anciens et le magazine *Organic Farming and Gardening (Agriculture et jardinage biologiques)*, qui sera par la suite renommé *Organic Gardening (Jardinage biologique)*. Lorsque Jerome Irving Rodale, qui

---

1. *Le Sol vivant.* Non traduit en français au moment de la parution de ce livre. *(N.d.T.)*
2. *Fermiers depuis quarante siècles, ou l'agriculture permanente en Chine, Corée et Japon.* Non traduit en français au moment de la publication de ce livre. *(N.d.T.)*

dirigeait une maison d'édition à Emmaus, en Pennsylvanie, a lu Albert Howard au début des années 1940, il fut si inspiré qu'il acheta immédiatement une ferme et commença ses expérimentations d'agriculture biologique, avant de lancer le magazine. Même si elle fut ignorée par le département de l'Agriculture américaine et le monde agricole, "l'agriculture biologique" était née, ou plus précisément elle avait fait son grand retour.

Elle s'est accompagnée de diverses formes de résistance contre l'agriculture industrielle. En 1957, un groupe de voisins de Long Island, dirigé par deux agricultrices en biodynamie, intentèrent un procès au gouvernement américain, contestant la pulvérisation aérienne de DDT qui, selon leurs dires, menaçait leurs cultures. Un expert a témoigné que ce qui serait par la suite connu sous le nom de Procès de la pulvérisation de Long Island concernait "l'avenir de la race humaine". Les plaignants perdirent.

Mais en janvier 1958, une biologiste marine et journaliste, Rachel Carson, reçut une lettre d'une vieille amie, Olga Owens Huchkins, membre de l'équipe de plaignants au procès, l'alertant sur le fait que l'épandage de DDT avait dévasté une réserve naturelle locale. Cette dernière rapporta "la mort atroce d'oiseaux, les pattes serrées contre leur poitrine et le bec grand ouvert, agonisants".

Rachel Carson avait publié *Cette mer qui nous entoure* quelques années plus tôt, un hommage aux océans et à leurs créatures, et elle s'intéressait de longue date aux effets des pesticides sur les animaux non ciblés. Pourtant, même si les dangers des produits chimiques en agriculture avaient déjà largement été évoqués à ce stade, le sujet était trop brûlant pour être abordé par la presse, généralement craintive.

Rachel Carson commença à écrire ce qui devint *Printemps silencieux*, exposant les conséquences de l'utilisation généralisée des pesticides. Le texte parut sous forme d'extraits dans *The New Yorker* en 1962, juste avant la publication du livre.

Le livre fut révisé par les pairs de Rachel Carson, comme s'il s'agissait d'un article académique, et les faits scientifiques furent inattaquables. Pourtant, on lui reprocha d'être antiscience, alarmiste, même pro-insectes, et elle fut accusée de menacer la sécurité de notre approvisionnement alimentaire, une attaque qui a encore cours à l'encontre de ceux qui critiquent l'agriculture industrielle. Comme s'il représentait la position réactionnaire officielle, le secrétaire à l'Agriculture Earl Butz a énoncé qu'elle était "sans doute une communiste".

Même si elle n'a pas soutenu que les pesticides devraient être interdits, Rachel Carson a protesté contre le manque de réglementation fédérale. "Si la déclaration des droits de l'homme ne comporte aucune garantie qu'un citoyen doit être protégé contre les poisons létaux… c'est certainement seulement parce que nos ancêtres… ne pouvaient concevoir un tel problème." Et, comme elle l'avait prédit, les insectes n'ont pas tardé à devenir résistants au DDT. L'inefficacité ultérieure du produit chimique, associée à une inquiétude croissante de l'opinion publique, a incité les fabricants à battre en retraite de façon stratégique. Ils ont peu à peu retiré le DDT du marché national américain, tout en faisant comprendre qu'ils s'attendaient à ce qu'aucun gouvernement ne s'immisce dans leurs ventes internationales. Le DDT fut totalement interdit aux États-Unis en 1973 ; il est toujours couramment utilisé dans d'autres pays, principalement en tant qu'outil indispensable à la lutte contre la malaria.

Peu de livres de notre époque ont eu des répercussions plus importantes que *Printemps silencieux*, et aucun auteur de son époque n'a été plus visionnaire que Rachel Carson, qui figure parmi les premiers Américains contemporains à considérer les êtres humains et à en parler comme partie intégrante de la nature, et non comme une classe distincte de celle des animaux, supérieure à tout le reste. Selon la biographe Linda Lear, Rachel Carson considérait cela comme la phrase introductive de son livre : "Dans ce livre, il est question de la guerre de l'homme contre la nature, et comme l'homme fait partie de la nature, il s'agit inévitablement d'un livre sur la guerre que mène l'homme contre lui-même." Elle a popularisé la sagesse selon laquelle l'impact de l'homme sur l'environnement est souvent involontaire et imprévu, mais nous devons malgré tout le reconnaître et agir en conséquence.

Lorsque la mission Apollo 8 a pris la photo emblématique de la Terre depuis l'espace – le *Lever de Terre* –, le point de vue de l'Américain moyen a changé. Il y a eu une plus grande compréhension de la nature et une reconnaissance de la Terre comme demeure collective. Dans le domaine de la nourriture, cette perspective nouvelle fut abordée par Frances Moore Lappé, vivant à Berkeley, qui écrivit *Diet for a Small Planet*[1], à l'âge de vingt-sept ans.

1. *Alimentation pour une petite planète*. Non traduit en français au moment de la parution de ce livre. *(N.d.T.)*

L'autrice avançait que le fait de nourrir les animaux de boucherie avec des céréales privait les populations les plus pauvres de nutriments essentiels. De plus, elle déclarait que l'utilisation de ces céréales pour la production de malbouffe rendait les Américains malades, tandis que d'autres mouraient de faim – c'est encore l'analyse la plus sensée des écueils du système alimentaire contemporain.

Cet argument selon lequel moins de viande est synonyme de moins de famine correspondait à un mouvement d'autosuffisance et de retour à la terre. Il pourrait maintenant faire l'objet de moqueries et être considéré comme naïf, mais il était en réalité particulièrement important pour deux groupes totalement différents : les Afro-Américains, dont la meilleure représentante est sans doute Fannie Lou Hamer, et un certain nombre de Blancs aisés ou du moins instruits de la classe moyenne, représentant les débuts de "la contre-culture", symbolisée par Helen et Scott Nearing.

À cause du racisme institutionnalisé, les Noirs-Américains – dont la présence aux États-Unis était aussi longue et légitime que n'importe qui d'autre en dehors des peuples indigènes – sont devenus le principal groupe d'individus ne possédant aucune terre du pays. Le mouvement des droits civiques, qui s'est concentré sur le droit de vote et la fin de la ségrégation, n'a pas fait grand-chose pour la justice économique et la propriété foncière du peuple noir.

Les agriculteurs ne peuvent s'en sortir sans soutien : des crédits pour acheter le matériel agricole et les semences, des recherches et des conseils pour de meilleures pratiques, un siège à la table des négociations dans les décisions politiques, une assistance d'urgence, et plus encore. Dans l'ensemble de ces systèmes nécessaires, les agriculteurs noirs étaient fortement désavantagés, et tout particulièrement dans leurs relations avec la bureaucratie du département de l'Agriculture américain.

En Amérique, il n'y a jamais eu d'âge d'or pour les agriculteurs noirs, dont les perspectives d'avenir ont semblé aller de mal en pis. La superficie de terres détenues par des Noirs atteignit son point culminant en 1910, mais déclina régulièrement après 1920. Les fermiers noirs passèrent de plus de 14 % de l'ensemble des fermiers de l'époque à moins de 2 % aujourd'hui. (Les Afro-Américains représentent au moins 12 % de la population américaine.) Les Noirs exploitent moins de 0,5 % de la terre, ce qui représente 0,25 % de la valeur marchande de l'ensemble des produits vendus, et gagnent en moyenne 8 % du revenu net moyen des exploitations agricoles américaines.

Mais la relation entre les Afro-Américains et l'agriculture est bien plus compliquée que ce que suggèrent ces chiffres. Les premiers fermiers noirs des États-Unis étaient certes des esclaves, mais ils étaient également des praticiens dévoués, qualifiés et ingénieux, sans l'expertise desquels l'ancien Sud n'aurait pas prospéré. Et, comme l'écrit Monica White dans "Freedom's Seeds : Reflections of Food, Race and Community Development[1]" : "L'esclavage, le métayage et le fermage ne racontent pas toute l'histoire."

Après la guerre civile, on n'a jamais réellement donné une chance équitable aux fermiers noirs, pourtant, lorsque Monica White examina l'histoire de la propriété foncière et de l'agriculture coopérative chez les Afro-Américains et qu'elle interrogea les agriculteurs noirs contemporains, elle entendit parler de "l'autonomie et de la liberté de prendre position grâce à l'agriculture… et du fait que les coopératives agricoles ont permis aux fermiers noirs de rencontrer un succès communautaire".

Monica White décrit également les tentatives permanentes des Afro-Américains d'inverser la migration vers le nord et de retourner vers le sud. À partir de 1970, davantage de Noirs allaient vers le sud que vers le nord pour s'y installer, ce qui était mérité.

La plus connue des "Freedom Farmers", comme ils seront appelés par la suite, était Fannie Lou Hamer, une des premières militantes en faveur du droit de vote qui, dans les années 1960, a défini la liberté comme la possibilité d'avoir "un cochon et un jardin". Avec ces deux conditions, Fannie Lou Hamer affirmait qu'elle "pouvait être harcelée et être blessée physiquement, mais au moins elle ne mourrait pas de faim". Sa quête de terres et d'autosuffisance était comparable à celle des anciens esclaves qui avaient rencontré le général Sherman, presque exactement cent ans plus tôt.

Aujourd'hui, nous appellerions l'idéologie de Fannie Lou Hamer "la souveraineté alimentaire". Pour les Noirs, il n'était pas non plus nouveau que la propriété foncière et l'accès à la nourriture soient synonymes de liberté : "La terre est la clé, elle est étroitement liée à l'inscription électorale", affirmait-elle.

En 1967, Fannie Lou Hamer créa la Freedom Farm Cooperative, une coopérative agricole du comté de Sunflower, dans le Mississippi. Associée à plusieurs autres entreprises associatives fondées par des Noirs

---

1. "Les racines de la liberté : réflexions sur l'alimentation, la race et le développement communautaire". *(N.d.T.)*

dans le Sud, elle changea la vie de milliers de familles en créant des communautés autour d'économies locales et de structures politiques. À cette fin, ils cultivaient et partageaient la nourriture de façon collective, construisirent des écoles et des banques et conçurent un système de santé à la portée de tous.

Et à l'autre extrémité du spectre du retour à la terre, il y avait Scott Nearing, un activiste socialiste et pacifiste né en 1883. Il quitta New York pour le Vermont avec sa seconde femme, Helen, et ils se retrouvèrent dans le Maine dans les années 1950. C'est là que le couple écrivit des livres aux titres tels que *The Good Life*[1]. Ils mangèrent de l'avoine crue avec des cuillères en bois et "[firent] ce qu'ils pouvaient" pour établir une résistance à "l'oligarchie militaire ploutocratique" et essayer de sauver "ce qui pouvait l'être du naufrage de l'ordre social en déclin", tout en "formulant les principes et les pratiques d'un système social alternatif" et en montrant comment vivre "sainement dans un monde en proie au bouleversement".

C'est certes véhément. Mais si vous trouvez cela naïf ou désuet, pensez au réchauffement climatique, aux inégalités et à la faim qui persistent, ainsi qu'à la migration forcée. Le couple essayait de trouver une voie nouvelle pour casser le système tout en créant un mode de vie qui soit juste pour les humains, comme pour la Terre. Le fait qu'ils aient été privilégiés (ils vivaient principalement d'héritages) ne remet pas en cause la vérité de leur analyse. À l'instar de Fannie Lou Hamer et de bien d'autres, ils avaient compris que les problèmes sous-jacents à la faim et à la justice sociale ne devaient pas être minimisés et qu'ils ne pouvaient être résolus facilement.

Même s'ils étaient blancs et aisés, Scott et Helen Nearing étaient malgré tout harcelés par le département de la Justice, et par la suite par le FBI. Cependant, comme on pouvait s'y attendre, les individus et organisations tentant de créer une culture agraire au sein de la communauté noire dans le Sud furent attaqués bien plus vivement par les agences locales et nationales, y compris le FBI, qui œuvraient pour minimiser la portée et l'impact des Freedom Farmers.

Les activistes noirs avaient sonné l'alarme à propos du racisme du département de l'Agriculture américain et de sa gestion des droits fonciers pendant des décennies. Et même si d'autres agences appuyèrent leurs plaintes pour discrimination, le département n'accorda que des

1. *La Belle Vie*. Non traduit en français au moment de la parution de ce livre. *(N.d.T.)*

concessions symboliques ou sans intérêt. La réponse du président Ronald Reagan aux rapports répétés de la Commission américaine des droits de l'homme ayant révélé des exemples du racisme de l'USDA fut de fermer son Bureau des droits civils. Le temps que le président Clinton rouvre le Bureau, treize ans plus tard, la population agricole noire avait subi un déclin encore plus important. À ce stade, même les enquêtes internes de l'USDA révélèrent le racisme du département, qui était historique et inexcusable.

En 1997, un cultivateur de maïs et de soja nommé Timothy Pigford intenta une action en justice contre l'USDA. Cette histoire est assez affligeante : il avait obtenu des prêts d'exploitation de l'USDA, qui avait refusé à maintes reprises de lui accorder le prêt nécessaire à l'achat de sa propre ferme, l'empêchant ainsi de pouvoir gagner sa vie. Après avoir déposé une plainte pour discrimination – à propos de laquelle l'USDA tergiversa –, il ne fut plus en mesure de rembourser le prêt original et perdit sa maison.

Timothy Pigford savait qu'il n'était pas seul. Il déposa un recours collectif au nom des milliers de fermiers noirs revendiquant qu'on leur avait refusé des crédits sur une période de seize ans, que les bureaux de l'USDA avaient ignoré les demandes légitimes des paysans et que celles-ci n'avaient jamais été traitées. En 1999, le département fut condamné à verser des dommages et intérêts s'élevant à plus de 1 milliard de dollars, soit le plus gros dédommagement de l'histoire versé dans le domaine des droits civils. Les fermiers individuels reçurent jusqu'à 50 000 dollars, et les dettes suite aux rares prêts accordés par le département de l'Agriculture américain furent effacées. Dans le cadre de "l'obstruction à la justice délibérée par l'USDA", l'agence dépensa des fortunes pour se battre contre les demandes d'indemnisation, même lorsqu'un second procès pendant l'administration Obama a étendu les demandeurs aux agriculteurs féminins et latino-américains.

Malgré tout, l'USDA fut la seule agence fédérale qui a eu pour mission d'aider les gens à se nourrir. En 1936, la Loi publique 320 accorda à l'agence des fonds discrétionnaires pour "encourager la consommation nationale de certaines denrées agricoles (en général celles qui étaient en surplus) en les détournant de leurs circuits commerciaux habituels".

Traduction : l'USDA pouvait acheter de la nourriture aux producteurs pour la donner. Par conséquent, au bout de sept ans de Dépression, des familles dans le besoin et des programmes d'alimentation scolaire ont reçu des donations de surplus de nourriture, garantissant aux transformateurs un autre moyen de vendre leurs produits avec le soutien du gouvernement, tout en évitant une fois de plus la question plus vaste : comment le système alimentaire pouvait-il être amélioré au lieu d'être soutenu ?

Avant l'existence des bons alimentaires, des produits tels que "le fromage du gouvernement" (du fromage fondu fourni aux bénéficiaires de l'aide sociale) étaient distribués directement depuis les camions de livraison, une pratique qui sera ensuite remplacée par les banques alimentaires. Lorsque John Kennedy arriva au pouvoir, en 1961, il était déterminé à étendre le "programme de distribution alimentaire pour les familles dans le besoin".

Isabelle Kelley, l'économiste du Connecticut qui a soutenu le révolutionnaire National School Lunch Program, dirigea un groupe de travail pour concevoir et piloter un programme d'aide plus vaste. Le modèle ainsi élaboré, dans lequel l'USDA fournit une aide financière aux postulants éligibles, qu'ils peuvent dépenser dans les magasins d'alimentation, existe encore à ce jour. Il est devenu le Food Stamp Act de 1964, qui fait plus généralement partie de la "guerre contre la pauvreté" engagée par le président Lyndon Johnson.

La prospérité des années de l'après-guerre a largement bénéficié à la population blanche. À cause du racisme, des mots tels que "pauvre", "affamé" sont devenus synonymes de "Noir" dans la presse et pour beaucoup de Blancs, sinon la majorité d'entre eux. Mais en vérité, moins d'un tiers des gens répertoriés comme "pauvres" dans les années 1960 étaient des Afro-Américains.

En 1968, le documentaire de la CBS *La Faim en Amérique* affirmait que ce n'était pas la race mais la classe sociale qui était à l'origine de la faim. (Pour certains, le fait que les gens sans argent ne mangent pas très bien était sans doute une révélation.) Le reportage suivait des Américains d'origine mexicaine de San Antonio, des métayers blancs de Virginie, des familles noires de l'Alabama ayant perdu leur emploi dans le coton à cause des récolteuses mécaniques, ainsi que des Navajos essayant de tirer une alimentation nutritive du désert de l'Arizona.

Même s'il est indéniablement mélodramatique, le documentaire reste malgré tout saisissant. Il montre des images de médecins qui auscultent des nourrissons et des enfants, tout en décrivant les ravages de la malnutrition sur les facultés cognitives et la santé de manière générale. Voir des bébés au regard vide et des parents qui décrivent leur incapacité à nourrir leur famille était nouveau et choquant pour beaucoup d'Américains.

Une femme vivant en Alabama déclare d'une voix monocorde que même si les bons alimentaires permettent d'économiser de l'argent, elle n'a pas les moyens d'en acheter. Il n'était pas considéré comme étrange qu'un système prenne de l'argent à des gens qui n'avaient pas les moyens d'acheter de la nourriture, et crée un excédent budgétaire qui permette à l'USDA de revendiquer que les programmes d'aide étaient bien financés. (Aujourd'hui, les bons alimentaires sont directement versés aux bénéficiaires et il n'est pas nécessaire de dépenser de l'argent pour les utiliser.)

La Faim en Amérique révélait les pratiques de l'USDA, indiquant que "les aliments que les agriculteurs ne parviennent pas à vendre et que personne d'autre ne veut" devenaient la principale source alimentaire des pauvres. Selon le documentaire, il s'agit d'une "allocation chômage inadéquate" et "le département de l'Agriculture protège les agriculteurs, et non les consommateurs, en particulier les consommateurs démunis". Il a déclaré que, "dans ce pays, les besoins humains les plus fondamentaux doivent être intégrés aux droits de l'homme". (En lisant cela à présent, je suis stupéfait de voir à quel point cela a peu changé et combien ce raisonnement reste pertinent.)

Les demandes de bons alimentaires ont été multipliées par cinq au cours des quatre dernières années. Mais même après l'extension du programme des déjeuners scolaires aux petits-déjeuners et aux vacances d'été en 1968, même après l'ajout du Programme spécial de nutrition supplémentaire pour les femmes, les nourrissons et les enfants (connu sous le nom de WIC) en 1972 – qui fut particulièrement bénéfique aux femmes enceintes et aux enfants en classe de maternelle –, il y avait encore des Américains qui avaient faim.

D'une certaine façon, le groupe de lutte contre la faim le plus efficace n'était pas l'USDA, mais un autre groupe issu d'un mouvement politique de la côte ouest, mieux connu pour sa lutte contre la justice raciale. Ils s'appelaient eux-mêmes les Black Panthers.

The Black Panther Party for Self-Defense, formé en 1966, fut à bien des égards victorieux, en dépit des persécutions du FBI et d'autres organismes de répression et de maintien de l'ordre public. Le programme de petits-déjeuners gratuits du parti débuta dans une église d'Oakland en janvier 1969 et servit 11 enfants le premier jour. Dès le mois d'avril de la même année, il servait 1 200 enfants répartis dans 9 lieux différents, allant jusqu'à Chicago. Six mois plus tard, 23 villes étaient dotées du programme de petits-déjeuners gratuits des Black Panthers. L'USDA n'avait jamais avancé aussi vite.

En apportant des petits-déjeuners gratuits et des paniers-repas à autant de gens que possible, les Black Panthers faisaient ce qui avait été considéré comme crucial par la chaîne CBS : considérer la nourriture comme un droit humain. Et même s'il essayait de discréditer les Black Panthers à la moindre occasion, le gouvernement fédéral ne pouvait nier l'impact de ces programmes. En réaction, il vota le Child Nutrition Act pour élargir l'accès aux déjeuners et petits-déjeuners gratuits et finança de façon permanente le School Breakfast Program en 1975.

Le fait que la présence d'un groupe s'autoproclamant révolutionnaire ait été nécessaire pour pousser l'USDA à faire son travail montra combien l'agence était peu réceptive aux besoins des gens. Cela révéla aussi le peu de pouvoir qu'elle avait sur la façon dont l'industrie se développait, commercialisait et même définissait l'alimentation. Les années 1970 ont encore accentué cette impuissance.

En dépit du discours vaseux de l'industrie alimentaire, le malaise général qui régnait parmi les Américains – principalement appréhendé par le prisme des droits civiques et des mouvements pacifistes, du mouvement féministe et de la soi-disant contre-culture (qui incluait une petite frange de la population, mais néanmoins significative, en faveur de l'alimentation végétarienne et biologique) – s'accompagnait de préoccupations grandissantes sur la qualité de la nourriture et le lien entre alimentation et maladie. Cela, associé à l'indignation qui a suivi la diffusion du documentaire *La Faim en Amérique*, a incité le Sénat américain à former, en 1968, le Comité spécial du Sénat sur la nutrition et les besoins humains.

Présidé par le futur candidat à la présidentielle George McGovern, le Comité soutenait le développement des Food Stamps (bons alimentaires) et des School Lunch Programs, ainsi que la mise en place du WIC. Aucun de ces programmes ne posait de problème à l'industrie alimentaire, car ils représentaient de nouvelles façons de vendre de la nourriture. Si le gouvernement voulait subventionner les gens pauvres pour l'achat de leurs produits, cela signifiait simplement de plus gros profits.

Mais les problèmes liés à l'alimentation dépassaient largement le cadre de la famine, et l'industrie s'inquiéta en 1976, lorsque le Comité commença à entendre des plaintes sur "l'alimentation liée à des maladies mortelles".

Dans un premier temps, lors des audiences, on a assumé que l'alimentation pouvait favoriser ou permettre de maîtriser les maladies chroniques, et que les composants alimentaires le plus souvent responsables de maladies étaient, pour reprendre les mots d'un sénateur, les aliments "très riches, saturés de graisses, addictifs et extrêmement sucrés".

Mark Hegsted, un conseiller auprès du Comité – qui travaillait avec la Sugar Research Foundation et créa également la "formule Hegsted", établissant un lien entre le cholestérol et les maladies cardiovasculaires –, déclara à la presse que le régime américain type était "le fruit du hasard, lié à notre abondance, à la productivité de nos agriculteurs et aux activités de notre industrie alimentaire". George McGovern espéra que le rapport "aurait une fonction similaire à celle du rapport du ministre de la Santé sur le tabagisme". L'industrie souhaitait une issue radicalement différente et y travailla.

De façon accidentelle, le Comité a commencé son travail avec une perspective faussée. Comme presque tous ceux qui étaient dans la mouvance nutritionnelle à l'époque – que ce soit par ignorance, habitude, naïveté, assujettissement à la science réductionniste, vulnérabilité aux pressions de l'industrie, ou tout cela à la fois –, il ne chercha qu'un seul coupable, soit le nutriment ou l'aliment responsable des maladies cardiovasculaires. Nous avions déterminé ce qui était à l'origine du scorbut ou de la polio. Pourquoi n'en serait-il pas de même pour d'autres maladies ?

Il existe une réponse à cette question : l'alimentation ne se limite pas à une seule substance et on ne peut vivre sans manger.

Soit on fume, soit on ne fume pas. Mais tout le monde mange une grande variété d'aliments. Et tandis que les types de régimes alimentaires qui combattaient (ou provoquaient) le mieux les maladies chroniques étaient connus, les attributs spécifiques des aliments qui les composaient ne l'étaient pas. Dès qu'il est question de trouver un lien entre l'alimentation et la maladie, ce qui se rapproche le plus de la preuve irréfutable sont les aliments ultratransformés. Mais d'un point de vue éthique, on ne peut pas demander aux gens de suivre un régime alimentaire composé exclusivement de malbouffe pendant vingt ou cinquante ans pour découvrir ce qui leur arrivera, surtout lorsqu'on suppose que ce ne sera rien de bon.

On peut raisonnablement se demander : quel est le problème si on ne connaît pas le processus ou la cause exacts ? Nous n'en comprenons pas pleinement la gravité, tout comme la plupart d'entre nous ne savent pas comment leur téléphone fonctionne. De même, les carottes sont bénéfiques pour notre santé, et même s'il est difficile d'expliquer précisément pourquoi, cela ne devrait pas affecter notre volonté d'en manger. Les aliments ultratransformés ne sont pas bons pour nous ; là encore, nous ne savons pas exactement dans quelle mesure cela est vrai, ni précisément pourquoi il serait préférable de les éviter.

Le Comité ne pouvait pas voir ce que nous savons à présent : les régimes traditionnels composés de véritables aliments sont meilleurs pour notre santé que ceux qui sont constitués d'aliments qui ont été littéralement inventés au XXe siècle. Ce qu'ils ont vu, c'étaient des preuves condamnant les graisses saturées, et il n'y avait guère de risque à conseiller aux Américains d'en limiter la quantité dans leur alimentation, et de faire de même pour le sucre.

Cependant, le manque de preuve absolue donna à l'industrie l'occasion de brouiller les conclusions pour laisser planer le doute. Celle-ci recruta des scientifiques "impartiaux" pour sa défense ; ces derniers affirmèrent que les preuves des dangers des graisses et du sucre n'existaient pas. Cela permit aux représentants de l'industrie de remettre en question les progrès scientifiques et de faire des déclarations telles que : "Cette opinion n'a pas été validée par une majorité d'experts." (Cf. le "réchauffement climatique".)

Ainsi, en janvier 1977, lorsque le Comité – informé par des centaines d'heures de témoignages et un consensus scientifique – publia son *Dietary Goals for the United States* ("Guide de recommandations diététiques pour les États-Unis") recommandant une diminution des graisses *et* du cholestérol *et* du sucre *et* du sel, et "de limiter [la] consommation de viande", les représentants de l'industrie furent très en colère et eurent recours à des pressions politiques pour imposer une révision des objectifs.

"Limitez la consommation de viande" a été remplacé par "choisissez des viandes, volailles et poissons qui réduiront la consommation de graisses saturées", ce qui fit sauter de joie l'industrie du poulet, tandis que les producteurs de bœufs ont poussé un soupir de soulagement. Et tandis que les lobbys de la viande et de la volaille devenaient plus puissants, leur influence sur les messages du gouvernement augmenta de façon régulière : la dernière publication fédérale officielle destinée à conseiller explicitement aux gens de "manger moins de viande rouge" fut publiée en 1979.

Mais l'intervention du gouvernement avait malgré tout fait avancer les choses, comme le souligne Marion Nestle dans *Soda Politics* : "Les objectifs révisés, qui apparurent en décembre 1977, passèrent d'une réduction de la consommation de sucre de 45 % à une limitation à 10 % maximum de l'ensemble des calories. Comment ?" Comme le rapport l'indique, "en reconsidérant les façons de limiter la consommation de sucres raffinés et transformés. Le produit nécessitant à l'évidence une diminution globale étant les sodas. Une élimination totale des boissons sans alcool du régime alimentaire, pour beaucoup de gens, permettrait d'atteindre au moins la moitié de la diminution recommandée de ces sucres". À cette époque, les sodas représentaient la majeure partie des sucres ajoutés dans le régime alimentaire américain.

Mais voilà le hic : dans une large mesure, ce sont les producteurs qui déterminent ce que les gens mangent. Et tandis que le Comité et divers mouvements prenaient un virage au niveau de l'alimentation, de l'agriculture et de la protection de l'environnement, la contre-attaque des sociétés multinationales fut bien plus puissante. Entre cette époque et aujourd'hui, sous la pression des compagnies agroalimentaires, les recommandations des agences fédérales relatives aux graisses et aux sucres sont devenues de plus en plus complexes et alambiquées.

Les conseils directs tels que "évitez…" sont devenus "choisissez et préparez…" ou "réduisez la consommation de…". Le conseil le plus simple aurait été "mangez des aliments transformés en quantité modérée", mais la pensée réductionniste ne permet pas quelque chose d'aussi holistique. Les parutions des recommandations se sont suivies (elles sont révisées tous les cinq ans), et aucune d'elles n'a énoncé de mise en garde claire envers les dangers des sucres ajoutés. À partir de 2010, les sucres avaient disparu en tant que recommandation distincte et étaient incorporés à la catégorie des "graisses solides" – sous le regroupement obscur de gras solides et sucres ajoutés.

L'industrie n'avait pas seulement survécu à cette attaque du monde de la nutrition, elle avait manipulé ses opposants et gagné la bataille. On ne demandait pas aux gens de manger plus de fruits, de légumes et de céréales complètes. Ils étaient plutôt encouragés à manger davantage de "pain, céréales, riz et pâtes". Le pain de mie ? Des céréales Froot Loops ? Des pâtes lyophilisées ? Des raviolis en boîte ? Pourquoi pas ? Tant que l'on diminue les "graisses", on peut manger ce que l'on veut, dans les quantités que l'on souhaite.

Le département américain de l'Agriculture ayant suggéré que les aliments riches en glucides et pauvres en graisses étaient la clé d'une bonne santé, le "phénomène des Snackwells" – une prolifération d'aliments ultratransformés "bons pour le cœur", pauvres en matières grasses et riches en sucre – a rendu inévitable une prise de poids à l'échelle nationale.

Dans les décennies qui ont suivi, l'industrie allait continuer de suivre les orientations de l'USDA, de la FDA et de la recherche en nutrition : tout ce qui était "bon pour la santé" selon les agences était ajouté en quantité suffisante dans des aliments transformés. Si les agences disaient que c'était "mauvais pour la santé", l'opposé se produisait. Les antioxydants, le son d'avoine, les fibres, des vitamines et minéraux ("enrichi en calcium !"), des protéines – tous ont été ajoutés tour à tour, tandis que les graisses, les glucides, le cholestérol, etc., étaient ôtés. Chacun de ces produits dont la formule était "nouvelle et améliorée" était un rêve pour les producteurs alimentaires et s'éloignait de plus en plus du véritable aliment.

D'une manière générale, les aliments ultratransformés contiennent bien plus de calories que leur taux de nutriments ne le justifie, des calories provenant principalement du maïs, sous la forme de sirop de maïs riche en fructose ; du soja, sous la forme de protéines ou d'huile ; et du blé, sous la forme de farine blanche. Le bon sens nous dicte que tout cela ne peut absolument pas être sain, mais l'industrie a fait son travail.

Malgré tout, à chaque décennie qui passait, il y eut une prise de conscience : la plupart des aliments inventés au XXe siècle n'étaient pas, c'est le moins que l'on puisse dire, complets ou nutritifs, et le public a commencé à demander davantage de transparence. Tout au long des années 1960, la principale législation en matière d'étiquetage des aliments était toujours l'archaïque loi américaine sur les aliments, les médicaments et les cosmétiques de 1938 (Food, Drug and Cosmetic Act), dont l'interdiction la plus stricte était que les professionnels du marketing ne pouvaient revendiquer que les ingrédients d'un produit étaient susceptibles de prévenir ou de guérir une maladie ou un symptôme – un seuil de qualité assez facile à atteindre.

En 1973, la Food and Drug Administration franchit une nouvelle étape (que ce soit un pas en avant ou en arrière est sujet à débat) en permettant aux marques de faire des allégations de santé, tant qu'elles étaient étayées par des informations nutritionnelles précises et transparentes.

Une avalanche d'allégations de santé sur les maladies cardiovasculaires et le cancer s'ensuivirent. Comme un grand nombre d'entre elles étaient injustifiables, la FDA fut forcée de réagir, en 1990, avec l'obligation d'un nouvel étiquetage pour la plupart des aliments. Les fruits et légumes échappèrent à cette obligation : manifestement, le "seul" ingrédient d'une pomme est la pomme et, à moins qu'une étiquette ne précise comment elle a été cultivée – les pesticides employés, les différents traitements –, elle serait superflue. La pression de l'industrie força l'agence à exempter également la viande, même si d'autres ingrédients étaient courants.

Le nouvel étiquetage apportait de véritables informations, telles que les quantités de protéines, de glucides, de sucres et de vitamines. Mais en traitant la valeur nutritionnelle d'un produit comme la somme de ses caractéristiques individuelles, la FDA a soutenu, du moins en partie, le raisonnement absurde selon lequel un aliment transformé contenant des substances chimiques pourrait être équivalent ou même supérieur, d'un point de vue nutritionnel, à un véritable aliment.

En se fondant sur la seule étiquette, on pourrait par exemple conclure qu'il existe peu de différences entre une banane et une "portion" de biscuits Oreo, du moins en ce qui concerne le sucre. Et si les Oreo contiennent des fibres ajoutées ou de la vitamine C, ils pourraient même sembler "meilleurs".

Sur l'étiquette, ce n'est pas la qualité des aliments qui importe, ni la façon dont ils sont produits ou leurs effets sur l'organisme. Tout ce qui importe est la composition, en dépit du bon sens et des faits scientifiques établis. Pourtant, la plus grande agence de santé publique des États-Unis semble incapable d'aller à l'encontre du discours de l'industrie selon lequel "une calorie est une calorie", et si nous faisons assez d'exercice, nous pouvons boire autant de soda que nous le souhaitons.

En 2009, l'étiquetage subit des révisions méritoires, il fut même ajouté une ligne supplémentaire consacrée aux sucres ajoutés et un pourcentage de la dose quotidienne recommandée concernant la quantité totale de sucre, une ligne pour les acides gras trans (qui ont ensuite été interdits aux États-Unis), une pour les graisses saturées et insaturées, et un nombre de calories plus visible. À présent, l'étiquetage recommande que le sucre représente "moins de" 10 % des calories quotidiennes, ce qui équivaut à moins de 50 grammes pour un régime alimentaire de 2 000 calories, soit la quantité de sucre que l'on trouve dans la plupart des boissons sucrées de 35 centilitres. En moyenne, un Américain en consomme au moins le double, et selon certaines estimations le triple.

Pourtant, comme en 1906, et comme dans les années 1970, le nouvel étiquetage fut une aubaine en termes de marketing. Avec les normes nutritionnelles validées par le gouvernement américain, pour les publicitaires, tout était permis. Les allégations nutritionnelles se sont rapidement multipliées dans les décennies qui ont suivi : le jus de grenade qui prévient le cancer de la prostate, les céréales de petit-déjeuner qui guérissent le trouble de déficit de l'attention avec ou sans hyperactivité (TDAH), le yaourt qui stimule l'immunité, et un nombre illimité de produits brûle-graisses, ceux qui préviennent les maladies cardiaques et le cancer, qui aident à perdre du poids, anticholestérol et autres remèdes miracles.

De très rares allégations furent contestées par la FDA. Danone, par exemple, paya 35 millions de dollars pour avoir proclamé à propos de son yaourt Activia qu'il était "cliniquement prouvé qu'il aide à réguler le système digestif en deux semaines". Mais la plupart d'entre elles furent légitimées par les informations nutritionnelles qui figuraient sur l'étiquette. À ce jour, l'industrie transforme les étiquettes en armes fatales pour attirer l'attention de consommateurs toujours plus confus, tandis que les véritables aliments sont perdus dans la masse.

Une partie du problème étant qu'il n'y a jamais eu une voix sensée faisant autorité et inspirant confiance qui diffuse un message assez clair pour convaincre le public qu'une alimentation composée d'aliments naturels est la seule voie à suivre qui soit saine. Même le mot "naturel" a été récupéré depuis longtemps et rendu presque vide de sens.

Tandis que l'inquiétude relative aux pesticides et la demande d'aliments emballés sans produits chimiques s'amplifiaient, de nombreux consommateurs ont commencé à se tourner vers l'alimentation biologique. Dans les années qui ont suivi la déclaration d'Earl Butz indiquant que l'agriculture biologique "condamnerait des millions de gens à une mort lente due à la malnutrition et la famine" (un argument stupide que l'on entend encore aujourd'hui), l'USDA, plus modéré, fut forcé de reconnaître les connaissances scientifiques qui étayaient l'agriculture biologique, et même de commencer à l'approuver sans enthousiasme.

L'USDA n'avait rien à reprocher à l'agriculture biologique à grande échelle. Et tout comme les consommateurs du début du XXe siècle avaient besoin de savoir que le “lait” était bien du lait, ceux des années 1990 avaient besoin de savoir que les produits “biologiques” l'étaient réellement, et que si un produit se vendait au prix fort, cela devait être légitimé. La Farm Bill[1] de 1990 inclut la Loi sur la production d'aliments biologiques (Organic Food Production Act), le National Organic Standards Board[2] et un nouveau label d'agriculture biologique, “USDA Organic”. Les codes de l'alimentation biologique étaient également fixés dans le reste du monde, y compris dans un programme européen qui débuta en 1991, et par la suite dans une série d'accords à l'initiative de l'ONU.

Le label USDA Organic identifie les aliments qui sont cultivés sans fertilisants ou pesticides synthétiques (il existe des exceptions), sans OGM et sans radiations, une technique de sécurité alimentaire rarement employée. Les animaux biologiques sont nourris avec une alimentation biologique et aucun antibiotique ou hormone de croissance ne peut être utilisé au cours de leur élevage. Ils sont également supposés disposer de “conditions de vie adaptées à leur comportement naturel”, ce qui en pratique signifie leur accorder un peu plus d'espace, et peut-être leur donner accès à l'extérieur. Pour être labellisés “biologiques”, les aliments transformés ne doivent contenir aucun ingrédient “artificiel”, même si cette règle a été assouplie. Et il existe également différents niveaux de produits biologiques. “Fabriqué avec des ingrédients biologiques” signifie que le produit contient au moins 70 % d'ingrédients biologiques ; les 30 % restants ne peuvent contenir aucun ingrédient interdit, comme des aliments cultivés avec fertilisants synthétiques ou des OGM.

Ces labels ignorent presque tout de l'histoire, de l'esprit et du potentiel de l'agriculture biologique tel qu'il a été identifié par Albert Howard, Lady Eve Balfour et d'autres, pratiquée par des milliers de petits paysans à travers le monde, qui sont consciencieux et suivent des principes établis. L'agence a codifié le terme “biologique” au sens le plus étroit, alors que “cela a toujours été plus qu'une simple approche de l'agriculture”, comme l'écrit Brian Obach dans son livre *Organic Struggle*. “C'était une philosophie liée à une compréhension plus vaste du fonctionnement du monde et de la juste place des humains au cœur de celui-ci.”

---

1. Qui définit la politique agricole américaine pour une durée de cinq ans. *(N.d.T.)*
2. Comité consultatif fédéral sur les aliments et produits biologiques. *(N.d.T.)*

L'hybride industriel est conçu pour que Big Food puisse employer le terme "biologique" comme un outil marketing. Le "sucre de canne biologique" est du sucre et le "bœuf biologique nourri à l'herbe" peut être élevé en captivité et nourri au foin coupé à des milliers de kilomètres. Une fois que les professionnels du marketing ont compris le potentiel du terme "biologique" dans la junk-food, de l'alimentation santé, du raisin hors saison importé du Chili, du lait de vaches torturées de bien plus encore – le shampooing et les vêtements, par exemple –, la vision industrielle des produits "biologiques" a connu un essor fulgurant.

Les agriculteurs biologiques traditionnels ont souffert. Le processus d'approbation pour être labellisé "biologique" nécessite une tenue de registre très détaillée, ainsi que des applications coûteuses. Beaucoup de petits agriculteurs n'ont ni le temps ni les moyens financiers nécessaires à l'obtention d'une certification. Et comme ces agriculteurs qui entretiennent leurs sols peuvent cultiver quarante cultures différentes en rotation, ils doivent faire énormément plus de travail administratif que ceux qui font de la monoculture. Il est presque impossible pour de tels agriculteurs d'être compétitifs sur le marché de masse.

Le fait que le label USDA Organic ne signifie pas "pas de monoculture" est un facteur absolument déterminant. Presque tous les problèmes de l'industrie agricole que j'ai décrits sont présents dans l'agriculture biologique certifiée. Les exceptions notables étant que les travailleurs des champs biologiques ne sont pas exposés à autant de produits chimiques dangereux que les aliments contiennent moins de résidus chimiques et que l'agriculture biologique ne soutient pas le génie génétique. Tout cela est excellent.

Mais il n'y avait aucune obligation que l'alimentation biologique soit de bonne qualité, ni même qu'elle soit réelle ; comme l'a dit Marion Nestle, "la malbouffe biologique reste de la malbouffe". Elle peut avoir une empreinte carbone extrêmement élevée, être cultivée et récoltée par une main-d'œuvre proche de l'esclavage, ou transformée à partir d'animaux torturés et être malgré tout "biologique".

Mais ce ne sont pas les seules failles du système : l'alimentation importée portant le label USDA Organic doit respecter les mêmes normes que les denrées cultivées aux États-Unis. Mais le processus de contrôle a toujours été déficient (et il est sans doute devenu pire encore pendant la pandémie de coronavirus), il n'y a donc aucune garantie que cette certification soit authentique. Aucune de ces réserves n'a d'impact sur la façon dont ces aliments sont présentés au consommateur par les professionnels du marketing.

Malgré tout, beaucoup de gens qui ont les moyens de payer le prix fort ont opté pour une alimentation biologique, croyant que dans chaque magasin l'alimentation pouvait se décomposer en deux catégories : la bonne (biologique) et la mauvaise (conventionnelle). Cette attitude simpliste encourage la production massive d'aliments ultratransformés, dont le marché a explosé, passant de 1 milliard de dollars en 1990 à 15 milliards en 2005. Il a maintenant atteint 50 milliards de dollars par an environ.

Dans la décennie qui a suivi le début des débats relatifs aux normes, Big Food a absorbé soixante et un des quatre-vingt-un transformateurs biologiques, allant de Stonyfield Farms (désormais détenu par la société française Lactalis) à Cascadian Farms, Muir Glen et Annie's (appartenant tous à General Mills), et à Honest Tea (Coca-Cola), et ainsi de suite. S'il y avait eu la moindre promesse d'intégrité dans le secteur de la production biologique de masse, elle a été réduite à néant. L'essentiel de l'alimentation biologique fait désormais partie d'un système plus vaste, qui ne se pose pas la question clé : dans quel but cultivons-nous les aliments ? Si nous posions cette question sérieusement, et que nous y répondions de façon réfléchie, nous pourrions amorcer les changements si nécessaires.

14.

LÀ OÙ NOUS EN SOMMES

Il va sans dire qu'il pèse sur le monde de l'alimentation de redoutables problèmes, dont certains sont la conséquence de la transformation d'une source essentielle de nourriture en un centre de profit mondial majeur.

Vous entendrez peut-être des phrases telles que "Le système alimentaire est en berne". Mais en vérité, il fonctionne presque à la perfection pour Big Food. Il est également assez opérationnel pour environ un tiers de la population mondiale, qui a l'argent nécessaire pour demander et avoir presque n'importe quel aliment du monde de façon quasi instantanée.

Mais il ne fonctionne pas assez bien pour nourrir la majeure partie de l'humanité, ni pour bien gérer nos ressources de façon durable. Le système a d'ailleurs créé une crise de la santé publique (dont les effets ont accentué la mortalité liée au Covid-19). Et, peut-être plus important encore, c'est l'un des principaux facteurs de la plus grande menace pesant sur notre espèce : la crise climatique. La façon dont nous produisons l'alimentation est un risque pour tout le monde, y compris les plus riches et les plus intelligents.

Même si c'est immoral et cruel, et orchestré par les individus les plus immoraux et cruels – mais seulement quelques-uns d'entre eux sont des génies sadiques –, le système est principalement le résultat de décisions cumulées, dont certaines ont été prises il y a dix mille ans, et d'autres plus récemment. Que l'on ait pu prendre des décisions différentes n'est que pure spéculation, mais une chose est certaine : l'avenir n'est pas écrit. Nous avons le temps de modifier ce que nous cultivons et ce que nous mangeons.

L'enjeu est considérable.

Vous en avez peut-être assez d'entendre parler du changement climatique, mais si la planète devient inhospitalière à l'agriculture, il sera peut-être trop tard pour réduire notre consommation de cheeseburgers. Hélas, nous ne vivrons tout simplement pas assez longtemps pour que cela ait de l'importance. Et, comme pour le Covid-19, il n'y a pas de trêve avec le climat. Soit on prend le problème à bras-le-corps, soit on ne le fait pas. On ne l'a pas fait.

Dès 2020, pour atteindre les objectifs modestes de l'Accord de Paris, le monde aurait dû réduire ses émissions de carbone de presque 10 % par an – tous les ans pour les dix prochaines années. Plus nous attendons avant de nous y mettre, plus ces coupes devront être drastiques. Ce type de changement ne peut survenir que si des changements encore plus importants ont lieu au préalable : un accord entre les pays industrialisés du monde entier. Comme le souligne Bill McKibben, notre grand journaliste spécialiste du climat et la voix de la raison, "nous risquons de nous retrouver, d'ici soixante-quinze ans, avec le vent et le soleil nous fournissant une énergie abondante et gratuite, mais sur une planète salement abîmée".

L'industrie agricole joue un rôle prépondérant dans l'émission de gaz à effet de serre, qui rivalise même avec celles des compagnies gazières et pétrolières. Les cinq premières entreprises du secteur de la viande et des produits laitiers produisent à elles seules plus d'émissions qu'ExxonMobil et l'ensemble des vingt premières ont une empreinte carbone comparable à celle de l'Allemagne. Tyson Foods, la deuxième entreprise de transformation de la viande dans le monde, produit deux fois plus de gaz à effet de serre que l'ensemble de l'Irlande.

Il est impossible de déterminer le pourcentage exact d'émissions de gaz à effet de serre provenant de l'agriculture comparées à celles qui sont issues des combustibles fossiles. Les machines agricoles équipées de moteurs à essence comptent-elles comme une source agricole ou comme une source provenant d'un combustible fossile ? En fait, les deux – il n'y a pas d'agriculture industrielle sans combustible fossile pour alimenter les équipements, transporter la nourriture et produire des fertilisants et des pesticides.

Réduire les combustibles fossiles changerait radicalement l'agriculture. Et réformer l'industrie agricole réduirait l'utilisation de carburants fossiles. À l'heure de l'écriture de ce livre (juillet 2020), l'Agence pour la protection de l'environnement, qui nie l'existence du changement climatique, prétend que l'agriculture contribue à seulement 10 % de l'ensemble des émissions de gaz à effet de serre. En revanche, l'Institut

Worldwatch[1] estime qu'elle représente plus de 50 % de ces émissions. Ce qui importe n'est pas le pourcentage exact – ce n'est pas une compétition –, mais le fait que l'alimentation en soit l'un des contributeurs majeurs, à travers toutes les facettes de l'industrie.

La production animale industrielle mène le bal. Le méthane, un gaz à effet de serre bien plus important que le dioxyde de carbone, est émis lorsque les vaches, les moutons et les chèvres rotent. Les producteurs élèvent presque 70 milliards de têtes de bétail à l'échelle mondiale, utilisant un quart des terres libres de glace, qui sont sans doute responsables de la majorité des émissions agricoles – soit jusqu'à 15 % de l'ensemble des émissions.

Dans des conditions adéquates, les ruminants peuvent être bénéfiques, permettant au carbone, à la couche arable et à l'eau de rester dans les sols, tout en les enrichissant de nouveaux nutriments. Mais en enfermant ces animaux, en les nourrissant avec des céréales, non seulement nous ruinons leur santé, mais nous augmentons également la quantité de terres consacrées à la monoculture de maïs et de soja, ce qui contribue à l'érosion et aux problèmes de ruissellement, à l'oxydation des sols et aux émissions de carbone. Globalement, cela pourrait doubler la contribution de la production animale industrielle aux gaz à effet de serre.

Comme nous avons commencé à morceler les plaines au milieu du XIXe siècle, jusqu'à 70 % du carbone présent dans les sols a été rejeté dans l'atmosphère. Actuellement, la déforestation destinée à la culture d'aliments pour les animaux et le pacage représentent environ 8 % des émissions de gaz à effet de serre, car elle rejette dans l'atmosphère le carbone stocké dans les sols et détruit les habitats qui absorbent le carbone. La disparition rapide de la forêt d'Amazonie est proche du point où elle ne produira plus assez de pluie pour subsister et où elle se dégradera en savane plus sèche, nous privant d'un de nos principaux puits de carbone.

Nous associons souvent le "gaspillage" à la nourriture que l'on jette de façon délibérée ou qu'on laisse s'avarier, alors qu'une partie pourrit dans les champs ou est perdue lors de son transport, n'arrivant jamais jusqu'au marché. Pour des raisons qui varient d'une culture à une autre, au moins 30 % de la nourriture que nous produisons n'est pas consommée.

Mais le gaspillage ne s'arrête pas là. Aux États-Unis, de vastes étendues de terres (plus de 9 millions d'hectares dans le seul Iowa) sont utilisées

1. Organisation de recherche environnementale américaine. *(N.d.T.)*

pour des cultures qui ont un impact négatif sur l'approvisionnement alimentaire : le maïs pour la production d'éthanol et le soja pour nourrir les animaux enfermés et la fabrication de junk-food. C'est pourquoi le pourcentage d'émissions de gaz à effet de serre attribué au "gaspillage" est largement sous-estimé. Comme nous l'avons vu lors des premiers bouleversements liés au coronavirus, les goulets d'étranglement de la chaîne d'approvisionnement mondiale occasionnent souvent des gaspillages, créant des situations où le lait doit être jeté, des hectares de produits détruits et des animaux exterminés et enterrés car les marchés sont perturbés.

Rendre les bananes, les tomates et tous les autres aliments "frais" disponibles toute l'année, partout où les gens peuvent les payer, a également un coût environnemental. Le transport des marchandises par camion et par bateau dans des véhicules climatisés représente environ 10 % des émissions de gaz à effet de serre de l'agriculture.

Je suis dans l'obligation de mentionner que la riziculture émet du méthane et que sa contribution aux gaz à effet de serre s'élève environ à 3 % de l'ensemble des émissions mondiales. Mais le riz, la céréale la plus cultivée de la planète, fait vivre des milliards d'individus qui n'ont joué quasiment aucun rôle dans la crise climatique. Par conséquent, même si la riziculture pourrait être plus durable (ce qui est le cas dans certains endroits), se focaliser sur le riz fait porter aux végétaliens la responsabilité d'un problème principalement causé par les carnivores. Même s'ils ont joué un rôle minime dans la survenue du changement climatique, les petits exploitants agricoles sont ceux qui paient les plus lourdes conséquences. Dans chacun des aspects du changement climatique, il importe de savoir à qui nous attribuons la responsabilité, et à qui nous demandons de réparer les dégâts.

Telles sont les répercussions de l'agriculture sur le climat ; mais que signifie la crise climatique pour l'agriculture ?

Des températures autrefois considérées comme très élevées sont aujourd'hui normales. Les pics de chaleur récents (huit des dix années les plus chaudes jamais enregistrées ont eu lieu dans la dernière décennie) ont déjà entraîné davantage de sécheresses, d'inondations, de feux de forêt et d'invasions parasitaires dramatiques.

Les nuages plus chauds contiennent plus d'eau, par conséquent lorsqu'il pleut, il pleut davantage : entre juillet 2018 et juin 2019, les États-Unis ont connu les précipitations annuelles les plus élevées jamais enregistrées.

Pourtant, nous manquons d'eau : l'ONU prédit qu'environ 2 milliards d'individus vivront avec la possibilité d'être confrontés à des pénuries d'eau à partir de 2025, et peut-être seront-ils 5 milliards en 2050. Et ce n'est pas parce que les gens boivent trop ou prennent trop de bains : environ 80 % de l'ensemble de l'eau douce est employé pour l'agriculture. L'aquifère Ogallala (le "remède" aux pénuries d'eau du Dust Bowl) est un cas typique : 94 % de l'eau qui en est issue est utilisée pour l'irrigation des cultures ; même dans les années de records de pluviométrie, ses réserves ne se reconstituent pas totalement. Au Texas et ailleurs, tellement d'eau est pompée dans les aquifères que les terres s'affaissent. Les conflits liés à l'eau mènent à la guerre, à l'instar de la Syrie, ou peuvent avoir des répercussions moins dramatiques, mais néanmoins graves, comme en Californie, dont les problèmes chroniques ne peuvent être résolus qu'en réduisant de moitié la part des terres utilisée pour l'agriculture intensive.

Et les problèmes ne se limitent pas à l'eau : les récoltes de cultures importantes ont commencé à diminuer, et cette tendance va s'accentuer. Selon les propos de Lewis Ziska, professeur à la Mailman School of Public Health de Columbia : "l'abondance de carbone stimule la photosynthèse, mais modifie l'équilibre entre le carbone et les autres nutriments, rendant les plantes riches en carbone, mais potentiellement pauvres en nutriments". L'érosion, la perte de biodiversité, les insectes nuisibles qui prolifèrent sous l'effet de la chaleur et le stress thermique qui pèse sur la terre et les animaux (y compris ceux qui vivent dans l'eau) peuvent tous potentiellement avoir un effet néfaste sur les rendements agricoles. La réponse de l'agriculture industrielle consiste à essayer de maintenir le rendement en brûlant davantage de forêts et en utilisant davantage de produits chimiques, ce qui ne fait qu'aggraver le problème. L'Organisation pour l'alimentation et l'agriculture des États-Unis (FAO) affirme que le nombre de gens souffrant de la faim pourrait tripler au milieu du siècle.

Je pourrais continuer ainsi… Le résultat étant que même si nous parvenions à réduire nos émissions de carbone de façon significative sans changer l'agriculture, et que nous trouvions de meilleures façons de capter une partie du carbone que nous avons émis, aucune de ces mesures ne parviendrait à maintenir le système alimentaire. À un moment donné, il fera trop chaud pour que les agriculteurs puissent continuer à travailler à l'extérieur, pour que les animaux survivent, que les cultures poussent correctement et que le paysage même subsiste. Les tempêtes de poussière ressurgiront et les récoltes seront mauvaises. Cela signifie que des milliards d'individus pourraient être confrontés à la famine, peut-être même avant 2050, et presque certainement avant la fin du siècle. Comme le déclare David Wallace-Wells[1] : "C'est pire, bien pire qu'on ne peut l'imaginer."

Les gens qui ont de l'argent ne souffrent pas de la faim. L'échec le plus cuisant de notre système alimentaire n'est pas la faim ni une défaillance de notre système économique, mais les régimes alimentaires à l'origine de maladies. Big Food a créé un monde dans lequel, pour reprendre le titre du livre révolutionnaire de Raj Patel, les gens sont à la fois "gavés et affamés". La malbouffe a encouragé les gens à manger une trop grande quantité d'aliments peu nourrissants sur une longue période – en fait, se nourrir autrement est devenu très difficile.

Le système déverse un flot presque ininterrompu d'aliments, quelle que soit la saison. Il produit environ 2 800 calories pour chaque personne dans le monde, ce qui est beaucoup, même compte tenu de la projection d'une population de 10 milliards d'individus en 2050.

La malbouffe est née aux États-Unis, mais elle s'est répandue dans le monde entier, et partout où le régime alimentaire américain s'installe, la maladie s'ensuit. Les gens qui passent d'un régime et d'une agriculture traditionnels qui leur permettent de vivre à une alimentation inventée au XXe siècle contractent davantage de maladies chroniques. D'une manière générale, j'ai essayé d'éviter les statistiques, mais en voici une collection, et toutes nous orientent dans la même direction : les deux tiers de la population mondiale vivent dans des pays où plus de gens meurent de maladies liées au surpoids qu'à un poids insuffisant. Le nombre d'individus souffrant de diabète dans le monde a quadruplé depuis 1980, et depuis 1990 les décès des suites d'une insuffisance rénale chronique provoquée par le diabète ont doublé. La consommation de sucre comme l'obésité ont presque triplé au cours des cinquante dernières années. La moitié de la population du bassin méditerranéen adulte a abandonné le régime méditerranéen traditionnel (et bénéfique), et presque aucun enfant ne l'a adopté. Les ventes internationales des chaînes américaines de fast-food ont augmenté de 30 % entre 2011 et 2016 ; ces ventes représentent à présent 50 % des profits de ces chaînes. De plus, beaucoup de jeunes des autres pays consomment désormais davantage de fast-foods que les Américains. Le marché international

1. Journaliste américain connu pour ses écrits sur le changement climatique. *(N.d.T.)*

du fast-food devrait approcher les 700 milliards de dollars en 2022 – et s'il représentait un pays, la valeur économique de celui-ci le placerait dans les vingt premiers au rang mondial. Et ces chiffres devraient doubler de nouveau dans la décennie à venir.

Par définition, l'alimentation nous apporte des éléments nutritifs, qui favorisent la santé. Malgré tout, dans notre réalité pervertie, une grande partie de ce que nous mangeons nous expose à une mauvaise santé. Les aliments ultratransformés, qui sont plus proches du poison que de la véritable nourriture, nous rendent malades aussi sûrement que si nous étions carencés en vitamines.

Quarante-deux pays ont une espérance de vie supérieure à celle des États-Unis. Même en tenant compte du Covid-19, la maladie chronique est la principale cause de décès dans le monde ; elle a supplanté les maladies infectieuses telles que la rougeole, la variole et la polio, que nous avons presque réussi à éradiquer. Aux États-Unis, la majorité des individus ont au moins une maladie chronique (presque la moitié en ont deux), et ces maladies sont responsables d'environ 70 % de la mortalité globale – soit 1,8 million de décès par an ; elles ont également sensiblement augmenté le risque de complications graves des suites du Covid. On peut donc affirmer sans risque que les maladies liées au régime alimentaire sont les principales causes de mortalité aux États-Unis.

Au fil des ans, les décès liés au Covid diminueront sans doute jusqu'à avoisiner les chiffres de la grippe. On ne peut en dire autant du diabète.

Une étude de 2013 portant sur 175 pays a conclu qu'indépendamment du taux d'obésité la hausse de 150 calories de la quantité de sucre disponible a entraîné une augmentation de 1 % du taux de diabète de type 2. On peut être mince et souffrir malgré tout de syndrome métabolique, d'hypertension artérielle, de diabète de type 2, de maladie cardiovasculaire et de l'un des douze cancers liés au régime alimentaire ; on peut être en surpoids et n'avoir rien de tout cela. Notre obsession de l'obésité en tant que problème majeur à résoudre est influencée par notre aversion culturelle à celle-ci, et par notre propension à attribuer la responsabilité aux individus au lieu d'examiner les causes moins manifestes vécues par nous tous.

Nous ne savons pas exactement comment ou pourquoi être en surpoids augmente le risque de diabète et d'autres causes de décès prématuré. Nous ne comprenons pas non plus totalement les mécanismes et les relations entre l'apport calorique, l'exercice, l'accumulation de graisses, la résistance à l'insuline et d'autres facteurs qui influent sur les maladies liées à l'alimentation. En revanche, nous savons qu'un meilleur régime alimentaire règle de nombreux problèmes, et nous en savons assez pour donner de bons conseils nutritionnels.

Mais les conseils avisés ne suffisent pas ; le régime occidental dévastateur n'est pas la conséquence d'un manque de compréhension ou d'éducation sur les aliments qui sont bons ou néfastes pour notre santé, ni même d'un manque de volonté : la plupart des gens savent ce qu'est une "bonne" alimentation.

À titre de référence, voici une tentative d'analyse la plus courte possible sur l'alimentation optimale – ou plutôt les différents régimes alimentaires, car ils peuvent prendre de nombreuses formes. Vous pouvez choisir le régime méditerranéen, Okinawa ou paléo, ou celui de votre choix. Vous pouvez même concevoir votre propre régime, en fonction de vos goûts et de vos préférences. La clé consiste à se rappeler que toutes les bonnes alimentations ont en commun une foule d'éléments bénéfiques, quelques-uns qui sont optionnels et d'autres qui devraient être évités autant que possible.

Bénéfique *Doit représenter la base de l'alimentation*	**Optionnel** *À consommer en quantité modérée*	**Néfaste** *À éviter autant que possible*
Légumes, y compris les légumes-racines et les tubercules	Graisses végétales, noix, graines et fruits	Aliments ultratransformés, y compris les huiles, sucres et farines extraits de façon chimique
Fruits	Viande	Produits d'origine animale conçus de façon industrielle
Céréales complètes, y compris les farines complètes (véritables)	Produits laitiers	Junk-food, bonbons, etc.
Légumineuses	Produits de la mer	Boissons sucrées
Noix	Œufs	
Graines	Café, thé, alcool (sujets à débat)	
Eau		

Ce tableau est étayé par des recherches en nutrition documentées et presque incontestables. De plus, elles ne sont guère susceptibles de changer : il peut y avoir des ajustements à la marge, mais ce serait pinailler – comme de dire que l'exercice est important et de débattre pour déterminer si la natation est meilleure que la course à pied.

Aucun aliment n'est une panacée. Il n'y a pas de superaliment et, même dans le cas de la junk-food, la dose fait le poison. Votre soudaine envie d'un hamburger ou d'une poignée de M&M's ne vous tuera pas si votre alimentation est équilibrée par ailleurs.

En résumé, le régime alimentaire réellement nourrissant n'est pas un mystère. Nous n'en comprenons pas toutes les subtilités, mais nous savons ce que nous devons manger pour être en bonne santé, et c'est assez simple. Pourtant, notre alimentation s'est retournée contre nous, et il n'est pas juste de mettre cela sur le compte de choix personnels. Le problème vient plutôt de ce qui est cultivé et vendu.

Le budget de la publicité pour les produits alimentaires aux États-Unis avoisine les 14 milliards de dollars (le budget total pour "la prévention des maladies chroniques et la promotion de la santé" s'élève à 1 milliard). Cet argent est dépensé pour nous convaincre de trop manger et en particulier trop d'aliments néfastes : les Américains consomment un tiers de calories de plus que dans les années 1950 et environ 60 % de leur ration calorique provient d'aliments ultratransformés. Et cela touche plus durement les gens de couleur et les plus vulnérables économiquement.

Notre évolution nous incite à manger à satiété chaque fois que la nourriture est en abondance. Mais cela est devenu dangereux : une étude a établi une corrélation étroite entre l'insécurité économique et la suralimentation. Il n'est donc pas étonnant que, partout où la pauvreté prévaut, le diabète et les autres risques associés tiennent aussi une place prédominante. Les Afro-Américains, par exemple, souffrent d'un taux de diabète 71 % supérieur à celui des Blancs.

En général, la promotion des aliments bénéfiques pour la santé concerne surtout les gens les plus riches, tandis que les plus pauvres, les Blancs et surtout les gens de couleur sont la cible des professionnels du marketing pour les produits les moins sains. Aux États-Unis, pour 1 supermarché, il existe 9 restaurants de fast-food, et on les trouve plus souvent dans les quartiers pauvres que riches.

Les "déserts alimentaires" sont liés à un manque d'argent et non au hasard des lieux. C'est l'argent qui amène des supermarchés et des aliments "santé" dans un quartier. Les supermarchés sont avides de profit, et dès qu'un quartier leur semble riche, ils s'empressent de s'y installer. De même, lorsqu'une épicerie s'installe dans un quartier défavorisé, si le revenu des habitants reste peu élevé, sa situation n'a pas tendance à s'améliorer.

Les défenseurs de la santé publique affirment souvent que nous devons faire en sorte que "le bon choix soit le plus facile à faire", et cette logique n'est pas dépourvue de vérité. Mais en l'état actuel des choses, le choix le plus simple est souvent celui qui est malsain, et pour au moins 20 % de la population américaine, les meilleures options peuvent être inaccessibles pour des raisons de temps, de géographie ou de revenus.

Cela peut ne pas sembler évident de prime abord, mais l'ensemble de ces problèmes découlent du mariage de l'agriculture industrielle et de la monoculture intensive qui, de bien des façons, va à l'encontre de la manière dont les aliments ont été créés par la nature.

Prenez l'exemple d'une forêt ou d'une prairie : on y observe des milliers d'espèces interdépendantes. Il règne dans ces habitats naturels un équilibre et une stabilité qui leur permettent de survivre pendant des millénaires. La nature aime la diversité, et même le chaos.

Maintenant, considérez un champ de maïs moderne. Il comporte une espèce, et tout le reste, y compris les organismes symbiotiques, est supprimé ou éradiqué. Au mieux, elle peut survivre un mois sans que l'on s'en occupe. C'est l'incarnation même de la croyance du XIXe siècle selon laquelle les humains pourraient, une fois pour toutes, conquérir la nature.

Nous avons pu constater la folie de cette idée : 5 % des fermes vendent 75 % des produits agricoles des États-Unis, et 60 % des terres arables américaines sont contrôlées par des exploitations agricoles qui disposent de 800 hectares ou plus. (Cela correspond à 5 kilomètres carrés de cultures environ. Parcourir ces rangs de cultures vous prendrait la journée, sans parler de les cultiver.)

Les fermes "conventionnelles" dépensent environ 11 milliards de dollars par an en produits chimiques et 13 milliards en fertilisants, et l'utilisation de chacun d'eux a été multipliée par soixante depuis la fin de la Deuxième Guerre mondiale. Presque 3 millions de tonnes de pesticides sont utilisées chaque année dans le monde, ce qui correspond à peu près à 500 grammes pour chaque être humain. Nettement moins de 1 % des pesticides pulvérisés atteignent réellement les espèces ciblées, mais ces produits chimiques contaminent la terre, l'eau et les créatures vivant sur l'ensemble de la planète, et on les retrouve dans environ 85 % de l'ensemble des aliments.

Et comme les mauvaises herbes et les insectes deviennent résistants, l'efficacité des produits chimiques diminue au fil du temps, ce qui entraîne un cercle vicieux où ils sont remplacés par des substances encore plus puissantes et dangereuses. C'est ce même scénario qui a conduit Bayer (qui a absorbé Montesanto) à commercialiser des semences résistantes à de nombreux pesticides – au moment de mettre sous presse, il propose une variété susceptible de résister à cinq produits chimiques.

Les néonicotinoïdes, qui sont désormais les insecticides les plus connus, ont entraîné la mort massive de nuées d'insectes bénéfiques, dont les coccinelles et les abeilles. L'Allemagne a passé trente ans à faire le décompte des insectes et a conclu à un déclin des populations supérieur à 75 % de soixante-trois espèces préservées. (Les néonicotinoïdes n'ont pas été interdits dans l'Union européenne.)

Même si les consommateurs peuvent au moins partiellement éviter les pesticides en évitant les aliments ultratransformés (AUT) et en se limitant aux produits biologiques, lorsque la contamination est universelle, on peut totalement cesser de s'alimenter et s'empoisonner malgré tout. Au-delà des pesticides, il existe des milliers de poisons créés par l'homme dans notre environnement, et nous en sommes constamment bombardés. (À l'échelle mondiale, environ un quart de la mortalité des suites de maladies chroniques est attribuable à ces poisons – cela concerne plus de 12 millions d'individus par an au total.) On trouve ces produits chimiques dans la nourriture, ainsi que dans les emballages, les produits d'entretien, le mobilier, les vêtements, etc. Nombre d'entre eux sont des perturbateurs endocriniens, dont il est avéré qu'ils jouent un rôle dans la survenue des cancers hormonodépendants (en particulier les cancers du sein, de l'utérus, des ovaires, de la prostate et de la thyroïde) et des problèmes de développement neurologique chez l'enfant (tels que le trouble de déficit de l'attention avec ou sans hyperactivité). Ils jouent également un rôle dans la puberté précoce, les testicules non descendus, la faible numération des spermatozoïdes et les troubles métaboliques qui favorisent la prise de poids et la survenue du diabète ; ils peuvent aussi bouleverser l'équilibre des bactéries qui maintiennent un système digestif en bonne santé.

Les recherches relatives aux toxines dans le cadre de la santé publique sont sous-financées, ignorées, supprimées ou dissimulées ; les tests ont été le plus souvent non obligatoires, inefficaces et menés par l'industrie. La Food and Drug Administration aurait pu mener des tests d'innocuité, mais le plus souvent elle ne l'a pas fait.

Le faible prix des cultures qui avait cours dans les années 1970 est devenu la clé de voûte d'une idée à la fois géniale et calamiteuse qui domine à présent la production animale : une exploitation intensive d'alimentation du bétail (Cafo), l'une des déclinaisons les plus scandaleuses de la monoculture.

L'industrie de la volaille a ouvert la marche en établissant un protocole. La production était concentrée dans quelques États peu réglementés, tels que l'Iowa – qui est désormais l'épicentre des Cafo –, et les plus grands exploitants ont engagé des sous-traitants qui recevaient un maigre salaire pour entretenir les étables caverneuses remplies d'animaux.

Suivant le modèle florissant de la rationalisation de la production de poulets et d'œufs – les trois quarts de la biomasse de l'ensemble des oiseaux de la planète sont constitués de poulets d'élevage –, les porcs et les bovins étaient la suite logique. Comme les poulets, ces animaux étaient entassés dans de grandes étables et engraissés, le plus souvent avec du soja. Auparavant, des limites avaient été posées à ce type d'"efficacité" cruelle, mais les Cafo gèrent ces problèmes avec des doses régulières d'antibiotiques prophylactiques.

Il est toujours économique de garder les jeunes bœufs au pâturage, mais pour les six derniers mois de leur vie, ils sont envoyés dans des parcs d'engraissement et nourris aux grains. Le soja devient la principale source de protéines des animaux, ce qui est particulièrement difficile pour les bovins, dont le système digestif complexe est adapté au pacage. Cette nouvelle alimentation les rend malades, ce qui augmente encore le besoin de médicaments.

C'est encore pire pour les 9 millions de vaches laitières en Amérique. Traites deux fois par jour, elles passent la majorité de leur vie dans des stalles et des parcs d'engraissement boueux. Elles sont inséminées de façon artificielle pour rester perpétuellement en état de lactation, puis sont rapidement séparées de leur progéniture après avoir mis bas. L'industrie laitière est désormais dominée par les Cafo qui ont un coût de production inférieur à celui des petites laiteries et ont régulièrement fait en sorte de les éliminer.

Les poules pondeuses et les poulets d'élevage, les porcs (qui voient rarement la lumière du jour et dont la liberté de mouvement est restreinte), les bœufs et les vaches laitières sont nos principales sources de viande et d'aliments d'origine animale. Nous transformons environ 10 milliards d'animaux par an – soit environ 26 par habitant aux États-Unis. Et, bien entendu, cette industrie est très concentrée : 17 % des producteurs de porcs vendent 96 % de ceux-ci, tous élevés dans des exploitations de 2 000 animaux minimum. Les parcs d'engraissement de 1 000 bovins ou plus représentent moins de 5 % des exploitations d'engraissement, mais presque 90 % du marché ; la moitié des parcs d'engraissement contiennent 30 000 bovins minimum.

Chaque exploitation intensive de poulet d'élevage génère, en moyenne, des déchets équivalents à ceux d'une ville de 10 000 habitants. (Produire autant de déchets que les animaux confinés de l'Iowa nécessiterait 168 millions d'humains.) Ce fumier est entreposé dans d'immenses "lagunes", qui débordent parfois, empoisonnant les terres et l'eau environnantes. Les boues des lagunes sont régulièrement dispersées dans l'air, ce qui entraîne un brouillard de produits chimiques à des kilomètres à la ronde responsable de maladies.

Les gigantesques étables utilisent également d'immenses ventilateurs pour propulser l'ammoniaque, le méthane et le sulfure d'hydrogène accumulés vers l'extérieur, pour éviter d'empoisonner les animaux. Cela crée localement un brouillard toxique, qui irrite les yeux et le système respiratoire, augmentant le risque de cancer et d'asthme. Mais les mesures de protection de l'agriculture permettent aux exploitations intensives d'engraissement du bétail d'ignorer la santé et le bien-être de leurs voisins humains.

Sans surprise, ce sont les communautés défavorisées et les minorités qui en souffrent le plus. Les gens de couleur de Caroline du Nord, par exemple, ont 50 % de risque supplémentaire de vivre à proximité de ces exploitations et ils sont davantage susceptibles d'être malades ou de mourir de façon prématurée.

Si ces exploitations n'étaient pas si sécurisées et secrètes – très peu de gens sont autorisés à y pénétrer –, l'opinion publique se révolterait contre la cruauté de l'agriculture industrielle. (Le philosophe Peter Singers les assimile à des camps de concentration.) En effet, dans les années 1980, aux tout débuts de la production animale industrielle, le public a réagi avec véhémence au confinement des veaux et un boycott national a réduit la consommation de plus de 80 % aux États-Unis.

Le gouvernement fédéral n'a pas évolué d'un pouce sur la protection des animaux depuis cette époque. Chaque État fixe ses propres lois et normes, connues sous le nom de Common Farming Exemptions. Cela signifie pour l'essentiel que presque toutes les pratiques sont légales, tant qu'elles sont courantes. Comme Jonathan Safran Foer me l'a écrit un jour : "En d'autres termes, l'industrie a le pouvoir de définir la cruauté." Le broyage de centaines de millions de poussins mâles, une conséquence malheureuse de l'industrie ovocole : légal. La castration de 65 millions de veaux et de porcelets par an, généralement sans anesthésie : légal. Laisser des animaux malades mourir sans soins vétérinaires, les emprisonner dans des cages si petites qu'ils ne peuvent se retourner et plumer des volatiles vivants : tout est légal. (Qu'est-ce qui est illégal ? Donner un coup de pied à votre chien.) Les vidéos virales que nous voyons parfois montrant les contrevenants faire subir de mauvais traitements exceptionnels aux animaux nous détournent de la réalité : les pratiques quotidiennes que nous considérons comme normales sont tout aussi effroyables.

Les grandes exploitations d'engraissement ont également conduit à des abattoirs plus "efficaces". Les petits abattoirs, qui réalisent en une année ce que les nouvelles exploitations font en une heure, ont presque disparu. Les travailleurs – principalement des gens de couleur, souvent des immigrés – sont forcés de travailler plus vite, souvent à leur propre péril. Certaines Cafo ont déménagé à l'étranger, diminuant encore davantage les salaires nationaux. À partir de 2017, la majorité des bovins et des poulets d'élevage ont été transformés par les douze plus grands abattoirs, dans les lieux de travail les plus dangereux des États-Unis. La précarité et la violence de ces conditions de travail ont attiré l'attention lorsque les abattoirs sont devenus des lieux d'une dangerosité mortelle pendant la pandémie de coronavirus. Pourtant, aucune réforme substantielle n'a été engagée.

Les propriétaires ont réussi à supprimer toute tentative de limitation ou de régulation du confinement et les Cafo n'ont cessé de croître : une grande exploitation laitière peut comporter des dizaines de milliers de vaches, et les exploitations intensives de poulet d'élevage peuvent atteindre des centaines de milliers de volatiles. Personne ne connaît la taille réelle de ces exploitations, car aucune agence gouvernementale américaine ne les contrôle de façon rigoureuse. Même les réglementations existantes pourtant laxistes ne sont pas appliquées. Seulement un tiers des Cafo américains possèdent un permis d'exercer, et l'Agence de protection de l'environnement américaine (EPA) ne sait combien il y en a. Un rapport récent a découvert que plus de cinq mille d'entre elles n'étaient pas répertoriées dans le seul État de l'Iowa. (Il y a quelques années, j'ai survolé en hélicoptère le Centre de l'Iowa et j'ai vu plus de bâtiments distinctifs des étables des Cafo que je ne pouvais en compter.)

En réalité, l'EPA a fait tout ce qui était en son pouvoir pour éviter de réglementer l'industrie. En 2004, l'agence a passé un accord avec un producteur de bétail qui a contribué au financement de son étude destinée à représenter le fondement de nouvelles réglementations, en échange duquel celui-ci serait exempté de poursuites judiciaires pendant toute la durée de l'étude. La majorité des plus gros éleveurs de bétail des États-Unis ont judicieusement acheté cette immunité. Quinze ans plus tard, l'étude est toujours en cours. (Sans surprise, le président Donald Trump a aggravé la situation.)

Ce système a besoin du soutien de millions d'hectares consacrés à la culture de nourriture animale. Comme 95 % d'entre eux sont cultivés de façon industrielle, les excès de nitrates provenant du seul ruissellement des engrais posent problème ; la ville de Des Moines, par exemple, a été forcée de construire la plus importante usine de traitement des eaux usées au monde pour que ses citoyens puissent avoir accès à de l'eau potable. En plus des répercussions des déchets animaux, il y a également des déversements accidentels d'hormones de croissance qui pourraient se retrouver dans notre viande et notre eau potable dans des quantités alarmantes.

Il en va de même pour les antibiotiques : 80 % sont consacrés aux animaux d'élevage, ce qui a permis à des générations de microbes de muter et d'acquérir une immunité. Par conséquent, certaines souches de bactéries sont devenues résistantes aux antibiotiques et, chaque année, 700 000 individus meurent dans le monde à cause d'infections que l'on guérissait auparavant avec des médicaments classiques. On retrouve la présence de formes de bactéries résistantes aux médicaments, en particulier la salmonelle, dans la viande industrielle. La prédominance des bactéries antibiorésistantes correspond aux pays où l'utilisation des antibiotiques est la plus élevée (États-Unis, Chine et Inde). Là où elle a été restreinte, comme dans l'Union européenne, la résistance est bien moins importante. Les experts s'accordent sur un point : si on ne fait rien pour la maîtriser pendant une génération, la résistance aux antibiotiques fera peser sur les actes médicaux de routine un risque mortel.

Enfin, la production animale industrielle est au moins en partie responsable de notre vulnérabilité à de nouvelles maladies telles que le Covid-19. La déforestation et la destruction des habitats créent un terrain fertile pour la transmission de maladies dangereuses entre les animaux sauvages et les humains, à mesure que les forêts disparaissent et que les agriculteurs sont forcés de pénétrer plus profondément dans les milieux naturels. Et une fois que n'importe quel virus s'introduit dans un troupeau ou une volée d'animaux confinés, il se répand sans résistance. Beaucoup des nouvelles maladies infectieuses de ces dernières décennies – non seulement le coronavirus, mais également la grippe aviaire, le Sras et autres – ont suivi cette trajectoire.

En résumé, la production animale industrielle est un désastre écologique et moral, presque aussi dégradant pour l'âme humaine qu'il l'est pour la vie animale. Les exploitations intensives d'alimentation du bétail ont converti la viande en alimentation ultratransformée dangereuse et marquent le point de rupture d'une industrie ayant une tolérance infinie pour la cruauté.

Le poisson est une source essentielle de protéines pour plus de 1 milliard d'individus et il représente environ un tiers de la consommation animale mondiale. Et presque toutes les erreurs commises avec les animaux terrestres et volants ont été commises ou sont en train de l'être avec les habitants des mers. Tout comme les bisons ont été éradiqués dans les Grandes Plaines et les pigeons voyageurs dans le ciel, la diversité des espèces est menacée dans les mers, avec des méthodes qui font paraître un hameçon et un appât cléments. Les poissons sont maintenant littéralement aspirés des océans ou pris dans des filets qui s'étendent sur des kilomètres. À ce jour, la plupart des “solutions” à ces méthodes impliquent des fermes piscicoles néfastes pour l'environnement qui dépendent des poissons sauvages pour l'alimentation.

Un tiers de l'ensemble des poissons sont pêchés à des niveaux non durables, et les gros poissons tels que le thon et l'espadon ne représentent plus que 10 % de leur population à l'ère préindustrielle. C'est pourquoi certains experts très crédibles affirment qu'à partir de 2050 les principales industries piscicoles auront périclité. D'autres soutiennent qu'avec des pratiques plus durables “seulement” la moitié des espèces comestibles de la mer seront menacées au milieu du siècle.

De nombreux facteurs sont en cause, mais ils se résument à l'avidité et au pouvoir. Les activités de pêche illégale sont endémiques, le plus souvent réalisées par des flottilles basées en Chine, en Espagne, à Taiwan, au Japon et en Corée du Sud. Le manque de surveillance gouvernementale est également en cause. Les réglementations américaines figurent parmi les plus sévères, mais leur impact se limite principalement aux eaux locales.

La pêche industrielle engendre un gaspillage très important, elle opère sans distinction et se montre inefficace. À tel point qu'un quart de l'ensemble de la pêche de poissons sauvages est rejeté en tant que prise accessoire et voué à la mort. Ajoutez à cela les constructions côtières qui contaminent et dérangent les petites exploitations piscicoles, l'utilisation du poisson sauvage pour nourrir le poisson d'élevage. Enfin, n'oublions pas le recours au travail forcé, au travail des enfants et à des pratiques proches de l'esclavage dans la chaîne d'approvisionnement mondiale de produits de la mer, et vous comprendrez que l'industrie est pourrie jusqu'à la moelle.

Et, bien sûr, le changement climatique bouleverse profondément le milieu océanique. Le réchauffement modifie en permanence les mouvements migratoires et les habitats, précipitant les écosystèmes dans le chaos. De plus, l'acidification des océans provoquée par le changement climatique entrave la croissance des poissons, quand cela ne les tue pas. Beaucoup craignent qu'il n'y ait bientôt plus aucun poisson dans les tropiques.

Autrefois, presque tous les poissons pêchés nourrissaient les humains. Cela n'est plus le cas. En plus du quart des poissons perdus à cause de la capture accessoire, un autre tiers du poisson pêché est désormais transformé en fertilisant, en alimentation pour le poisson d'élevage et d'autres animaux, et consacré à divers autres usages industriels. Ce qui est particulièrement affligeant est que, pour la plupart, cela concerne les plus petits poissons comme les anchois, les maquereaux et les harengs – importants dans de nombreux régimes traditionnels et de moins en moins disponibles pour les pêcheurs pauvres, leur famille et leur communauté. Ces mêmes poissons, souvent qualifiés de "durables" dans les pays riches, sont de plus en plus commercialisés comme une meilleure alternative au saumon d'élevage. Ce qui n'est pas faux. Excepté, là encore, que si les poissons étaient autrefois pêchés dans des quantités raisonnables par des pêcheurs locaux pour des consommateurs locaux, ils sont maintenant capturés par des navires-usines et acheminés dans le monde entier pour être mangés par les gens riches. La sécurité alimentaire locale est bouleversée. Là encore, les gens qui vivent dans des lieux favorisant l'agriculture ou la pêche de subsistance sont forcés de prendre part à l'économie monétaire mondiale.

Ce qui est parfois appelé la "Révolution Bleue" – l'aquaculture ou la pisciculture – produit désormais environ la moitié des poissons dans le monde. Cela pourrait être considéré comme un progrès, mais l'aquaculture utilise environ la moitié des farines de poisson du monde et presque 90 % de son huile de poisson.

Et cette utilisation n'est pas rationnelle : il faut 700 grammes d'anchois sauvages pour produire 450 grammes de saumon d'élevage. Pire encore, il faut 13 kilos de poisson sauvage pour produire 450 grammes de thon d'élevage, un taux de conversion bien moindre que celui du bœuf. Même si les taux de conversion du poisson sont généralement meilleurs que ceux des animaux terrestres, il est juste d'affirmer que toutes les formes d'élevage agricole consomment beaucoup plus d'énergie, y compris des calories de nourriture, qu'elles n'en produisent. C'est l'un des principaux arguments en faveur d'une alimentation de plus en plus végétalienne dans les parties du monde qui dépendent fortement des animaux pour l'alimentation.

Les techniques d'aquaculture actuelles dégradent également à la fois la terre et l'eau. L'élevage de crevettes détruit les mangroves, par exemple, qui jouent un rôle déterminant dans la protection contre les typhons ; et 200 000 poissons dans une ferme salmonicole produisent autant d'excréments que 60 000 humains. L'aquaculture met également en péril les populations de poissons sauvages qui entrent en contact avec le saumon d'élevage.

Enfin, l'aquaculture a recours à une quantité importante d'antibiotiques, mais, semble-t-il, impossible à déterminer, à peu près selon le même modèle que l'agriculture. Environ 80 % de ces médicaments finissent par être rejetés dans l'environnement, *via* les urines, les selles et la nourriture qui n'est pas consommée, ce qui contribue à la crise de résistance évoquée précédemment.

Le mythe étant que l'aquaculture diminue la pression sur les populations sauvages. En vérité, elle l'accentue, car les petits poissons – ceux qui ne valent pas la peine d'être pêchés excepté pour nourrir les populations locales – sont désormais capturés pour nourrir de plus gros poissons d'élevage. Et ces plus gros poissons nourrissent les gens relativement riches.

D'un point de vue pratique, les terres arables dont nous disposons à présent sont les seules qui soient disponibles. Avec cette superficie de terre limitée, nous devons cultiver l'ensemble de l'alimentation qui nourrit le monde. Pourtant, une autre conséquence de la monoculture est une guerre sans merci entre les petits exploitants agricoles existants. Dans les pays occidentaux industrialisés, il n'y a presque aucune terre disponible pour que de nouveaux exploitants puissent se lancer.

Tandis que la terre n'était autrefois précieuse que pour son utilisation, lorsque les banques ont commencé à vendre des dérivés agricoles, elle est devenue comparable à de l'or – précieuse à cause de son caractère limité, et par conséquent négociable. Le marché financier se moquait bien qu'elle soit employée pour faire pousser des tulipes ou de la mauvaise herbe.

Il en va de même pour l'alimentation : en tant que produit financier, son prix est lié à la dynamique du marché monétaire mondial, plutôt qu'à une conception datée de l'offre et de la demande. Les prix sont faussés par la spéculation sur le volume de la récolte mondiale, les conditions climatiques, ainsi que des indicateurs géopolitiques tels que le prix du pétrole.

Au cours des deux dernières générations, la valeur de la bonne terre a surpassé n'importe quel autre investissement. En conséquence, au moins 30 % des terres arables américaines ont été achetées par des non-exploitants qui les louent à de grandes exploitations agricoles. Et à mesure que les agriculteurs américains individuels prennent de l'âge, la terre est transmise à des investisseurs à un prix plus élevé que jamais. C'est excellent si votre seul objectif est de vendre des terres. Mais la spéculation a transformé la gestion responsable des terres en un concept presque risible, et les nouveaux agriculteurs pauvres n'ont tout simplement pas les moyens d'en acheter.

On peut également citer l'accaparement des terres, qui est particulièrement courant en Amérique du Sud et en Afrique, mais cela se produit également aux États-Unis, où des exploitations de la taille de l'Ohio sont détenues par des capitaux étrangers. De 2008 à 2016, plus de 5 millions d'hectares ont été vendus à des investisseurs étrangers pour la production alimentaire, et le processus s'accélère à mesure que le climat se dégrade et que les récoltes diminuent.

L'accaparement des terres est le plus souvent pratiqué par des pays pauvres en terres arables mais riches par ailleurs – les États du Golfe, la Chine, l'Inde, la Corée du Sud, et même certains pays de l'Union européenne – qui considèrent la propriété plus sûre que de faire du commerce indéfiniment. Le commerce peut être hasardeux, les prix fluctuent, sans compter les taxes et les embargos, tandis que la terre est une constante.

Rarement irréprochable et relevant en général de l'exploitation, cette appropriation de terres élimine les agriculteurs de subsistance et favorise la croissance de l'économie des cultures marchandes. Ce faisant, les fusions continuent d'absorber les petites exploitations. Le monde actuel laisse donc peu de place à la concurrence, en particulier celle des petits entrepreneurs.

Par conséquent, il y a moins de cultures, moins d'exploitations agricoles et moins d'entreprises. Et, pour que le rêve devienne réalité pour l'industrie alimentaire, il faudrait qu'il y ait moins de travailleurs.

Depuis que les premiers esclaves ont cultivé et transformé la canne à sucre à Madère, l'alimentation occidentale a dépendu de conditions de travail inhumaines. C'est encore le cas. Du point de vue de l'agriculture industrielle, la main-d'œuvre est un mal nécessaire – un embarras.

Les exploitations de petite taille et biodiversifiées nécessitent toujours une main-d'œuvre importante. Mais les grandes exploitations la minimisent de toutes les façons possibles, en privilégiant les produits chimiques, certaines semences et les machines.

Pourtant, avec l'alimentation, on en revient toujours à la main-d'œuvre. Sans travailleurs, aucun de nous ne mangerait. Et tous les bras qui contribuent à mettre de la nourriture dans notre assiette sont ceux qui ont sans doute le plus de difficulté à remplir la leur. Huit des dix emplois les plus mal payés aux États-Unis sont liés à l'alimentation. Sur les 20 millions d'emplois du système alimentaire qui constituent la plus importante force ouvrière de l'économie américaine, presque tous les individus concernés ont un salaire proche du seuil de pauvreté. Au moins un tiers des ouvriers agricoles gagnent *moins* que le salaire minimum, qui correspond à 20 000 dollars par an et par famille. C'est à peine suffisant pour pouvoir se permettre une alimentation juste assez nutritive pour une famille de quatre personnes, et cela ne laisse à peu près rien pour toute autre dépense qu'un loyer invraisemblablement bas.

Beaucoup de ces emplois sont répétitifs, humiliants et dangereux. On refuse aux travailleurs les droits les plus élémentaires comme des pauses pour aller aux toilettes, des horaires fiables, l'absence d'abus, de harcèlement et de vol de salaire, et le droit de se syndiquer et d'organiser des négociations collectives.

C'est ainsi que le système a été conçu. Les lois du New Deal telles que le Fair Labor Standards Act (Lois sur les normes du travail équitable) et le National Labor Relations Act (Loi nationale sur les relations professionnelles) ont délibérément exclu les travailleurs agricoles et les domestiques, qui étaient nombreux à être d'anciens esclaves, ou leurs enfants. De même, il a été établi une absence de salaire minimum pour les travailleurs payés au pourboire, pour les porteurs des gares de chemin de fer, qui a ensuite été étendue aux serveurs dans la restauration. Le département du Travail américain est censé s'assurer que le salaire et les pourboires dépassent le salaire minimum, mais on estime que 85 % des restaurants enfreignent ces lois.

L'industrie de la restauration emploie davantage de gens au salaire minimum que n'importe quelle autre industrie. Environ 6 millions d'individus vivent dans l'incertitude du pourboire en guise de salaire, et des millions de jeunes femmes commencent leur vie professionnelle en supportant des gestes ou des propos déplacés, ou pire, pour de simples pourboires. Dans les fast-foods, au moins 40 % des femmes sont confrontées au harcèlement.

Les plannings automatisés – une des conséquences du management informatisé, qui détermine la quantité minimum de travail nécessaire à tout moment – signifient que les employés sont soumis à des emplois du temps arbitraires, souvent établis à la dernière minute. Les doubles vacations, les horaires fractionnés et les longues périodes sans travail sont des charges supplémentaires.

Le travail agricole est sans doute le pire de tous. Le plus souvent assuré par des immigrants ou des citoyens des pays émergents, c'est un travail saisonnier, à temps partiel, sans avantages et avec un salaire aussi bas que possible. Le travail en tant que tel peut être inhumain. Imaginez que vous vaporisiez des pesticides cancérigènes provenant d'un réservoir de 25 litres que vous portez sur votre dos, ou que vous ramassiez des tomates sous une chaleur de 40 degrés, en courant avec des paniers pleins jusqu'au camion de collecte parce que vous êtes payé au kilo. Imaginez-vous en train de trier des feuilles de salade en restant debout pendant huit heures d'affilée dans un camion fermé. Des lois relatives au travail des enfants très laxistes autorisent ceux qui sont âgés de douze ans à travailler dans les champs, alors que l'agriculture est l'industrie la plus mortifère pour les enfants en Amérique.

Les apologistes affirment depuis des siècles que, à mesure que les gens sont chassés de leurs terres, des emplois se créent dans les villes, mais les réelles opportunités sont rares. Moins de 10 % des emplois créés au cours des dix dernières années sont des postes fixes à temps plein. Dans l'industrie alimentaire, cela peut signifier transporter des produits sur des autoroutes désertes en traversant six États en une journée, ou remplir des rayons de produits surgelés dans des magasins bondés, ou encore préparer des centaines de tasses de café par jour. Cela peut signifier circuler à vélo dans des villes surpeuplées pour livrer des repas ou des courses, servir des plateaux de nourriture dans une cantine scolaire ou une prison, ou travailler dans un abattoir à une cadence frénétique avec une température de 7 degrés, en risquant des lésions liées au travail répétitif ou une amputation accidentelle, tout cela en portant une couche parce que les pauses ne sont pas assez fréquentes.

Voilà la réalité à laquelle sont confrontés les ouvriers de l'industrie alimentaire.

Lorsque les lois imposent quoi que ce soit qui se rapproche d'un traitement équitable pour les travailleurs des secteurs agricole et alimentaire, les employeurs vont chercher leur main-d'œuvre ailleurs, là où elle peut mieux être exploitée. En dépit de tous les propos alarmistes sur l'ouverture des frontières des États-Unis, c'est exactement ce que souhaitent les multinationales – la capacité de chercher de la main-d'œuvre bon marché partout où il est possible de se délocaliser. En revanche, ce sont les travailleurs qui ont des difficultés à traverser les frontières ou à s'assurer une certaine stabilité s'ils trouvent un emploi dans un autre pays.

Dans une large mesure, la "crise" migratoire est une crise alimentaire et une crise de l'emploi. En raison du changement climatique, de l'accaparement des terres et du manque de soutien pour l'agriculture de subsistance, les fermiers quittent le lieu où ils vivent et partent chercher du travail. Cela fournit de la main-d'œuvre bon marché pour les pays destinataires, qui n'acceptent les travailleurs immigrés que lorsqu'ils ont besoin d'eux. Aux États-Unis, les Mexicains clandestins représentent 80 % des travailleurs agricoles, et ils sont littéralement irremplaçables. En 2020, United Farm Workers[1] contacta 4 millions d'Américains pendant une période de chômage historique. Douze mille individus se sont portés candidats. Douze d'entre eux se sont présentés pour travailler. Aucun d'eux n'a réussi à tenir une seule journée.

N'ayant ni salaire décent ni sécurité de l'emploi, les travailleurs du secteur alimentaire ont presque deux fois plus recours aux bons alimentaires que le reste des travailleurs américains. Ainsi, nous subventionnons les conditions de travail déloyales de l'industrie alimentaire,

1. Syndicat de travailleurs agricoles aux États-Unis. *(N.d.T.)*

utilisant nos impôts pour couvrir la différence entre le minimum vital et ce que des millions d'Américains gagnent en réalité. Walmart, la chaîne de grande distribution faisant les plus gros bénéfices du pays (et célèbre pour figurer parmi les plus "efficaces" pour réduire les coûts de main-d'œuvre, principalement grâce à de faibles salaires et des travailleurs à temps partiel), tire 4 % de l'ensemble de ses ventes des SNAP dollars[1].

Dresser le bilan de ce qui ne fonctionne plus dans notre système alimentaire signifie examiner soigneusement chacune de ses facettes – de son agriculture gavée de substances chimiques et avide de profits à son rôle central dans notre climat de plus en plus déréglé, jusqu'à ses conditions de travail qui renforcent les disparités de revenus et de richesse aux États-Unis et dans le reste du monde. Tout est interconnecté.

Mais il ne doit pas obligatoirement en être ainsi. Pour paraphraser Vandana Shiva, tout comme la monoculture détruit les conditions nécessaires à une diversité agricole, une sorte de "monoculture de l'esprit" réprime toute volonté de changement. La culture dominante veut nous faire croire qu'un système alimentaire plus sain et plus juste – et qui peut encore nourrir le monde entier – est une utopie. En vérité, l'illusion est de croire que notre système actuel a le moindre espoir de réussite. Pour survivre, nous devons le réinventer.

1. Programme d'aide supplémentaire à la nutrition. *(N.d.T.)*

15.

LA VOIE À SUIVRE

Je suis conscient que la majeure partie de ce livre n'était pas exactement encourageante. Et comme les États-Unis sont le bastion de l'innovation agricole, il sera sans doute parmi les derniers pays à changer de cap et à créer un système plus juste.

Il y a pourtant des raisons d'espérer. Même si les lecteurs de ce livre ne voient pas de nombreux exemples de meilleurs systèmes agricoles dans leur vie quotidienne, ils existent. Une grande partie de la distribution reste décentralisée, et l'agriculture de subsistance et à petite échelle est florissante et même domine dans la majeure partie du monde ; beaucoup cultivent des aliments de façon durable, raisonnée, avec expérience et sagesse, en comprenant que l'agriculture ne peut être réduite à une formule.

Cela importe, tout comme les changements significatifs pour créer une meilleure alimentation en Occident. Par conséquent, ce chapitre est consacré au changement positif qui se profile dans notre système alimentaire, un changement généralisé, qui ravive et met en valeur les traditions de la production alimentaire respectueuse de l'humain et de la Terre.

Le terme "agroécologie" fut le premier employé il y a environ un siècle, et il reste la meilleure épithète pour désigner les mouvements qui reconstruisent notre relation à la nourriture. Le mot et la pratique ont été mis en valeur par l'organisation paysanne internationale La Via Campesina ("La Voix des paysans") pendant des décennies ; elle contribue à faire comprendre que l'agroécologie est l'approche la plus avisée de l'agriculture. De plus, elle a popularisé son utilisation et favorisé le soutien au moins partiel des gouvernements de la France, de Cuba et d'autres, et par la FAO, qui a inclus l'agroécologie comme l'une des composantes clés de ses Objectifs de développement durable pour 2030.

Pour toutes ces raisons – et parce que "produire une alimentation en harmonie avec la planète et ses habitants" est une formulation un peu longue et pompeuse –, "l'agroécologie" est le terme que j'emploierai. C'est un terme un peu poussif, mais son côté peu sexy peut néanmoins présenter un avantage : il est peu susceptible d'être récupéré aussi rapidement que "naturel" et "biologique" ; il est difficile d'imaginer des barres chocolatées ou des chips "agroécologiques", même si on a déjà vu des choses plus étranges.

Comme vous pouvez le deviner, l'agroécologie est un ensemble de pratiques qui intègrent les principes de l'écologie à l'agriculture. En tant qu'approche scientifique de l'agriculture qui s'appuie sur la puissance et les bienfaits de la nature, elle s'oppose à l'agriculture industrielle au lieu de considérer la nature comme quelque chose que l'on doit conquérir. Elle est plus sérieuse et raisonnée que l'agriculture "biologique" et n'est pas limitée par les définitions de l'USDA.

Mais l'agroécologie est bien plus qu'une simple série de techniques – c'est une philosophie et un vaste engagement à améliorer la société. Ses disciples la définissent comme "un mouvement autonome, pluraliste, multiculturel et politique du fait de sa demande de justice sociale". C'est la clé.

Les agriculteurs du monde entier luttent pour garder ou retrouver le contrôle de leur approvisionnement alimentaire, tout en rejetant les normes mondiales de "développement" et de "sous-développement" – des normes qui autorisent l'urbanisation, l'industrialisation et l'"efficacité" à grande échelle. La Via Campesina, qui est une vaste coalition de 200 millions de cultivateurs et activistes, se mobilise pour la souveraineté alimentaire. Elle a pour objectifs de donner des terres à ceux qui n'en ont pas et de permettre aux agriculteurs de contrôler ce qu'ils produisent, tout en gagnant leur vie et en protégeant la Terre.

L'un des meilleurs défenseurs occidentaux de l'agroécologie est Steve Gliessman, un ancien professeur de l'université de Californie à Santa Cruz. Dans la tradition d'Albert Howard, Franklin Hiram King et Rudolf Steiner, Steve Gliessman a voyagé dans le monde entier et a constaté que la force et le bon sens de l'agriculture paysanne contrastaient avec la fragilité et l'inconséquence de l'agriculture industrielle.

Steve Gliessman affirme que le développement d'un système agroécologique transformerait en définitive le système alimentaire mondial, tout d'abord en réduisant les techniques toxiques inhérentes à l'agriculture industrielle, à commencer par les fertilisants et les pesticides chimiques.

Viennent ensuite le remplacement de ces produits et des techniques associées par des pratiques alternatives, telles que l'utilisation de compost, les cultures de couverture, la rotation des cultures et la multiculture ; l'encouragement de l'interaction des animaux bénéfiques et des plantes ; ainsi que l'élimination complète des substances chimiques. À ce stade, ce dont nous parlons est l'agriculture biologique, mais c'est dans ces conditions que les cultivateurs commenceront à reconstruire le système, en utilisant les fertilisants de la ferme, les cultures intercalaires – le fait de cultiver plusieurs espèces dans un même champ – pour diminuer les insectes nuisibles et les mauvaises herbes, encourager la présence de pollinisateurs. De façon plus générale, pour reprendre les termes de Steve Gliessman, ils agiront "sur la base d'un nouvel ensemble de processus écologiques". L'étape suivante implique de raccourcir la chaîne d'approvisionnement alimentaire, en réduisant les distances entre les cultivateurs et les consommateurs, et en créant de nouveaux modes d'acheminement de la nourriture.

Enfin – et cela ne peut se produire sans un changement sociétal généralisé dans tous les domaines, y compris l'économie –, le système alimentaire mondial doit devenir durable et équitable pour tous.

Cela ne fait aucun doute, c'est un défi de taille. L'alternative serait catastrophique.

"Manger est un acte agricole", déclare Wendell Berry, autrement dit, la nourriture ne vient pas de nulle part ; elle est le fruit de la terre et du travail des êtres humains. Par conséquent, l'agriculture est un acte politique : les politiques et les investissements décidés par nous tous, en tant que société, déterminent l'agriculture que nous mettons en œuvre.

Notre lien à la nourriture et aux aliments que nous cultivons est étroitement lié à la façon dont nous vivons sur Terre, à ceux qui souffrent, ainsi qu'à ceux qui tirent des bénéfices de ce traitement. Ainsi, l'agroécologie ne signifie pas seulement des méthodes agricoles saines, mais aussi l'autonomisation de femmes et de groupes d'individus qui ont longtemps été exploités. Pour ce qui est des outils pour y parvenir, on peut citer le Bipoc, la réforme agraire, une distribution équitable des ressources et un traitement plus juste de la main-d'œuvre, une nourriture abordable et nutritive ainsi que le bien-être animal.

L'agroécologie vise à réparer les inégalités sociales. Les mouvements pour la justice mondiale et les techniques agricoles véritablement durables sont étroitement liés. Le changement agroécologique ne peut simplement s'arrêter à la première ou deuxième étape. L'autre critère de référence inclut une alimentation qui nourrit réellement les populations, protège l'environnement et aide les agriculteurs à bien vivre de leur métier. L'agroécologie régénère l'écologie des sols au lieu de les appauvrir, réduit les émissions de carbone et soutient les cultures alimentaires locales, les exploitations, les fermes, les emplois, les semences et les individus, au lieu de les dénigrer ou de les détruire.

À ce jour, l'agroécologie a reçu peu de soutien du gouvernement américain pour financer la recherche, peut-être 5 % de ce qui est consacré à l'agriculture industrielle. Pourtant, elle n'a cessé de montrer que cultiver en harmonie avec la nature peut être rentable, productif et durable. Même dans le cadre de l'agriculture industrielle, diminuer l'emploi de substances chimiques et de semences brevetées réduit les coûts de façon significative. De plus, les récoltes restent stables, ou même augmentent à mesure que la santé des sols s'améliore.

L'agroécologie soutient l'agriculture en tant que façon de vivre digne et propice à la vie de famille, permettant de s'enraciner dans un territoire. Nous pouvons appeler cela "l'emploi rural" ou "la revitalisation", ou "les emplois verts". Avec les meilleures idées et méthodes de l'agriculture industrielle associées à un système plus raisonné et équitable, l'agriculture n'a pas besoin d'être le dur labeur que des millions de gens cherchent à fuir.

Heureusement, un peu partout, de la ville de Philadelphie à la république du Vanuatu, dans les eaux du Pacifique, des gouvernements progressistes et beaucoup d'autres ont reconnu la nature destructrice de l'alimentation produite de façon industrielle et ils ont commencé à agir en conséquence. Le progrès, pour beaucoup, semble presque imperceptible. Mais il existe. Qu'il soit suffisant reste à voir, mais l'agroécologie est incontestablement notre meilleur pari pour changer le rôle de l'agriculture – elle pourrait passer de celle qui engendre les plus grands problèmes de l'humanité à la solution à tous ses maux.

Certains de ces changements peuvent sembler mineurs dans un premier temps et extrêmement progressifs – et ils le sont – mais ils ne sont résolument pas minimes, car ils font partie des étapes soulignées par l'agroécologie, incluant le début de la fin de la monoculture, un système alimentaire plus raisonné et juste, ainsi qu'une production plus rationnelle. Admettre que l'agriculture industrielle ne va pas disparaître à brève échéance signifie qu'il faut accepter la valeur des étapes qui peuvent être franchies pour atténuer ses effets les plus cruels. Ce n'est qu'en reconnaissant chacune de ces étapes qu'elles pourront servir de tremplin à de véritables alternatives et à un progrès. C'est ce qui nous attend.

Cela commence et cela finit par la terre et les peuples. On ne peut effacer les erreurs du passé, mais on peut y remédier ; cela nécessite un changement de pouvoir. Le pouvoir est au centre de tous les problèmes interdépendants qui définissent le système alimentaire et une restructuration éthique de celui-ci. Celui-ci doit réparer les injustices historiques de la distribution des terres et des richesses, et autonomiser les gens les plus vulnérables. On peut qualifier ces changements d'évolution ou de révolution, mais ils seront synonymes de véritable autodétermination de la majorité des citoyens du monde, ce qui n'est que justice.

L'alimentation est au cœur de tout cela, comme elle l'est de la plupart des choses, et elle est produite par les gens. Améliorer le système alimentaire ne signifie pas moins d'implication des individus, mais davantage au contraire. Traiter la terre avec respect – réduire la monoculture et ses maux – est une tâche laborieuse.

En effet, davantage de main-d'œuvre menacera les profits de l'industrie (qui sont anormalement élevés) et augmentera les prix pour les consommateurs (qui sont artificiellement bas). Ces défaillances économiques sont en partie dues à la faculté de l'industrie à ignorer les "externalités", telles que les coûts de la dégradation de l'environnement, le déclin de la santé publique, et même les bons alimentaires pour les travailleurs sous-payés – tous les coûts que l'industrie a toujours contournés pour augmenter ses marges.

À mesure que les grandes sociétés sont tenues pour responsables de ces coûts, la vérité se dégage et révèle à qui profite le système alimentaire. À chacun de deviner ce qu'il adviendra ensuite, mais les bas salaires sont le dernier rempart du système alimentaire industriel – et du système économique même.

S'atteler au problème des travailleurs maltraités de notre système alimentaire nécessitera des changements en cascade, et cela représenterait un bon point de départ. Ces dernières années, l'éveil des consciences s'est accéléré sur la question des mauvais traitements des travailleurs de la chaîne alimentaire. Ce n'est donc pas une coïncidence si le mouvement Fight for 15 $ – qui tente d'instaurer un salaire horaire minimum de 15 dollars au lieu du minimum fédéral actuel de 7,25 dollars – a commencé chez KFC, McDonald's et Burger King. En 2012, environ

200 employés de fast-foods new-yorkais ont risqué de perdre leur travail (et pour beaucoup leur statut migratoire) pour demander un salaire encore faible de 15 dollars de l'heure.

Au moment de l'écriture de ce livre, on estime les gains du mouvement Fight for 15 $ à plus de 70 milliards pour plus de 20 millions de travailleurs. De nombreux États ont augmenté le salaire minimum, et quelques-uns d'entre eux l'ont fixé à 15 dollars de l'heure. D'autres ont supprimé le salaire au pourboire fondé sur l'exploitation des individus. (La Californie a fait les deux.) Il est probable que la prochaine fois que les Démocrates auront un président à la Maison Blanche et une majorité au Congrès, le salaire minimum national passera à 15 dollars de l'heure, et nous verrons le salaire au pourboire peu à peu supprimé dans l'ensemble de l'Amérique.

Il y a également eu des progrès pour les ouvriers agricoles. Le meilleur exemple étant situé en Floride, qui a longtemps été le pourvoyeur de tomates d'hiver de l'ensemble du pays. Pendant des décennies, les responsables des exploitations agricoles du Sud de la Floride ont employé des travailleurs sous-payés, maltraités et parfois même littéralement emprisonnés, dont la majorité étaient des immigrés. En 1993, la Coalition des travailleurs d'Immokalee (CIW, Coalition of Immokalee Workers), qui porte le nom de la ville où elle a eu lieu, a démarré une campagne pour réclamer un meilleur salaire pour les récoltants de tomates.

Diaboliser les producteurs était le moyen le plus évident de mettre un frein à la maltraitance et de faire augmenter les salaires, mais les organisateurs ont reconnu que le véritable pouvoir n'était pas entre les mains des exploitants agricoles de petite taille, eux-mêmes accablés par de faibles marges bénéficiaires et une activité difficile par ailleurs. Il est plutôt entre les mains de leurs clients – ceux qui achètent de la nourriture dans les supermarchés et dans les chaînes de restauration rapide, demandant des prix sans cesse plus bas. Ainsi, début 2001, l'organisation cibla les grands groupes.

Après une bataille de quatre années avec une coalition d'étudiants, de militants syndicaux et d'autres, Taco Bell consentit à payer 1 penny de plus par livre de tomates et à ne les acheter qu'auprès d'exploitations adhérant au Code de conduite pour une alimentation équitable du CIW. Depuis lors, treize grandes entreprises du secteur alimentaire ont signé un accord, et l'augmentation de 1 penny par livre s'est traduite par presque 35 millions de dollars sous forme de salaires. En adhérant au Code, les employeurs garantissent que leurs travailleurs "ne seront pas victimes de travail forcé, du travail des enfants ou de violence… qu'ils iront travailler sans être harcelés sexuellement ou victimes de violences verbales… qu'ils auront de l'ombre, de l'eau potable et des toilettes dans les champs… et l'autorisation de quitter le champ lorsqu'il y aura des éclairs, l'épandage de pesticides ou d'autres conditions dangereuses", et qu'ils bénéficieront de quelques autres protections.

Aujourd'hui, les acheteurs participant au Fair Food Program incluent de nombreux supermarchés et chaînes de fast-food, dont Walmart. Quatre-vingt-dix pour cent des producteurs de tomates de Floride et de six autres États ont signé le Fair Food Code of Conduct ; les exploitations qui ne respectaient pas les termes du Code étaient exclues du programme, et n'étaient donc plus en mesure de vendre aux gros acheteurs qui y avaient adhéré. À la suite de l'amélioration des conditions de travail, les effectifs ont été plus stables – trente-cinq mille travailleurs ont été traités décemment.

Et le modèle ne cesse de s'étendre. Il existe à présent un Milk with Dignity Standards Council, qui a son propre code de conduite, et œuvre à l'amélioration des droits des travailleurs de la chaîne de production laitière.

Néanmoins, la plupart des ouvriers agricoles – dont beaucoup sont sans papiers et vivent par conséquent dans la crainte d'être expulsés – manquent encore de droits d'être syndiqués, de limites à la durée des semaines de travail, de règles pour un logement salubre, d'assurances invalidité, de congé parental ou d'éligibilité au paiement d'indemnités chômage ou des heures supplémentaires. Ces protections sont garanties à la majorité des autres travailleurs, mais non à ceux qui font le travail que personne d'autre ne veut faire – produire la nourriture que nous mangeons.

Des progrès ont été réalisés dans ce domaine à New York en 2019, lorsque la Loi sur les pratiques de travail équitable pour les travailleurs (Farm Laborers Fair Labor Practices Act) a été signée, réparant une injustice qui excluait les ouvriers agricoles du Fair Labor Standards Act de 1938. Cela fit de New York un lieu plus sûr, digne et favorable aux syndicats pour environ 100 000 ouvriers agricoles. La loi inclut des dispositions pour des négociations collectives, un taux majoré à partir de soixante heures de travail par semaine, une possibilité d'avoir une journée complète de repos par semaine et une clause pour les paiements tardifs.

La Californie a également amélioré les lois protégeant les ouvriers agricoles, y compris la rémunération des heures supplémentaires, et, à l'heure où j'écris ce livre, la Cour suprême de l'État de Washington auditionne une affaire qui doit décider s'il est constitutionnel d'exclure les travailleurs agricoles des garanties liées aux heures supplémentaires.

Le changement survient par petites touches, mais celles-ci sont néanmoins importantes. Les jardins urbains et les fermes ne peuvent se comparer en termes d'échelle, d'apparence ou de rendement aux grandes exploitations rurales. Mais en approvisionnant les populations avec de véritables aliments et en apportant une compréhension des systèmes alimentaires aux consommateurs urbains, ils deviennent d'importantes pièces du puzzle. Il n'est pas question ici de fermes verticales high-tech fournissant des micropousses à des restaurants trop chers, mais de lieux extérieurs cultivés par des résidents urbains, souvent des gens de couleur, nourrissant la communauté dans laquelle ils vivent.

Will Allen, le fondateur de l'organisation Growing Power, qui était autrefois la ferme urbaine la plus florissante d'Amérique, a parfaitement exprimé cette idée : "Nous ne cultivons pas seulement de la nourriture, nous bâtissons une communauté." En rendant une bonne alimentation disponible pour tous – ou du moins en montrant que la production locale de nourriture nutritive et accessible est possible –, on combat les inégalités systémiques. Cela participe à un progrès plus vaste, c'est pourquoi de nombreux activistes luttent désormais contre l'apartheid alimentaire. La nourriture est, ou du moins devrait être, un droit universel ; le manque d'accès n'est pas une "tragédie" mais un crime. Et grâce à l'agriculture urbaine, les gens subviennent à leurs besoins en dépit du racisme et de façon générale de l'injustice du système agricole.

Le meilleur exemple se trouve à Detroit, où sont implantés le Detroit Black Community Food Security Network (DBCFSN), le National-Profit Food Summit et le projet People's Grocery. Le DBCFSN fut organisé en 2006 par quelques dizaines de personnes, dont Malik Yakini, qui a fondé une école dont il est le principal. Dans son livre *Freedom Farmers*, Monica White écrit : "ils ont créé le DBCFSN et ont fixé ses objectifs : éducation, accès à la nourriture et achats collectifs. Ceux-ci représentaient selon eux des stratégies décisives pour s'assurer que les Noirs de Detroit aient ce dont ils ont besoin, non seulement pour survivre, mais aussi pour prospérer".

Au cours d'une visite de la ville de Detroit, Malik Yakini m'a dit : "L'idée est d'aider les Noirs à lutter, à démontrer que créer une réalité n'est pas le domaine exclusif des Blancs… La ferme peut émanciper, dynamiser l'économie, réduire notre empreinte carbone et nous apporter une meilleure alimentation. De plus, nous influençons également les jeunes Blancs, car ils voient ce que l'on peut faire."

Detroit possède désormais plus de mille jardins et fermes communautaires, soutenus par le Detroit Food Policy Council, une alliance, caractéristique de ce que l'on trouve dans de nombreuses villes, de directeurs des services alimentaires des hôpitaux et des écoles, de présidents de banques alimentaires, de distributeurs, d'épiciers et de groupes de défense et de consommateurs.

D'une façon générale, les réseaux alimentaires régionaux se développent. Entre 1997 et 2015, les ventes directes du producteur fermier au consommateur ont grimpé en flèche, passant de 500 millions à 3 milliards de dollars. Le nombre de marchés fermiers a presque été multiplié par trois, les programmes Farm to School ont augmenté de plus de 400 %, et le nombre de réseaux de l'agriculture soutenue par la communauté (ASC) a plus que doublé, ils sont désormais 12 000[1].

Pour des millions de gens aux États-Unis, le programme le plus visible et le plus important est le Programme d'aide supplémentaire à la nutrition (SNAP) de l'USDA, généralement appelé "bons alimentaires". Le programme aide à nourrir environ 10 % des foyers américains dont le revenu est trop bas pour acheter la nourriture adéquate et – même s'il ne vise pas (et ne prétend pas le faire) une alimentation nutritive pour tous – c'est ce que l'Amérique a fait de mieux en termes de reconnaissance du droit universel à la nourriture.

Le programme s'emploie à résoudre la faim, mais comme il n'est pas financé de façon adéquate ni géré de manière appropriée, des millions de familles américaines n'ont toujours pas les moyens d'acheter une alimentation saine (et parfois n'importe quel type de nourriture). De plus, le manque d'accès aux véritables aliments plutôt qu'aux produits ultra-transformés a entretenu le cycle dévastateur du stress, de la pauvreté et de la mauvaise santé que j'ai abordé précédemment.

Cependant, certains programmes de l'USDA facilitent l'achat de vraie nourriture, en particulier de fruits et légumes, et, dans une moindre mesure mais néanmoins significative, l'agence a orienté les coupons alimentaires dans la bonne direction.

1. Les ASC sont comparables aux Amap. *(N.d.T.)*

Le programme Doubled Up, mené à Detroit en 2009, va dans ce sens. Il double la valeur des coupons alimentaires dans les marchés fermiers, et bénéficie ainsi aux acheteurs comme aux paysans. Depuis, Doubled Up s'est étendu dans l'ensemble des États-Unis, financé par l'USDA et Wholesome Wave, ainsi que d'autres associations à but non lucratif. Grâce à ce programme, composé de plus de 900 sites dans 28 États et 200 000 familles participantes, 15 millions de dollars ont été dépensés dans les marchés fermiers pour acheter des fruits et légumes. L'USDA s'est également engagé à verser 50 millions de dollars par an pour le programme Food Insecurity Nutrition Incentive (Fini), dont un programme pilote au Glynwood Center for Regional Food and Farming (dirigé par ma compagne, Kathleen Finlay), qui permet aux participants au SNAP d'utiliser leurs coupons pour s'inscrire dans un ASC (Amap).

Ces mesures ne sont pas négligeables. Mais là encore, il n'y a jamais eu de projet de grande envergure destiné à assurer une alimentation saine pour tous aux États-Unis. Et même si les mesures de cette ampleur sont les plus difficiles à mettre en œuvre, une action gouvernementale positive pour changer les politiques agricoles et nutritionnelles est le moyen le plus efficace de modifier la façon dont nous cultivons et mangeons. Pour que cela se concrétise, nous pouvons observer ce qui a été fait chez nous et à l'étranger pour découvrir les dizaines de réformes, programmes et modèles qui nous ont permis de tendre vers une alimentation meilleure. L'option la plus répandue (qui est relativement simple à mettre en place pour l'industrie) étant d'apporter aux citoyens des informations sur ce qu'ils consomment, les incitant à éviter les aliments ultratransformés pour faire des choix alimentaires informés. Et l'étiquetage est réellement crucial.

En prenant la mesure relativement peu controversée consistant à signaler que les aliments ultratransformés sont moins souhaitables que les aliments complets, les gouvernements peuvent au moins orienter les gens dans la bonne direction, et ainsi influer sur ce qui est cultivé et vendu. Actuellement, plus de cinquante pays rendent l'étiquetage des denrées alimentaires obligatoire et une dizaine ont établi des recommandations non contraignantes, définies par le gouvernement. Une tendance est encourageante : on voit davantage d'étiquetage – et non moins – et celui-ci devient plus significatif, comme le système de “feux tricolores” (équivalent du Nutriscore) facile à comprendre. Le vert signifie "manger à volonté", le jaune "à consommer avec modération" et le rouge "manger aussi peu souvent que possible".

Mais inciter le consommateur à éviter les aliments ultratransformés ne suffit pas. Ce n'est qu'en encourageant la production d'aliments sains que le marché peut avoir une action réellement positive. Dans un marché inondé de produits ultratransformés, il peut être difficile pour beaucoup de gens d'acheter autre chose que de la malbouffe et les recommandations de choisir des aliments sains sont souvent noyées par le flot de publicités de Big Food. En matière d'alimentation, l'approvisionnement est souvent plus décisif que la demande et les professionnels du marketing de l'industrie préfèrent qu'il en soit toujours ainsi. Couper l'herbe sous le pied de la puissante machine marketing de Big Food et changer les aliments cultivés et les modes de production sont les grandes étapes nécessaires pour révolutionner le paysage alimentaire.

Une dizaine de pays supplémentaires ont déjà adopté des réglementations limitant le marketing de la malbouffe destiné aux enfants : Uruguay, France, Turquie, Malaisie, Lettonie, Pérou, Corée du Sud, Brésil, Taiwan, Mexique et quelques autres. Et nous connaissons les effets de ces réglementations : le Québec a interdit "les publicités commerciales ciblant les personnes de moins de treize ans" il y a environ quarante ans, et les études ont conclu, sans surprise, que les résidents du Québec achètent moins de junk-food que les autres Américains du Nord et qu'une moins grande proportion de leurs enfants est en surpoids.

D'autres ont suivi cet exemple. En 2012, le Chili, où la moitié des enfants de six ans sont en surpoids ou obèses, a passé une loi sur l'étiquetage et la publicité des aliments (Law of Food Labeling and Advertising). Il s'agit de l'association la plus stricte de taxes, de restrictions marketing et d'interdictions votée à ce jour. Elle a pris effet en 2016 et comprend le *"black label"* pour les aliments ultratransformés riches en calories, sel, sucre et graisses saturées.

La publicité pour les aliments portant ce label noir est interdite auprès des enfants de moins de quatorze ans, y compris les jouets, et ils ne peuvent être vendus dans les écoles. Par conséquent, il n'y a pas de chips dans les écoles chiliennes et Tony le Tigre a aussi disparu. Presque instantanément, les enfants chiliens, qui voyaient auparavant huit mille cinq cents publicités vantant la malbouffe par an, n'en ont plus vu aucune.

Mais en dépit de leur impact, ces restrictions marketing ne représentent qu'une pièce du puzzle. Pour réellement révolutionner le paysage alimentaire, les gouvernements doivent intervenir en faveur des consommateurs et dissuader la production et la vente d'aliments ultra-transformés.

C'est ce qu'a fait le Chili en instaurant une taxe de 18 % sur les boissons sucrées, ainsi qu'une taxe sur la junk-food. Des études ont montré que 70 % des acheteurs ont modifié leurs habitudes et que les ventes de sodas ont diminué de presque 25 %.

Des efforts moins spectaculaires, mais néanmoins impressionnants, sont engagés au Mexique qui, il y a seulement dix ans, détenait le record mondial de consommation de soda et d'obésité. (Les aliments ultra-transformés fournissent presque les trois cinquièmes des calories consommées au Mexique.) Le soda a longtemps été la boisson de référence au Mexique, dont les citoyens ont toujours eu un accès limité à l'eau potable et devaient payer davantage pour une bouteille d'eau que de Coca-Cola. En 2014, le pays instaura une taxe sur les sodas et la malbouffe – c'est-à-dire tous les aliments considérés comme "non essentiels" et contenant plus de 275 calories pour 100 grammes – ainsi qu'un programme destiné à rendre l'eau potable universellement disponible. La consommation de soda a depuis diminué de 12 %.

Des projections ont déterminé que, sur une durée de dix ans, la diminution des achats en raison d'une taxe soda modeste empêcherait presque 200 000 personnes de souffrir du diabète de type 2. D'autres estiment qu'il y aurait environ 20 000 AVC et crises cardiaques de moins et que le taux d'obésité des États-Unis diminuerait de 3 %. Cette simple mesure transformerait la vie de millions d'individus. En dépit des tentatives répétées de l'industrie d'abroger la taxe, le soutien en faveur de celle-ci n'a cessé de croître.

La plupart des États américains ne disposent que de restrictions volontaires (autrement dit, inutiles) sur le marketing de la malbouffe, autorisant ainsi les entreprises à faire à peu près ce qu'elles veulent. Cependant, la taxe soda, qui fut d'abord promulguée à Berkeley en 2015, est désormais appliquée à Philadelphie, Seattle, Boulder, Oakland, San Francisco et Albany (en Californie) et les premières études ont montré que, même avec un taux actuel très bas, elle peut entraîner une diminution de la consommation de 20 %.

La plupart des défenseurs de la santé impartiaux estiment qu'une taxe soda plus importante – de 2 % au lieu de 1 %, comme cela est souvent appliqué – serait plus efficace. En 2015, la Nation navajo (située dans la région des Four Corners de l'Arizona, au Nouveau-Mexique et en Utah) a instauré une taxe de 2 % sur l'ensemble de la junk-food. Tout ce qui avait "peu ou pas de valeur nutritionnelle" était ciblé. De plus, ils ont supprimé la taxe de vente sur les fruits et légumes et investi les revenus supplémentaires issus de la malbouffe dans des projets de santé communautaire, comprenant des cours de remise en forme, de méthodes agricoles et des initiatives de jardins potagers.

Le meilleur exemple d'un système alimentaire allant dans la bonne direction est ce qui s'est produit à Belo Horizonte, la troisième région métropolitaine du Brésil.

En 1993, le gouvernement brésilien, réagissant à vingt ans de mouvements de masse revendiquant l'idée qu'aucun citoyen ne devrait avoir faim, a établi un Conseil de sécurité alimentaire. Un an plus tard, il a réuni 2 000 leaders pour la première conférence sur la sécurité alimentaire du pays. Dans le même temps, le maire de Belo Horizonte a contribué à la création d'un département municipal dont l'objectif déclaré était d'améliorer l'accès des citoyens "à une alimentation suffisante, saine et nutritive". Parmi d'autres programmes, le département lança les Restaurantes Populares (Restaurants populaires), qui servaient des repas de grande qualité en proposant des prix différenciés, pour qu'ils soient accessibles à tous. Le programme s'est étendu à l'ensemble du pays et, à son apogée, près de 100 Restaurants populaires servaient plus de 10 000 repas par jour.

Le gouvernement finança également des repas quotidiens pour chacun des 150 000 écoliers de la ville, composés de davantage de légumes et de moins d'aliments transformés, qui ont contribué à faire baisser la faim de 15 % en 1990 à moins de 2 % à présent. À partir de 2010, un programme similaire nourrissait 45 millions d'étudiants chaque jour à l'échelle nationale.

Les deux programmes s'efforçaient de se procurer des ingrédients locaux, donnant la priorité aux agriculteurs biologiques et aux petites exploitations. En définitive, 30 % ou plus de l'alimentation scolaire provenait de 120 000 fermes familiales.

Ensuite, le gouvernement est intervenu pour réglementer lui-même l'approvisionnement alimentaire. Les aliments de base étaient vendus à un prix réduit et équitable pour les fermiers, et une grande partie de la nourriture provenait de la campagne environnante, où de petits producteurs pouvaient vendre directement aux consommateurs sur les marchés. Une agence gouvernementale achetait également la nourriture aux agriculteurs et la distribuait aux citadins en situation d'insécurité alimentaire.

Dans le même temps, le gouvernement finança l'agriculture urbaine sous la forme de jardins scolaires, de parcelles de jardins communautaires, de cultures en bac, etc. Il promut également l'éducation à l'alimentation et à la nutrition, y compris des ressources sur internet, un centre de connaissances et des cours professionnels sur l'alimentation destinés à un public adulte.

Non seulement la faim a presque été éradiquée de Belo Horizonte, mais la mortalité infantile, la malnutrition et la pauvreté infantile ont diminué de façon spectaculaire, tandis que la consommation de fruits et légumes (y compris biologiques) et les revenus des agriculteurs ont augmenté.

Le succès de ces politiques menées à Belo Horizonte a entraîné des programmes nationaux, dont "Zéro faim" en 2004 et la Loi organique brésilienne sur la sécurité alimentaire et nutritionnelle (Losan). Cette loi déclare le droit universel à la nourriture et codifie le droit à l'alimentation dans la Constitution brésilienne en 2010, qui a contribué à l'élaboration de la politique économique. En parallèle, une initiative de réforme agraire distribua plus de 50 millions d'hectares – une superficie supérieure à celle de la Californie – à de petits agriculteurs. Cela correspondait à la surface de terres mises à disposition par les réformes appliquées dans l'ensemble du Brésil dans toute l'histoire du pays. Il compte désormais 4 millions de fermes familiales, produisant la grande majorité de son alimentation, et un programme d'assurance des cultures qui garantit les prix pour les petits agriculteurs. (C'est également le paradis de l'agroalimentaire, et l'Amazone et ses défenseurs sont violemment assiégés, mais dans ce chapitre, nous nous concentrons sur les aspects positifs.) Dès 2014, ces programmes avaient sorti 10 % de la population – soit environ 30 millions d'individus – de la pauvreté. Tout cela a été accompli avec 0,5 % du PNB du pays.

On peut tirer des leçons plus générales de la réussite de Belo Horizonte, au-delà des évidences. Elle illustre de quelle façon une politique locale progressiste peut se transformer en initiative nationale, en particulier lorsque les dirigeants sont poussés par leurs électeurs. Cela montre que l'organisation peut entraîner un changement significatif. Et c'est également une mise en garde : lorsque les mouvements populaires traînent, de tels changements sont difficiles à maintenir dans la durée. En 2019, le président Jair Bolsonaro a dissous les institutions ayant instauré la politique "Zéro faim."

Malgré tout, les initiatives soutenues par l'État figurent parmi les mécanismes les plus importants pour améliorer la sécurité alimentaire. Actuellement, aucun lieu n'illustre mieux cela que l'État d'Andhra Pradesh, dans le Sud de l'Inde, qui a une population de 50 millions d'habitants. L'État investit plus de 2 milliards de dollars pour aider les agriculteurs à adopter la Zero Budget Natural Farming (Agriculture naturelle zéro budget ; ZBNF), une série de pratiques agroécologiques qui utilisent des nutriments de la ferme issus de bouses de vache au lieu de fertilisants et de pesticides chimiques qui ont endetté de nombreux agriculteurs.

En plus des fertilisants naturels, la ZBNF se concentre sur les cultures de couverture, la biodiversité, la santé des sols et les cultures intercalaires. Elle s'appuie sur deux principes fondamentaux : "promouvoir une agriculture s'adaptant aux changements climatiques en harmonie avec la nature" et "la réduction des coûts agricoles pour que l'agriculture offre des moyens de subsistance durables".

Contrairement à l'agriculture chimique, la ZBNF peut devenir durable. Les coûts sont réduits d'environ deux tiers et, selon la plupart des agriculteurs (j'ai parlé à quelques-uns d'entre eux, mais les directeurs des programmes sont en contact avec des milliers de cultivateurs), les récoltes s'accroissent. Comme la ZBNF pratique les cultures intercalaires, même si le rendement de la culture principale n'augmente pas, la production globale s'accroît, tandis que les besoins en irrigation sont réduits.

Plus de 280 000 agriculteurs sont passés à la ZBNF, et on estime que 500 000 fermiers de 3 000 villages l'auront fait fin 2019. De plus, 160 000 personnes défavorisées ne possédant aucune terre sont devenues des jardiniers amateurs, et le gouvernement prévoit d'étendre l'agriculture naturelle à l'ensemble des 6 millions de cultivateurs d'Andhra Pradesh d'ici à 2030. Cela signifierait que l'ensemble des terres arables – 8 millions d'hectares, soit presque l'équivalent de la totalité des terres arables de l'Iowa – serait cultivé avec la ZBNF.

En 2018, j'ai rencontré des agriculteurs d'Andhra Pradesh. Parmi eux, de jeunes gens, qui avaient quitté la ferme familiale pour aller travailler à la ville dans l'industrie des logiciels, sont revenus pour rejoindre le mouvement ZBNF. "C'est simplement une vie meilleure", m'a dit l'un d'eux.

Depuis ma visite, les États du Nord de l'Inde de Madhya Pradesh et Gujarat ont commencé à soutenir les programmes de l'État, et des pourparlers sont en cours pour rendre la ZBNF nationale. La FAO, qui soutient le programme de l'Andhra Pradesh, travaille auprès d'initiatives similaires au Sénégal et au Mexique, où un plan national envisage une transition vers l'agroécologie.

Il est plus facile d'envisager des programmes agricoles de grande ampleur tels que la ZBNF dans les pays ayant des institutions et un gouvernement forts. Mais même si ces conditions ne sont pas réunies, un progrès est néanmoins possible. En Haïti, les associations paysannes prospèrent avec peu d'argent ou de soutien gouvernemental. Le Programme de développement local (PDL), par exemple – qui touche désormais plus de vingt mille agriculteurs –, n'a besoin que de 152 dollars par cultivateur pour lui apporter cinq ans de formation en agroécologie.

Et même dans le monde occidental industrialisé, on observe des progrès. De manière générale, les pays de l'Union européenne sont plus progressistes que les États-Unis. L'utilisation en extérieur des néonicotinoïdes y est interdite et celle du glyphosate est restreinte ou interdite dans vingt et un pays et dans un grand nombre de petites entités politiques.

En 2000, le Danemark, qui fait partie des principaux exportateurs de porcs dans le monde, a interdit l'usage d'antibiotiques pour les animaux pour toute autre raison que le traitement des maladies. Le recours aux antibiotiques a été réduit de 50 % depuis. (Pour le cas où vous vous inquiéteriez, l'industrie du porc est florissante.) Tout cela a convaincu l'Union européenne d'interdire l'usage des antibiotiques comme facteurs de croissance en 2006 et elle s'est engagée à interdire le recours aux médicaments en tant que mesure préventive.

Enfin, on peut citer le soutien des gouvernements et des individus pour l'agroécologie, en particulier en France, où le cri de ralliement "Produisons autrement" a accompagné la Loi d'avenir pour l'agriculture, l'alimentation et la forêt de 2014, son objectif étant de mettre en application les pratiques agroécologiques dans presque la moitié des exploitations d'ici à la fin de cette décennie.

La France tient une place majeure au niveau des pays européens, elle produit un cinquième de la production agricole européenne. Par conséquent, lorsque la France accorde la priorité à une agriculture qui privilégie l'environnement sur le rendement, supprime peu à peu les pesticides chimiques et le recours régulier aux antibiotiques, incite aux méthodes écologiques et apporte des outils pédagogiques… lorsque la France rend les terres accessibles aux nouveaux agriculteurs et reconnaît que les problèmes environnementaux et sociaux sont étroitement liés… cela n'est pas anodin.

Le berceau de l'agriculture industrielle – les États-Unis – figure parmi les lieux les plus difficiles à changer. On *sait* que les pesticides sont cancérigènes et leur régulation reste malgré tout minimale. Cela signifie qu'il est probable que le cycle se répète : l'industrie chimique créera un nouveau pesticide et prétendra qu'il est sans danger. Et le temps montrera qu'il ne l'est pas, à mesure que les animaux (et les humains) tomberont malades et mourront. Des procès interrompront l'utilisation de ce pesticide en particulier, et un nouveau viendra le remplacer. Pour cela, on ne peut blâmer Donald Trump – le problème est antérieur à sa présidence, et il est probable qu'il lui succédera. La responsabilité revient plutôt à un système qui valorise "l'innovation" de l'industrie et où les profits l'emportent sur la santé des individus. Il en va de même pour l'utilisation des antibiotiques sur les animaux : il y a eu très peu de réformes aux États-Unis.

Mais des dizaines, sinon des centaines, d'autorités locales, d'administrations provinciales et de gouvernements fédéraux ont pris des mesures pour restreindre l'utilisation du glyphosate comme celle des néonicotinoïdes. Lorsque l'usage des pesticides est insuffisamment encadré au niveau fédéral, il reste deux plans d'action principaux. Le premier *via* les autorités locales, comme dans l'exemple du Conseil des superviseurs du comté de Los Angeles, qui a adopté une interdiction totale du Roundup (Miami a fait de même). Le second est la poursuite judiciaire collective ou individuelle : il y a actuellement environ quarante-deux mille procès en cours relatifs à des dommages causés par des substances chimiques toxiques.

Le gouvernement joue également un rôle important pour aider les individus à faire les *bons* choix alimentaires, en particulier lorsque la grande majorité des options qui nous sont proposées sont "mauvaises". L'initiative internationale du "Lundi sans viande" est excellente, tout comme les mouvements végétariens à temps partiel, mais imaginez ce qu'il adviendrait si la production de viande et de malbouffe était réellement maîtrisée.

Cela ne risque pas d'arriver dans un avenir proche, et comme l'approvisionnement empêche tout choix réel, il est important d'enseigner aux enfants les fondements d'une alimentation saine. Plus tôt nous commencerons à élever des enfants qui reconnaissent que le Coca-Cola et les barres chocolatées ne rendent pas heureux, et plus tôt nous leur apprendrons comment et par qui la nourriture est produite, plus vite nous cesserons d'engendrer des générations d'adultes souffrant de problèmes alimentaires.

Tous ceux qui lisent ces lignes savent combien il est difficile de modifier les habitudes alimentaires avec lesquelles nous avons grandi. Les cantines scolaires représentent donc un champ de bataille important. Et même si cela devrait aller de soi, les écoles doivent servir de vrais aliments. Le National School Lunch Program pourrait le faire, en théorie, mais il a passé un demi-siècle à évoluer dans la mauvaise direction. Par conséquent, le changement doit venir d'acteurs indépendants. Et c'est bien ce qui se produit.

À commencer par le Good Food Purchasing Program (GFPP), qui a débuté à Los Angeles en 2012. Dans la lignée du Leadership in Energy and Environmental Design[1], le GFPP fixe des normes dans cinq domaines : le bénéfice pour les économies locales, la durabilité environnementale, le traitement de la force de travail, le bien-être animal et la nutrition. Le programme incite les vendeurs à améliorer leurs pratiques pour gagner ou conserver des contrats avec les institutions et offre aux acheteurs de véritables recommandations.

Par exemple, lorsque la Commission scolaire de Los Angeles (Los Angeles Unified School District – LAUSD) a signé le GFPP, son principal distributeur, Gold Star Foods, a contacté les exploitations de blé qui pouvaient respecter les normes GFPP. Parmi celles-ci, Shepherd's Grain, située à Portland dans l'Oregon, signa un contrat avec la LAUSD, ce qui entraîna l'expansion de son réseau d'exploitations de blé et la création de 65 emplois à plein temps. Les achats de fruits et légumes locaux de la LAUSD ont grimpé en flèche, passant de 9 à 75 % de l'ensemble de ses achats en seulement deux ans, tandis que ses dépenses pour les viandes ont diminué de 15 %.

À ce jour, les normes GFPP ont été adoptées à Cincinnati, San Francisco, Oakland, Boston, Austin, Washington, Chicago et les villes jumelles de St. Paul et Minneapolis. Le temps que vous lisiez ces lignes,

1. Standardisation de bâtiments à haute qualité environnementale (Leed). *(N.d.T.)*

la ville de New York aura sans doute rejoint cette liste. Au total, cela représente plus de 1 milliard d'achats alimentaires par an, qui ont tous encouragé un salaire plus juste pour les travailleurs et une alimentation de meilleure qualité pour les consommateurs.

Bien entendu, le pouvoir d'achat a ses limites. Pour apporter une meilleure nourriture, les cuisines institutionnelles – dont la taille s'est réduite grâce aux repas préparés qu'il suffit de réchauffer – doivent accroître leur superficie, moderniser le matériel de cuisine et engager davantage d'employés. Cela signifie que les budgets doivent augmenter et complique la démarche visant à offrir à tous une alimentation de qualité. Mais qu'y a-t-il de plus important que de bien nourrir les enfants ?

C'est en tout cas le point de vue de la restauratrice Alice Waters, qui a fondé Edible Schoolyard, le programme de cantine scolaire le plus ambitieux des États-Unis. La grande idée d'Alice Waters est de créer un "cours de cuisine" tenant une place centrale dans la scolarité. Elle comptait ainsi transformer le régime alimentaire, l'éducation et même l'agriculture.

Edible Schoolyard est devenu une référence. Des centaines d'écoles y participent, et des milliers d'autres ont été influencées par sa philosophie. Si cela avait été un programme national, entièrement subventionné, cela aurait ressemblé à ce qui existe au Japon depuis les années 1990. Dans ce pays, *shokuiku* (l'"éducation alimentaire") enseigne aux enfants des écoles élémentaires non seulement comment manger, mais aussi d'où provient leur nourriture.

Le déjeuner a lieu dans la salle de classe et l'alimentation et l'éducation à la nutrition sont partie intégrante des repas, préparés sur place. Trente pour cent des ingrédients sont locaux, de saison, les recommandations nutritionnelles sont strictes et les repas traditionnels pour l'essentiel. On apprend aux écoliers à comprendre la culture de la nourriture de leur pays et celle des autres, d'être responsables du service auprès de leurs camarades et de nettoyer ensuite. C'est le jour et la nuit comparé au service de cantine assuré par des employés travaillant à la chaîne qui a cours dans la plupart des écoles américaines.

Et le Japon n'est pas le seul. La plupart des pays qui ont une politique nationale progressiste ont de bons programmes d'alimentation scolaire, et *vice versa*. Par exemple, la Finlande a lancé le déjeuner universel gratuit en 1948. Les légumes composent la moitié de l'assiette, qui contient également du pain, du lait ou de l'eau et un fruit. Il n'y a aucun aliment ultratransformé.

La Suède fournit également un déjeuner gratuit, généralement composé d'un ragoût, d'une salade et d'un fruit. La France dépense trois fois plus pour le déjeuner de ses étudiants que les États-Unis. Rome sert principalement à ses écoliers des repas préparés sur place, avec 70 % d'ingrédients biologiques, de préférence frais.

En 2007, la ville de Copenhague a fait le vœu d'utiliser 90 % d'ingrédients biologiques dans les 80 000 repas servis chaque jour dans 900 cuisines de centres médicaux, d'écoles ou de cantines d'entreprise. Le nouveau système permet une réduction des déchets, sert des aliments de saison et moins de viande, il emploie davantage de gens et tout est cuisiné sur place.

Sur le sol américain, certains États et plusieurs districts scolaires imposent un approvisionnement local et une alimentation responsable. Ils ont instauré des programmes tels que les Lundis sans viande (comme à Brooklyn), travaillent avec des normes telles que le GFPP, profitent du programme Farm to School de l'USDA et soutiennent les jardins scolaires. Les écoles publiques de Minneapolis ont investi 100 millions de dollars dans les infrastructures, donnant la priorité aux repas cuisinés sur place. Elles ont instauré les "Jeudis de Minneapolis", caractérisés par des ingrédients locaux, une amélioration des avantages et des heures de travail pour le personnel des cantines scolaires et l'élimination des "sept substances néfastes" : les acides gras trans, le sirop de maïs riche en fructose, les hormones et les antibiotiques, les conservateurs chimiques, les colorants et arômes artificiels, la farine blanche et les édulcorants artificiels.

La nourriture servie dans les universités est également en voie d'être améliorée, et les étudiants exercent de plus en plus de pression sur les institutions pour réformer ou supprimer les partenariats avec Compass, Sodexo, Aramark et autres énormes sociétés de services alimentaires. Des coalitions d'étudiants telles que Real Food Challenge ont remporté d'importants combats en faveur de fermes et d'entreprises du secteur alimentaire locales, respectueuses de l'environnement, équitables et humaines.

La nourriture institutionnelle dépasse le cadre des écoles publiques, bien sûr. Elle inclut les prisons, les hôpitaux et bien d'autres, et fait évoluer les mentalités au-delà des repas préparés ultratransformés à réchauffer. Elle met l'accent sur la nécessité de repenser le mode de fonctionnement des grandes cuisines. Une organisation appelée Health Care without Harm travaille avec des centaines d'hôpitaux pour rendre la nourriture hospitalière plus saine (ce n'est pas sans ironie, mais le problème est bien réel), tout en encourageant l'achat d'aliments sains et locaux *via* des marchés fermiers, des jardins communautaires, etc. À l'intérieur de son réseau, qui inclut environ un tiers des hôpitaux américains, Health Care without Harm a réduit la consommation totale de viande pour les deux tiers de ses partenaires et, pour l'essentiel, elle est produite sans antibiotiques. Le groupe a presque doublé l'achat d'aliments locaux et créé des programmes de prescription de fruits et légumes – les médecins peuvent littéralement prescrire des aliments en guise de médicaments.

Il faut réellement faire des recherches approfondies pour trouver des progrès dans l'agriculture américaine, mais ils existent. Parfois, ils sont répertoriés dans la catégorie de l'agriculture "alternative", impliquant qu'ils sont peu réalistes. Pourtant, si on permet à 70 % de l'agriculture mondiale de rester non industrielle, elle pourra, peu à peu, devenir le mode de culture dominant.

Malgré tout, lorsque le système de soutien des prix permet aux agriculteurs de pratiquer la monoculture – même lorsque les sols sont pauvres, les coûts opérationnels élevés et les prix si bas que la culture perd de la valeur –, il est alors difficile pour les cultivateurs de s'en sortir. Et si la mise en jachère d'une partie de ces terres ne diminuait pas le revenu, ni même le rendement des agriculteurs, même sans subventions ? C'est le concept qui sous-tend les bandes de prairies, qui améliorent considérablement les exploitations pratiquant la monoculture, atténuant ses répercussions les plus néfastes, sans diminuer le revenu du cultivateur.

Sous la direction de Matt Liebman, des chercheurs de l'université de l'Iowa ont démontré que les grandes exploitations agricoles peuvent se passer des 10 % de leurs terres les moins productives. Cela leur permettrait de réduire les fuites de phosphore et d'azote, ainsi que l'érosion des sols de 85 % ou plus, tout en *augmentant* malgré tout leur rendement global et leurs profits. La terre mise en jachère devient une zone de "végétation pérenne diverse" – plus couramment appelée "bande de prairie" en raison de la façon dont elle sillonne les terres cultivées. L'université de l'Iowa a recruté 60 agriculteurs pour créer son mouvement et poursuivre ses recherches.

Des approches plus radicales et plus difficiles à mettre en application cherchent à ramener plus de 10 % des terres arables à l'état de prairie.

Wes Jackson, qui a fondé le Land Institute à Salinas, au Kansas, y travaille depuis quarante-cinq ans. Son idée visionnaire fut de modifier ce qui était cultivé dans les Grandes Plaines en créant une forme de blé appelée "kernza". Ce dernier possède des racines profondes – comme l'herbe de bison qui y poussait à l'origine –, il ne dégrade pas les sols au fil des ans et, au contraire, les enrichit. De plus, il capte le carbone au lieu d'en émettre.

On cultive désormais suffisamment de kernza pour approvisionner les boulangeries, les brasseries et les chefs. Le Land Institute espère avoir une variété encore plus productive d'ici à 2030 pour que celle-ci puisse supplanter le blé actuel. Cela changerait littéralement la donne et supprimerait d'immenses superficies de monoculture industrielle.

Cependant, les alternatives à l'agriculture industrielle ne se limitent pas à la terre. De nombreuses initiatives voient le jour, dans le monde entier, pour améliorer l'aquaculture. Parmi les plus encourageantes, on peut citer le système Agriculture océanique 3D (3D Ocean Farming) créé par Bren Smith dans la ville côtière de New Haven, dans le Connecticut. Les algues (varech), les moules, les coquilles Saint-Jacques et les huîtres sont toutes élevées en symbiose dans une ferme océanique sous-marine. Celle-ci produit autant de nourriture qu'un champ de pommes de terre de surface égale, sans utiliser aucun pesticide ni aucun fertilisant, et pour un investissement initial minime. Le système permet de diminuer le taux d'azote et de phosphore des océans, tout en augmentant la production durable de nourriture et de fertilisants.

Dans l'ensemble de ces cas de figure, le véritable obstacle n'est pas nécessairement la découverte d'une méthode agricole durable qui atténue les dégâts de l'agriculture industrielle, mais de fournir des efforts plus généralisés pour que ceux-ci deviennent des alternatives viables. Certains parlent de cultures à plus grande échelle, mais ce n'est vraiment pas la solution ; il s'agit plutôt de répliquer des systèmes durables de petite et moyenne taille dans des millions de lieux différents à travers le monde. Nous pourrions ainsi commencer à transformer et remplacer le système agricole industriel.

Il existe même quelques modèles de ferme du futur. Celle que je connais le mieux est la Full Belly Farm, fondée en 1985 dans la vallée de Capay, en Californie. Sur ses 160 hectares – la taille parfaite d'une exploitation "moyenne" –, Full Belly met l'accent sur la biodiversité et la fertilité des sols grâce à la rotation des cultures, les cultures de couverture, le compostage et l'élevage de bétail. Elle vend des dizaines de cultures à des magasins et restaurants, dans des marchés fermiers et à une ASC (Amap) composée de 1 100 adhérents. La ferme a été fondée par 4 associés, puis ils ont été rejoints par une seconde génération et 80 employés, qui ont un emploi fixe à l'année, ainsi que des avantages.

Les paysages sont magnifiques : la ferme se compose de 50 champs gérés de façon indépendante qui célèbrent la diversité de la nature. Les fleurs sauvages attirent toutes sortes de pollinisateurs, le bétail fait office de "tondeuse et de fertilisant". Et le compostage joue un rôle majeur et efficace : dans une zone où la quantité moyenne de matières organiques dans le sol est de 0,7 %, elle est de 3 % à Full Belly, ce qui rend l'apport en nutriments synthétiques non nécessaire. La gestion de l'eau, toujours importante en Californie, se fait par un système souterrain d'irrigation au goutte-à-goutte.

L'installation tout entière offre un contraste frappant avec la monoculture, qui s'étend de façon uniforme sur des kilomètres. La ferme est parvenue à être durable sur le long terme et elle est à présent aussi proche du paradis agricole qu'on peut l'imaginer. Je suppose que 5 000 fermes du calibre de Full Belly pourraient nourrir 5 millions de gens, soit davantage que la population de l'Alabama. Et cela serait réalisable avec seulement 16 000 hectares de terres cultivées, soit moins de 5 % de l'ensemble des terres arables de cet État. La plupart des comtés de l'Iowa cultivent une surface supérieure de maïs et de soja qui ne sont pas durables – et, comme nous l'avons vu, qui ne sont bénéfiques à presque personne.

Les cas isolés de cultures presque idéales sont inspirants, mais pour qu'ils deviennent la norme, beaucoup de travail et d'organisation sont nécessaires : le pouvoir au plus grand nombre plutôt qu'entre les mains de quelques-uns commence par la puissance des mouvements populaires. En 1969, lorsque les Black Panthers ont soutenu le boycott du raisin de table, cela a montré la voie à une coalition multiraciale souhaitant remettre en question l'ordre établi. C'est de ce modèle que s'inspire l'Heal (Health, Environment, Agriculture, Labor) Food Alliance, un regroupement de cinquante organisations dont la mission est de construire un pouvoir collectif pour créer un meilleur système alimentaire.

Beaucoup d'organisations membres de l'Heal ont été mentionnées au fil de ces pages. On peut en citer d'autres, dont I-Collective, un groupe composé de chefs indigènes, d'artistes, d'agriculteurs conservant leurs semences et d'activistes se ralliant autour de la souveraineté alimentaire. Soul Fire Farm est un site de 32 hectares à Petersburgh, dans l'État de New York, qui dirige une ASC (Amap) composée de 100 familles adhérentes, connu pour organiser des formations relatives à l'activisme dans le domaine de la justice alimentaire auprès de Noirs, indigènes et gens de couleur, qu'ils soient agriculteurs ou non. Family Farm Action rassemble les éleveurs de bétail et les propriétaires de ranchs du Midwest autour d'une réforme et d'une politique rurales antitrusts. Enfin, Justicia Migrante (Justice migrante), dirigée par des ouvriers agricoles des étables laitières du Vermont, a obtenu un accord "Milk with Dignity" avec Unilever en 2015, propriétaire de la marque Ben & Jerry's.

Et il existe bien entendu des organisations qui ne font pas partie de l'Heal et qui réalisent un travail similaire aux quatre coins des États-Unis. Nuestras Raíces (Nos racines), par exemple, utilise 12 hectares de terres arables dans le Massachusetts pour offrir à de jeunes agriculteurs, principalement portoricains, la chance de pouvoir créer leur propre entreprise et de produire de la nourriture pour leur communauté. Dans la Vallée centrale de Californie, Land-Based Training Association (Alba) fournit des terres, un soutien financier et une formation pour aider les ouvriers agricoles à créer leur propre ferme. Enfin, après avoir remporté une victoire syndicale contre Driscoll dans l'État de Washington, quatre ouvriers agricoles mexicains ont lancé Cooperativa Tierra y Libertad pour répondre à la demande de fruits cultivés et récoltés de façon équitable.

Il existe des dizaines, sinon des centaines, d'exemples de ce type, dont la plupart partagent le même objectif : créer une plateforme politique et un mouvement en faveur d'une "véritable alimentation", pour reprendre les termes de l'Heal.

Dans un monde où l'alimentation est un outil politique et où le pouvoir se construit au gré des coalitions, l'Heal et d'autres mouvements similaires sont notre meilleur espoir pour apporter un changement du système alimentaire dans un avenir proche. À l'évidence, un effort collectif et une certaine coordination seront nécessaires pour obtenir la justice alimentaire – une terre pour ceux qui veulent la travailler, un pays rempli de fermes au service de leur communauté, une nourriture saine pour tous, etc. – qui ne soit pas réservée à quelques individus intelligents et chanceux.

Dans le domaine alimentaire, toutes les solutions sont interconnectées. Comme toutes les autres batailles qu'il nous reste encore à remporter – pour la justice raciale et économique, la lutte pour atténuer le changement climatique –, on en revient toujours à la richesse de la nature et à la façon dont les humains la protègent et la partagent.

CONCLUSION

NOUS MANGEONS TOUS

Cette histoire ne comporte aucune fin, ou en tout cas aucun humain vivant à l'heure actuelle ne la verra. Nous savons que nous ne pouvons pas continuer à manger ou vivre sans un système alimentaire raisonné. Nous ne savons pas exactement à quoi il pourrait ressembler (et quiconque prétend le contraire se trompe certainement), pourtant nous pouvons discerner les chemins qui nous y mèneront ; ils sont nombreux, comme nous avons pu le voir dans le chapitre précédent.

Qu'est-ce qu'un système ? Un ensemble de choses ou de principes qui interagissent. Une voiture est un système, un ensemble de pièces qui fonctionnent de façon simultanée jusqu'à une fin prévisible. C'est un système simple : nous savons quand une Camry[1] fonctionne et quand ce n'est plus le cas. Cinq mécaniciens de Toyota s'accorderaient sur la façon de la réparer, et ils le feraient comme il est recommandé de le faire, selon une méthode éprouvée.

Une vision du monde réductionniste considère chaque système de cette manière. Mais certains systèmes sont plus complexes. Au cœur de ces ensembles – l'économie mondialisée, le corps animal, le climat –, les interactions sont imprévisibles et difficiles à évaluer avec précision. Ils forment un tout qui ne se résume pas à la somme de ses parties. Et lorsque des problèmes se développent au sein de ces systèmes compliqués, ils sont difficiles à diagnostiquer et encore plus à résoudre.

Le système alimentaire est complexe. Il possède une myriade de composantes et leurs interactions sont multidimensionnelles. De plus, il est en mauvais état : il s'est transformé en machine à profit qui ignore la façon dont ses éléments interagissent et dépendent les uns des autres. Il n'est pas équitable, résilient ou durable. Il ne remplit même pas son

1. Modèle de voiture de la marque Toyota. *(N.d.T.)*

but premier : nourrir. (En réalité, le principal objectif du système alimentaire actuel est de profiter à ses propriétaires.)

Le système alimentaire a besoin qu'on y travaille, et on ne possède pas de mode d'emploi.

Déterminer la voie à suivre est un effort collectif, qui doit être guidé par ceux dont la voix a été ignorée : les femmes, les gens de couleur et les habitants des anciennes colonies. Et cela ne s'applique pas seulement à l'alimentation. Une société qui offre des chances de survie doit être coopérative, avec un objectif d'égalité, de justice et de traitement adapté pour la terre.

Une vision audacieuse est cruciale, car changer des systèmes complexes nécessite un ajustement constant. On ne peut pas régler le problème en un jour. Il faut être prêt à avancer sans savoir à quoi le périple ressemblera. "Nous voulons un système alimentaire équitable et durable" est une magnifique déclaration, à laquelle la plupart des gens adhéreront certainement. De même, ils conviendront que tout le monde devrait avoir un accès égal aux biens de première nécessité et la possibilité de vivre sans souffrance inutile. Mais tracer une seule et unique voie pour y parvenir est impossible : cela se produira à petits pas.

Et il y aura des revers : chacun d'eux nécessitera des réajustements et une réinvention. Mais nous devons commencer maintenant. Les crises climatiques et du Covid-19 montrent que nous aurions sans doute dû commencer il y a vingt ans.

Sans aucun contrôle, les dirigeants des grandes industries continueront d'extraire des richesses, et le coût pour la nature et la plupart des humains sera élevé. Ils feront de leur mieux pour lutter pour le "droit" d'ignorer ces coûts, généralement en achetant des hommes politiques, en luttant contre les mesures correctives, n'accordant que peu de considération à ceux qui existent, et absorbant les coûts créés par leur conduite – tant que cela reste rentable.

Le capitalisme dépend d'une croissance économique éternelle, qui est impossible selon la science, comme selon le bon sens. Cette croissance est mesurée par le PIB, qui inclut l'ensemble de l'argent dépensé en biens et services. Selon ces critères, la guerre est un atout, car elle stimule la production. Déboiser une forêt pour la transformer en terre cultivable crée des emplois et des marchandises ; cultiver du maïs et du soja produit de la malbouffe commercialisable… et même les coûts de santé qui en résultent – tout cela représente la "croissance". Les coûts de cette croissance sont ensuite répercutés sur la santé et le bien-être de la majorité des humains, et de la planète. Par conséquent, la "croissance" et le PIB sont de terribles outils de mesure du bien-être.

L'agriculture est un sous-ensemble. Ses maîtres actuels veulent de la "croissance" et, pour l'obtenir, ils aiment que l'on s'inquiète de la difficulté à "nourrir 10 milliards d'individus" – la population mondiale estimée en 2050. Ils veulent que l'on reste concentré sur de plus hauts rendements à n'importe quel prix, mais ce n'est rien de plus qu'un détournement de l'attention digne d'un magicien ("Regardez ici !") alors que l'action réelle est ailleurs.

Il y a déjà assez de nourriture (et assez de presque toutes les autres ressources essentielles) pour que tous les êtres humains vivent bien, sans dévaster la planète. Laisser le désespoir et les mythes de pénurie guider notre vision revient à tomber entre les mains de l'industrie. Il est préférable de donner la priorité à la sécurité alimentaire et à l'utilisation raisonnée de l'abondance qui existe déjà. Notre plus grand défi est de le faire en nuisant moins aux individus et à l'environnement, en s'assurant que les richesses, les pouvoirs et les privilèges soient équitablement répartis, en étant guidés par la moralité.

Il est banal de dire que la terre subviendra à nos besoins, mais c'est vrai. Ce que l'on appelle l'"agriculture paysanne" nourrit 70 % de la population mondiale avec seulement 25 % de ses ressources agricoles. L'agriculture industrielle utilise les 75 % restants pour produire une alimentation qui est accessible à moins d'un tiers de la population de la planète – en partie parce que la moitié de ce qui est produit par l'agrobusiness n'est même pas destinée aux humains.

Ignorée par les recherches financées par l'État, combattue par la finance mondiale, déconseillée par la plupart des dirigeants, l'agriculture paysanne offre un meilleur rendement que l'agriculture industrielle. Si elle bénéficiait du même type de soutien que cette dernière – recherches, subventions, terres bon marché ou gratuites, etc. –, elle pourrait devenir encore plus productive. Au lieu de cela, ces ressources sont détournées de ceux qui pourraient construire un véritable système alimentaire pour être employées à assurer les profits de l'agriculture industrielle.

Certains affirment que l'innovation technologique est la voie à suivre et que l'amélioration du système existant le sauvera. À n'en pas douter, l'innovation sera utile pour créer un système durable : créer de la viande sans animaux, ou des biocarburants sans maïs ni aucune autre matière végétale vivante, accroître la photosynthèse même en utilisant le génie génétique de façon raisonnée, augmenter la nutrition des cultures ou leur capacité à fixer l'azote, ou employer différentes formes d'"agriculture de précision" qui diminuent les besoins en eau et en produits chimiques.

Mais la technologie ne réglera pas la relation fondamentalement déficiente entre l'alimentation, les individus et la planète. Elle ne donnera pas aux gens davantage de contrôle sur leur propre alimentation, et dans presque tous les cas, elle est légalement tenue de placer le profit avant le véritable progrès, indépendamment des coûts. Car en dépit d'un discours de "rupture", la plupart des technocrates croient que le système est foncièrement sain ; même ceux qui prétendent travailler dans le sens de la durabilité font généralement du simple greenwashing. Et n'oubliez pas que les innovations technologiques dans le domaine de l'agriculture sont en partie ce qui nous a mis dans cette fâcheuse situation en premier lieu.

La technologie est agnostique. Comme la science de façon plus générale, lorsqu'elle est mise à profit dans l'intérêt d'une vaste communauté, elle peut faire des miracles. Quand elle est employée en tant que machine à profit, elle peut avoir des effets secondaires à la fois bons et mauvais. Par exemple, lorsqu'il est démontré qu'un pesticide est nocif, la solution du technocrate n'est pas de trouver comment cultiver sans produits chimiques, mais de créer un "meilleur" pesticide.

La "solution" proposée avec la version actuelle des succédanés de viande en est un autre exemple. Même si les hamburgers végétaliens offrent une alternative à la viande et qu'ils sont produits sans souffrance animale, ce sont malgré tout des aliments ultratransformés et, en tant que tels, ils ne règlent pas les problèmes de la monoculture, des produits chimiques, de l'extraction et de l'exploitation. Pas plus qu'ils ne "remplacent" la viande produite de façon industrielle (dont les ventes n'ont pas diminué depuis que les succédanés de viande sont devenus populaires), mais viendront plutôt s'y ajouter sur les rayons des supermarchés. Le véritable progrès signifie résoudre ces problèmes sous-jacents.

De même, lorsque le soda est remanié pour être moins nocif, quand des barres chocolatées ou des barres "granola" tout aussi peu nutritives sont enrichies en fibres ou autres nutriments, lorsque le soja est cultivé pour produire une énergie "durable", tout cela n'apporte guère de bénéfice aux consommateurs ou aux agriculteurs.

La "solution" favorite de l'industrie fait peser la responsabilité sur le consommateur, le pressant de modifier son comportement. Les sermons du type "Bougez" ou "Ayez une alimentation diversifiée" ne sont pas *mauvais* en soi, mais à moins qu'ils ne soient accompagnés de changements au niveau de l'approvisionnement et de la politique alimentaire, ils n'auront que peu d'effet sur le système actuel.

Il est évident qu'un régime équilibré et nutritif est essentiel, tout comme l'exercice. Mais face à l'omniprésence et à la prédominance de produits ultratransformés, la bataille est perdue d'avance, et ajouter une dose de culpabilité à une alimentation toxique n'est d'aucune utilité. "Modifiez votre façon de manger et l'agriculture suivra" est également loin de la vérité. Bien sûr, il est important de s'alimenter correctement, mais la capacité à le faire est loin d'être universelle.

Il est souvent vrai que la production détermine la consommation, et cela est particulièrement vrai dans le domaine de l'alimentation : produisez du pain complet au lieu de pain de mie industriel, proposez du riz et des haricots plutôt que des pizzas industrielles, les consommateurs seront en meilleure santé et les coûts médicaux diminueront.

La production alimentaire a longtemps été subventionnée. Dans le monde occidental, cela a commencé en Europe avec la violente confiscation de terres aux habitants d'origine pour les octroyer à des mâles blancs. Aujourd'hui, le gouvernement subventionne une forme de production qui crée des aliments nocifs avec lesquels il inonde les marchés absolument partout.

L'alimentation est peut-être toujours subventionnée, et il n'y a aucun mal à cela. La nourriture – peut-être même encore plus que les autoroutes, les services de santé, l'armée, les chemins de fer, les banques et le réseau électrique – est un besoin vital. Nous pouvons dépenser notre argent commun pour soutenir une agriculture industrielle destructrice ou pour créer de nouvelles fermes dirigées par des gens souhaitant cultiver de véritables aliments, qui pourront ensuite dominer la production et la distribution. C'est la raison d'être de la société.

Lorsque les changements d'attitude sont motivés par une politique raisonnée et éthique, le progrès peut avoir lieu. Nous avons banalisé l'utilisation de la ceinture de sécurité et réduit le tabagisme, nous avons entraîné un changement de comportement à force de taxes, de réglementations et d'éducation. Nous avons interdit les campagnes marketing de produits nocifs pour les êtres humains et nous avons démocratisé tout ce qui peut leur permettre de guérir. Comme nous l'avons vu dans le dernier chapitre, si nous taxons les sodas et rendons l'eau potable gratuite disponible partout, les gens boiront moins de soda et davantage d'eau. Leur santé s'améliorera et les différentes initiatives s'autofinanceront. C'est un simple début.

L'innovation provenant de l'industrie ne va pas améliorer la nourriture et le régime alimentaire, pas plus que les "achats raisonnés". L'un comme l'autre sont des solutions imparfaites. C'est le système en soi que l'on doit changer, en remettant en question ses valeurs et ses objectifs, pour le réinventer. Nous avons besoin d'une législation qui soutient l'agriculture et entretient la fertilité des sols. Nous avons besoin de transformation alimentaire dont l'objectif est d'être nutritive. Et nous avons besoin d'une économie qui soutient les individus voulant cultiver et cuisiner de la nourriture pour leur communauté. Cela se produira lorsque les citoyens s'organiseront et forceront les gouvernements à faire leur travail. Une alimentation saine en découlera.

Le changement est inévitable et pourrait être soudain, et même catastrophique. Le Covid-19, la Grande Récession de 2008 et le tsunami de 2004 sont tous des événements récents et des exemples marquants. Chacun d'eux a été une opportunité pour les êtres humains d'édicter leurs propres règles et leurs propres changements. Comme l'a révélé Naomi Klein dans *La Stratégie du choc*, les grandes entreprises et les gouvernements alliés utilisent souvent les désastres comme des opportunités de consolider pouvoir et profits. Mais Naomi Klein évoque également, tout comme Rebecca Solnit, la solidarité et la générosité entre les individus, même lorsque les politiques ne changent pas en faveur d'un monde meilleur. Ces moments sont une chance de transformer la société de façon positive.

Le Covid-19 a montré que l'austérité budgétaire est un masque pratique et une tactique alarmiste destinés à perpétuer l'avidité, qui passent souvent inaperçus. Une aide financière de 2 000 milliards de dollars a été votée très rapidement avec un appui bipartite, et de nouvelles aides ont suivi. Deux mille milliards de dollars représentent plus de trois fois le budget militaire des États-Unis, ce qui est déjà suffisant pour créer et soutenir, par exemple, 10 millions de nouvelles exploitations agricoles – à peu près ce qu'il faut pour approvisionner l'ensemble des Américains avec de la véritable nourriture.

Les dés étaient peut-être pipés concernant les sauvetages financiers liés au Covid, mais cela a montré que lorsque les circonstances nécessitent que l'on agisse, on peut faire ce qui semblait autrefois impossible. Des réformes qui étaient en cours depuis des années, voire des décennies, sont étonnamment devenues "raisonnables" seulement un mois après le début de la pandémie, et sans plus de cérémonie. Et pour ceux qui en avaient besoin, il y a eu de la nourriture, des gardes d'enfants, des hébergements, des transports gratuits… des crédits et des allègements de dettes, un moratoire sur les coupures d'eau et d'électricité. Il y a eu davantage de pistes cyclables et de zones piétonnes, moins d'arrestations et de poursuites judiciaires, des libérations de prisonniers, une forme rudimentaire de revenu minimum garanti, et même une brève "suspension du capitalisme", comme on n'en avait pas connu depuis la Deuxième Guerre mondiale. De toutes ces mesures, très peu relevaient d'une politique nationale officielle, aucune n'a été annoncée comme un changement durable et, comme toujours, beaucoup de ceux qui avaient le plus besoin d'aide ont été ignorés – alors ne nous emballons pas. Mais même sous la présidence de Donald Trump, un "dirigeant" peu coopératif (c'est le moins que l'on puisse dire !), beaucoup de gens ont reconnu pour la première fois qu'il y avait un bien commun, et que personne ne devrait renoncer à son bien-être pour générer du profit pour quelqu'un d'autre. (En 2020, des sondages ont conclu qu'une majorité de gens privilégiait la santé et le bien-être sur "l'économie".)

Cependant, il y a une différence entre une nouvelle forme d'anarchie et un nouvel ensemble de règles allant dans le sens du progrès. Les alternatives sont claires, mais elles ne sont pas garanties. Elles étaient également claires en 2008, puis tout a recommencé comme avant. Et même si je suppose que l'on peut toujours dire cela, nous pourrions être à un moment charnière. Espérons-le.

Nous ne devrions pas attendre une crise pour initier un changement nécessaire, mais comme c'est souvent ainsi que les choses se produisent, peut-être devrions-nous reconsidérer le terme de "crise". Pour reprendre les mots de Greta Thunberg, la jeune militante écologiste engagée dans la lutte contre le réchauffement climatique : "Nous ne pouvons pas résoudre une urgence sans la traiter comme telle."

Le Covid-19 a montré une fois de plus que l'action humaine peut être prompte à gérer une crise. Mais le plus souvent, le changement intentionnel est progressif. Chaque pas en avant détermine le suivant. Les luttes en faveur des droits civils des années 1950 et 1960 ont donné naissance aux mouvements Black Power et Black Lives Matter. "Don't ask, don't tell[1]" fut une étape qui a permis au mariage pour tous de voir le jour. Les rassemblements destinés à faire reconnaître les horribles

1. "Ne demandez pas, n'en parlez pas" est une politique et une législation discriminatoires en vigueur entre 1994 et 2011 dans les forces armées des États-Unis vis-à-vis des homosexuels et bisexuels. *(N.d.T.)*

répercussions du sida ont été à l'origine du traitement de la maladie. Les luttes pour le droit de vote ont débuté au XIXe siècle.

L'écologie nous enseigne que tout est interconnecté, et que tandis que chaque partie s'améliore, il en va de même de l'ensemble. Même nos corps sont des systèmes complexes composés de milliards de microbes et de cellules, qui fonctionnent dans les meilleures conditions lorsqu'ils interagissent entre eux et avec le monde. Certes, les êtres humains y tiennent une place spéciale. Mais à mesure que nous découvrons à chaque nouvelle étude sur le sujet qu'il en va de même des animaux, il est de plus en plus inacceptable et peu averti de les considérer comme inférieurs à nous : ils sont simplement différents. Lorsque nous prenons conscience que nous sommes moins des êtres individuels qu'une part d'air, d'eau, des arbres, de l'univers, de la vie, en communication avec tout ce qui vit, nous pouvons devenir des participants plus sains au sein de notre environnement.

Nous ne sommes pas totalement mus par notre instinct, comme les autres animaux ; nous risquons l'échec et prenons nos propres décisions, et la coopération, l'égalité ainsi que l'altruisme sont partie intégrante de notre véritable personnalité. Comme les abeilles, chacun de nous peut agir de façon solidaire pour le bénéfice commun.

Le traitement équitable pour ceux qui ont de tout temps été exploités et maltraités est une véritable lame de fond. Martin Luther King Jr. l'avait compris lorsqu'il a prononcé ces mots : "La révolution noire est bien plus qu'une lutte pour les droits des Noirs. Elle oblige les États-Unis à affronter ses travers inextricables : le racisme, la pauvreté, le militarisme et le matérialisme."

La culture dominante veut nous faire croire qu'un meilleur système est impossible à atteindre. Mais pour paraphraser Ursula Kroeber Le Guin, le droit divin des rois était autrefois considéré comme définitif. Pour reprendre l'expression célèbre de Margaret Thatcher, "il n'y a pas d'alternative" au corporatisme effréné ; en d'autres termes, la seule façon d'assurer l'avenir de l'humanité est de la détruire.

L'illusion n'est pas que le changement est possible, mais qu'il est évitable. Le choix qui s'offre à nous n'est pas de modifier notre façon de vivre ou de simplement nous en sortir tant bien que mal, comme nous l'avons toujours fait. Le choix est de changer le système ou d'être voués à la catastrophe.

À un niveau individuel, nous avons peu de pouvoir. Mais collectivement, seule la nature est plus forte que nous. Nous sommes maintenant à l'ère géologique de l'Anthropocène, au cours de laquelle les humains ont changé la face de la Terre et déterminent son avenir. Il nous revient de mettre ce contrôle à profit pour en tirer le meilleur, et l'ignorance n'est plus une excuse : nous connaissons notre force et les conséquences lorsque nous l'utilisons à mauvais escient.

Nous pourrions créer des leaders ayant une vision grâce à laquelle nous pourrons soutenir des communautés et promouvoir ensemble un changement significatif et positif. Mais le changement ne commence pas avec l'accès au pouvoir d'un sauveur ; il commence avec la force du peuple uni autour d'objectifs communs. Barack Obama a été élu parce que le peuple voulait le changement et la justice, mais en tant qu'agent du changement, il a été inefficace parce qu'il n'était pas mû par un mouvement. La source du changement est le peuple qui s'organise aux niveaux local, national et international en manifestant, en votant, en faisant du porte-à-porte, des discours, et en créant des coalitions.

Nous devons exercer une pression sur les défenseurs du système actuel. Dans le domaine alimentaire, cela signifie organiser des piquets de grève et boycotter les chaînes de fast-food qui refusent d'adopter des normes de travail équitables ou des protections contre le harcèlement sexuel. Nous devons également soutenir les travailleurs de l'industrie de la viande qui espèrent créer un syndicat, participer à des recours collectifs pour protéger l'environnement vis-à-vis des exploitations intensives d'alimentation du bétail (Cafo), encourager les grèves étudiantes pour faire cesser les liens entre les universités et Big Food, et œuvrer pour le droit universel à une alimentation saine.

Quelle amorce de changement minime pouvons-nous engager cette semaine, ce mois-ci ou cette année pour aller dans le sens d'un système alimentaire juste ? Et à quoi ressemblerait-il ? Les réponses sont nuancées et complexes, car tout est interconnecté et chaque acte a des conséquences. Payer les agriculteurs de façon équitable, par exemple, augmenterait le prix de la véritable alimentation, ce qui se répercuterait sur l'ensemble du système alimentaire, le système de santé, l'économie internationale et l'environnement.

Bien entendu, cela n'est pas une raison pour ne pas payer les agriculteurs de façon équitable. C'est une raison pour considérer le changement nécessaire comme un changement global, pour l'étudier et voir à quels dangers il nous expose pour les traiter rapidement.

Le changement durable de notre système alimentaire nécessite une double approche. Le changement à un niveau personnel est important, chaque fois que cela est possible, à la fois pour sa propre santé et son équilibre mental, et pour soutenir ceux qui font un excellent travail, et même pour servir d'exemple. Cela peut être de rejoindre une Amap qui soutient de petits agriculteurs agroécologiques, modifier ses habitudes alimentaires, créer un jardin communautaire ou soutenir des initiatives qui visent à améliorer les salaires, les conditions de travail et les droits des ouvriers agricoles. Beaucoup d'entre nous peuvent s'impliquer aujourd'hui.

Dans le même temps, nous devons changer à un niveau plus global, en commençant par reconnaître que l'accès à une nourriture saine est un droit humain universel de base et que le bien-être de la planète prévaut sur les profits des grandes entreprises. Réfléchir sérieusement à ces questions, adopter des idées radicales que nous n'avions jamais envisagées jusque-là… tout cela amorce un changement de culture. Un changement en entraîne un autre.

Vous vous demandez peut-être : "Que puis-je faire maintenant ?" En plus des idées mentionnées ci-dessus, je vous recommande de soutenir le Green New Deal.

Peu d'entre nous étaient vivants à l'ère du New Deal de Roosevelt, mais il influe encore sur chacune de nos vies. Malgré ses défauts, ses succès furent notoires : une hausse de l'emploi, un soutien à la création de syndicats, des avantages pour les travailleurs et même pour les chômeurs, la sécurité sociale, la défense et la réparation des dommages de l'environnement et les travaux publics – dont la construction de centaines d'aéroports, de dizaines de milliers de ponts, et de centaines de milliers de kilomètres de routes.

Le Green New Deal pourrait avoir un impact plus important encore. Avec la neutralité carbone comme objectif premier, il soutiendrait nécessairement les énergies renouvelables et l'agriculture durable. Il pourrait également offrir une garantie de l'emploi pour ceux qui peuvent travailler et un revenu garanti pour tous ; la fin du problème des sans-abris ; un programme de soins de santé universel ; l'accès à la terre pour les nouveaux agriculteurs, et en particulier les gens de couleur ; le retour à l'état sauvage et la réhabilitation des zones naturelles, etc.

Idéalement, le Green New Deal serait mondial et équitable, les pays riches payant davantage et investissant dans les pays plus pauvres, tout en garantissant leur autonomie. Le moment est venu de mettre un terme au mythe de l'exception américaine, et de passer de la concurrence mondiale à la coopération mondiale.

Ce n'est qu'en changeant la structure du pouvoir et de l'économie (cf. *Tout peut changer* de Naomi Klein) que nous pouvons cesser de polluer l'environnement. De même, instaurer l'égalité des races et des genres signifie en partie réparer le vol des terres, les violences raciales et sexistes et des siècles d'accumulation de richesses – principalement par des hommes européens et euro-américains – qui ont toujours cours. Cela signifie une réforme agraire, une alimentation nutritive accessible à tous, indépendamment de leur capacité à la payer… Cela signifie un changement au niveau de la vente à grande échelle.

Il est de notre ressort d'inciter le gouvernement à s'occuper des menaces qui pèsent sur notre bien-être collectif, de l'immoralisme des grandes entreprises au changement climatique en passant par les maladies chroniques. Mais juste au moment où nous en avons le plus besoin, le gouvernement américain a été profondément démantelé. Et ce qu'il en reste est au mieux impuissant et au pire malveillant.

Pour citer le philosophe Max Roser : “Trois choses sont vraies en même temps : le monde est bien meilleur ; le monde est atroce ; et le monde pourrait être bien meilleur.” Il y a beaucoup de bonnes actions à mener.

Nous devons choisir comment réagir à la crise. Nous pouvons choisir le déni (“Il n'y a pas de crise…”) ou le désespoir (“Il est impossible d'y mettre un terme…”). Ou nous pouvons choisir la meilleure réaction : l'action.

Échapper au désastre d'un système alimentaire mondial sera un travail de fourmi et un parcours semé d'embûches, mais celui-ci nous donnera l'opportunité de recréer notre société.

Heureusement, nous n'avons pas besoin de savoir comment nous parviendrons au bout de ce périple pour nous y engager. Nous pouvons être réfléchis et consciencieux, et choisir la justice et la raison plutôt que l'avidité et la peur. Nous pouvons construire des systèmes plus forts et plus sains pour le bénéfice du plus grand nombre et pour des communautés bâties par tous et où chacun joue un rôle. Nous pouvons choisir durablement la paix et la coopération plutôt que le conflit. Nous avons le pouvoir de changer de tout cela.

Nous mangeons tous. Assurer la nourriture dont nous avons besoin pour subsister et prospérer est l'occupation humaine la plus essentielle et la plus importante. Ce que nous faisons pour y parvenir définit notre présent et détermine notre avenir.

BIBLIOGRAPHIE

Parmi les nombreuses sources que j'ai consultées pour écrire *L'Histoire aberrante de l'alimentation*, les textes indiqués ci-dessous sont ceux qui m'ont semblé le plus significatifs. Ce sont également les plus intéressants pour ceux qui souhaiteraient approfondir certains aspects de ce vaste sujet. C'est également une sorte de liste de mes favoris.

Deborah Fitzgerald, *Every Farm a Factory : The Industrial Ideal in American Agriculture*, Yale University Press, New Haven, CT, 2003.

John Bellamy Foster, *The Vulnerable Planet : A Short Economic History of the Environment*, Monthly Review Press, New York, 1999.

Ernesto Galarza, *Merchants of Labor : The Mexican Bracero Story*, McNally & Loftin, Santa Barbara, 1964.

Alyshia Gálvez, *Eating NAFTA : Trade, Food Policies, and the Destruction of Mexico*, University of California Press, Berkeley, 2018.

D. B. Grigg, *Agricultural Systems of the World : An Evolutionary Approach*, Cambridge University Press, Cambridge, 1974.

Julie Guthman, *Weighing In : Obesity, Food Justice, and the Limits of Capitalism*, University of California Press, Berkeley, 2011.

John Ikerd, *Crisis and Opportunity : Sustainability in American Agriculture*, University of Nebraska Press, Lincoln, 2008.

Saru Jayaraman et Kathryn De Master, *Bite Back : People Taking on Corporate Food and Winning*, University of California Press, Berkeley, 2020.

Chin Jou, *Supersizing Urban America : How Inner Cities Got Fast Food with Government Help*, University of Chicago Press, Chicago, 2017.

David L. Katz, *The Truth about Food : Why Pandas Eat Bamboo and People Get Bamboozled*, Dystel & Goderich, New York, 2018.

David Kessler, *The End of Overeating*, Rodale, Emmaus, 2009.

Naomie Klein, *Tout peut changer : capitalisme et changement climatique*, Actes Sud, Arles, 2015.

Bruce Kraig, *A Rich and Fertile Land : A History of Food in America*, Reaktion, London/Islington, 2017.

Frances Moore Lappé, *Diet for a Small Planet*, Ballantine, New York, 1971.

Kristin Lawless, *Formerly Known as Food : How the Industrial Food System Is Changing Our Minds, Bodies, and Culture*, St. Martin's, New York, 2018.

Christopher Leonard, *The Meat Racket : The Secret Takeover of America's Food Business*, Simon & Schuster, New York, 2014.

Harvey Levenstein, *Revolution at the Table : The Transformation of the American Diet*, University of California Press, Berkeley, 2003.

Charles C. Mann, *1493 : comment la découverte de l'Amérique a transformé le monde*, Albin Michel, Paris, 2013.

Maryn McKenna, *Big Chicken : The Incredible Story of How Antibiotics Created Modern Agriculture and Changed the Way the World Eats*, National Geographic, Washington, DC, 2017.

David R. Montgomery, *Dirt : The Erosion of Civilizations*, University of California Press, Berkeley, 2007.

Dan Morgan, *Merchants of Grain : The Power and Profits of the Five Giant Companies at the Center of the World's Food Supply*, Penguin, New York, 1980.

Michael Moss, *Sucre, sel et matières grasses : comment les industriels nous rendent accros*, Éditeur Calmann-Lévy, Paris, 2014.

Marion Nestle, *Food Politics : How the Food Industry Influences Nutrition and Health*, University of California Press, Berkeley, 2002.

—, *Soda Politics : Taking on Big Soda (and Winning)*, Oxford University Press, Oxford, 2015.

Maureen Ogle, *In Meat We Trust : An Unexpected History of Carnivore America*, Houghton Mifflin Harcourt, Boston, 2013.

Raj Patel, *Stuffed and Starved : The Hidden Battle for the World Food System*, Melville House, New York, 2012.

Raj Patel et Jason W. Moore, *Comment notre monde est devenu cheap : une histoire inquiète de l'humanité*, Flammarion, Paris, 2018.

Amartya Sen, *Poverty and Famines : An Essay on Entitlement and Deprivation*, Clarendon Press, Oxford, 1981.

Steve Striffler, *Chicken : The Dangerous Transformation of America's Favorite Food*, Yale University Press, New Haven, CT, 2005.

David Wallace-Wells, *La Terre inhabitable : vivre avec 4 °C de plus*, Robert Laffont, Paris, 2022.

Monica M. White, *Freedom Farmers : Agricultural Resistance and the Black Freedom Movement*, University of North Carolina Press, Chapel Hill, 2018.

Timothy A. Wise, *Eating Tomorrow : Agribusiness, Family Farmers, and the Battle for the Future of Food*, New Press, New York, 2019.

Ellen Meiksins Wood, *L'origine du capitalisme : une étude approfondie*, Lux, 2020.

REMERCIEMENTS

En 1983, mon ami disparu Gene Cooney m'a dit : "À un moment donné, tu vas devoir mettre un point final." *L'Histoire aberrante de l'alimentation* évolue, mais la date butoir est arrivée. Cela est à la fois synonyme de soulagement et de frustration pour moi car, encore une fois, je reconnais la rapidité avec laquelle les choses changent, et combien une histoire telle que celle-ci n'est rien de plus qu'une tentative de saisir un moment donné, de définir le passé et le présent, à mesure que "le présent" devient passé. Et ainsi de suite.

Ma conscience de la "justice" a commencé en 1960, avec la reconnaissance de la cruauté de la peine capitale, et elle s'est poursuivie par un premier contact avec le mouvement des droits civiques et ses héros et, par la suite, avec le mouvement pacifiste Black Power et le mouvement féministe. J'ai été sensibilisé à la justice environnementale plus tardivement, et ce n'est que plus tard encore que j'ai compris le rôle de l'alimentation et de l'agriculture.

Malgré tout, ce livre est un point de repère au cours d'un long périple jalonné de beaucoup de personnes à remercier. Sur un plan personnel, je voudrais citer Jim Cohen, Mitch Orfuss, Mark Roth, Ken Heisler, Fred Zolna, Etta Milbauer Rosen, David Vogelstein, Madeleine Julie Meacham, Karen Baar, Ellen Furstenberg, Bruce Cohn, J. W. Bancroft, David Paskin, Pamela Hort, Allan Gummerson, John Willoughby, Trish Hall, Andrea Graziosi, Bob Spitz, Alisa X. Smith, Charlie Pinsky, Serene Jones, John Lanchester, Kelly Doe, Josh Horwitz, et Sinan Antoon. Le regretté Roy Sweetgall, Charles Richard Christopher Fitzgerald III, Felix Berenberg, Sherry Slade, Phil Maniaci, Jill Goldstein et Josh Lipton. Morts ou vivants, tous ces gens m'ont aidé à commencer à apprendre à penser.

Dans ma carrière de journaliste (beaucoup de ces gens sont également des amis) : Andy Houlding, John Schwing, Louise Kennedy, Linda Giuca, Chris Kimball, Pam Hoenig, Rick Berke, Bill Keller, Sam Sifton, Rick Flaste, Andy Rosenthal, Chris Conway, George Kalogerakis, Sewell Chan, Nick Kristof, Charles Blow, Gail Collins, Gerry Marzorati, Hugo Lindgren et beaucoup d'autres éditeurs et collègues de différents journaux et magazines, dont certains que je n'ai pas oubliés. Je voudrais tout particulièrement honorer la mémoire de Michael Hawley, un ami cher et qui m'a énormément soutenu.

Des dizaines de personnes ont répondu à mes demandes d'aide pour l'écriture de ce livre dont, en particulier, Steve Brescia, Vijay Thallam, Jahi Chappell, Malik Yakini, Leah Penniman, Navina Khanna et Chellie Pingree. Certains m'ont apporté leur soutien professionnellement de bien d'autres manières au cours des dernières années, notamment Julie Kornfeld, Michael Sparer, Linda Fried, Ann Thrupp, Mirella Blum et Nina Ichikawa. Eric Schlosser, Michael Pollan, Alice Waters, Marion Nestle, Raj Patel et David Katz, que je suis heureux de compter parmi mes sources d'inspiration et mes amis ; sans leur travail, je serais perdu. Je remercie également tous ceux qui ont été présents à mes côtés – je pense à Kerri Conan, Daniel Meyer, Angela Miller, Danielle Svetcov et Melissa McCart.

Cinq institutions m'ont nourri pendant cette phase. Le Mesa Refuge et le Bellagio Center m'ont apporté, au moment où j'en avais le plus besoin, la solitude et la compagnie de gens de même sensibilité que moi. L'Union of Concerned Scientists m'a donné une raison de prendre ce sujet au sérieux et a été une source d'inspiration. La Columbia Mailman School of Public Health m'a accueilli et m'a offert à la fois la liberté et la responsabilité, ce qui m'a énormément aidé à terminer ce livre. Et, bien sûr, mon éditeur de toujours, Houghton Mifflin Harcourt, a témoigné très tôt de sa confiance en ce projet, et en moi ; merci à Bruce Nichols, Stephanie Fletcher et Deb Brody.

Et quant à Ricardo Salvador, mon frère d'une autre famille et celui qui devrait être secrétaire à l'Agriculture des États-Unis, les mots ne suffisent pas pour lui rendre hommage ; il est bien trop souvent oublié, hélas pour nous deux. Charlie Mittchell, qui a commencé à m'aider à travailler sur *L'Histoire aberrante de l'alimentation* tandis qu'il était encore à l'université, m'a été d'une aide inestimable que seuls lui et moi mesurons ; il est promis à un brillant avenir, dont j'espère faire partie.

Mes filles, Kate et Emma, ont joué un rôle important dans le travail accompli pour mener à bien ce livre et, plus important, elles n'ont jamais cessé de m'aimer et de me laisser leur témoigner mon amour. Nick et Jeffrey savent eux aussi combien je les aime.

Enfin à ma compagne, Kathleen, tout ce que je peux dire est : "Avançons ensemble !"

Ouvrage réalisé par Nord Compo
Achevé d'imprimer sur Roto-Page en novembre 2023
par l'Imprimerie Floch à Mayenne,
pour le compte des éditions Actes Sud,
Le Méjan,
Place Nina-Berberova,
13200 Arles.

Dépôt légal 1re édition : janvier 2024
N° impr. : 103618
(Imprimé en France)